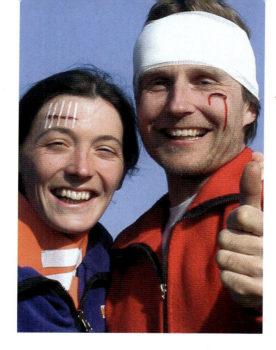

Erste Hilfe Outdoor

Fit für Notfälle in freier Natur

3. überarbeitete Auflage

Peter Oster
Illustrationen von Oliver Eger

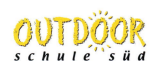

GelbeReihe : **Praktische Erlebnispädagogik**

Wichtiger Hinweis des Verlags: Die in diesem Buch genannten Marken und Medikamente sind als Beispiele ohne Wertung gegenüber anderen Produkten anzusehen. Alle Informationen in diesem Buch sind mit größter Sorgfalt gesammelt und überprüft worden. Dennoch können inhaltliche und sachliche Fehler nicht ganz ausgeschlossen werden. Autor und Verlag lehnen jegliche Haftung dafür ab.

Die Fotos in diesem Buch entstanden mit dem Einverständnis der abgebildeten Personen auf verschiedenen Erste-Hilfe-Seminaren. Autor und Verlag haben sich nach Kräften bemüht, die Personen erneut um Erlaubnis zu fragen. Der Verlag hat sich bemüht, die Copyright-Inhaber aller verwendeten Zitate, Texte, Bilder, Abbildungen und Illustrationen zu ermitteln. Leider gelang dies nicht in allen Fällen. Sollten wir jemanden übergangen haben, so bitten wir die Copyright-Inhaber, sich mit uns in Verbindung zu setzen.

Inhalt und Form des vorliegenden Bandes liegen in der Verantwortung des Autors.

Bibliografische Information der Deutschen Nationalbibliothek
Die Deutsche Nationalbibliothek verzeichnet diese Publikation in der Deutschen Nationalbibliografie; detaillierte bibliografische Daten sind im Internet über *http://dnb.d-nb.de* abrufbar.

Printed in Germany

ISBN 978-3-940 562-99-9

Verlag:	ZIEL – Zentrum für interdisziplinäres erfahrungsorientiertes Lernen GmbH Zeuggasse 7–9, 86150 Augsburg, www.ziel-verlag.de 3. überarbeitete Auflage 2013
Gesamtherstellung:	Friends Media Group GmbH www.friends-media-group.de

© Alle Rechte vorbehalten. Kein Teil dieses Buches darf in irgendeiner Form (Druck, Fotokopie oder einem anderen Verfahren) ohne schriftliche Genehmigung des Verlags reproduziert oder unter Verwendung elektronischer Systeme verarbeitet, vervielfältigt oder verbreitet werden.

Gedruckt auf Recystar matt (100 % Altpapier, "Blauer Engel")

RUM   BAP ↔ SAU   DIWAN

»Ohne Sinn für die Gefahr lebt man nicht lange.«

von Daniela und Robert Jasper, Extrembergsteiger (zur 1. Auflage 2003)

Während unserer Expeditionen und Klettertouren bewegen wir uns an den Grenzen des Möglichen. Die körperlichen und psychischen Belastungen sind extrem. Ein Beispiel ist die Erstbegehung der Symphonie d'libertee (8a, 10– UIAA) durch die Eigernordwand: Erst nach mehreren Tagen in der Wand, Biwak im Hängezelt und mehreren bis zu 15 Meter tiefen Stürzen gelang es uns, alle Seillängen frei (Rotpunkt) zu klettern.

Bei der Besteigung der Vagakallennordwand in Norwegen, der bis heute schwierigsten Big Wall Skandinaviens, mussten sich unsere Fähigkeiten im Fels perfekt ergänzen: Die klettertechnischen Anforderungen liegen glatt im 9. Grad, dazu kommen technische Passagen mit A3+.

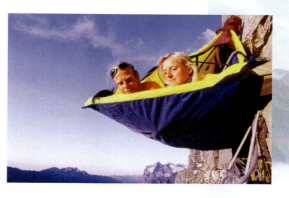

Bild 1:
Daniela und Robert Jasper
in der Eigernordwand

Der Reiz solcher Extremtouren in Fels und Eis auf den Bergen der Welt, das Glücksgefühl auf dem Gipfel und die Entspannung nach dem Abstieg sind für uns immer wieder überwältigend – daher haben wir diese Leidenschaft zum Beruf gemacht.

Als professionelle Extrembergsteiger müssen wir uns immer wieder Gedanken über die Risiken einer Tour machen. Ohne einen Sinn für die Gefahr lebt man nicht lange. Gute Planung, gewissenhafte Durchführung und kompetente Partner haben uns bisher vor einem Super-GAU bewahrt.

Wir dürfen uns jedoch trotz perfekter Planung nie in falscher Sicherheit wiegen – denn »Murphys Gesetz« gilt auch und gerade bei extremen Outdoor-Unternehmungen. Auch auf den nicht geplanten Notfall muss man sich unbedingt vorbereiten.

Dazu gehören fundierte Erste-Hilfe-Kenntnisse. Daher haben wir an einem Erste-Hilfe-Outdoor-Seminar der Outdoorschule Süd e.V. teilgenommen, um unser Wissen über medizinisches Notfallmanagement auf den neuesten Stand zu bringen. Die lockere Art, in der wir über »SAU-gefährliche« Notfälle unterrichtet wurden, hat uns richtig Spaß gemacht. Beim Durchspielen realistisch gestellter »Ernstfälle« lernt man, sicher und kompetent zu handeln. Mit diesem Wissen hat man einen klaren Kopf, wenn es darauf ankommt. Wir können allen Outdoor-Aktiven nur den Besuch eines speziellen Erste-Hilfe-Outdoor-Seminars empfehlen.

Erste Hilfe lernen ist interessant und gar nicht so kompliziert, wie viele denken. Genau wie die Seminare vermittelt dieses Buch die wichtigsten Kenntnisse auf leicht verständliche und unverkrampfte Art. Viel Spaß beim Lesen!

Daniela Jasper   Robert Jasper

»Legende« – eine Bedienungsanleitung für dieses Buch

Jede Landkarte hat eine Legende, mit deren Hilfe man sie besser lesen und verstehen kann. Gleiches gilt für dieses Buch.

Die Überschriften geben die Kernaussage des Abschnitts wieder

Blick für das Wesentliche

In einem Lehrbuch wie diesem finden sich naturgemäß viele Detailinformationen. Damit der Blick für das Wesentliche nicht verloren geht, fassen die Überschriften den wichtigsten Gedanken des Abschnitts in wenigen Worten zusammen.

Schlüsselbegriffe stehen am Rand

Begriffe am Rand: besonders wichtig

Eine zusätzliche Hilfe bieten hierbei die in der äußeren Spalte hervorgehobenen Begriffe: Die hier wiederholten Gedanken sind besonders wichtig. Ferner dienen sie dem schnelleren Auffinden eines im Register nachgeschlagenen Begriffs auf der jeweiligen Seite.

Die Farbe der Kästen ist von Bedeutung

 Beispiele

Graue Kästen enthalten Beispiele.

 Praxistipps

In rosafarbenen Kästen stehen Hinweise und Tipps für die Praxis.

 Medizinische Infos

Blaue Kästen geben medizinische Hintergund- und Zusatzinformationen.

 Einordnung

Grüne Kästen ordnen das Teilkapitel in das Prioritätenschema (↔ Kapitel 1) ein und geben einen Überblick über die enthaltenen Abschnitte.

 Zusammenfassung

Am Ende einer Sinneinheit steht ein gelber Kasten, in dem die wichtigsten Punkte als »Checkliste« zusammengefasst sind.

Hinweise für Fachpersonal

Manche Absätze sind in kleinerer Schrift gesetzt. Hier findet man meist Informationen für medizinisches Fachpersonal. Diese dienen gewissermaßen als »Ausgleich« für fachliche Ungenauigkeiten, die an anderer Stelle zur Vereinfachung für den medizinisch weniger versierten Leser vorgenommen wurden (z. B. Unschärfen bei Adrenalin – Noradrenalin, Bezeichnung aller Epithelien als »Haut« usw.). Wenn Aussagen getroffen werden, die neu in der deutschen Erste-Hilfe-Literatur sind, werden deren Quellen genannt.

Querverweise haben die Form »↔ Seitenzahl: <Stichwort>«

Vernetzung durch Querverweise

Lernen bedeutet: Informationen, Fertigkeiten und Einstellungen aufnehmen und *vernetzen*. Daher sind viele Querverweise enthalten. Nach dem Verweispfeil folgt zunächst die Seitenzahl, falls du auf der Originalseite nachschlagen willst. Oft folgt ein Stichwort. Dieses soll dir einerseits helfen, das Thema auf der Originalseite sofort zu finden. Andererseits frischt es vielleicht deine Erinnerung an das entsprechende Thema bereits so weit auf, dass dir das Herumblättern ganz erspart bleibt.

RUM   BAP ↔ SAU   DIWAN

Liebe Leserin, lieber Leser,

Erste Hilfe *lernen* macht Spaß. Erste Hilfe *können* ist ein gutes Gefühl. Diese Erkenntnisse haben sich während meiner jahrelangen Tätigkeit als Erste-Hilfe-Outdoor-Trainer immer wieder bestätigt. Ist es da nicht verwunderlich, dass trotzdem so viele Menschen im Outdoorbereich unterwegs sind, ohne entsprechende Kenntnisse zu haben? Dabei sind die notwendigen Maßnahmen gar nicht so schwierig, wenn du im Ernstfall den Überblick behältst.

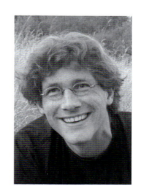

Dabei soll dir das bewährte Prioritätenschema der Outdoorschule Süd e.V. helfen: RUM – BAP ↔ SAU – DIWAN. Was es mit den einzelnen Merkworten auf sich hat, erfährst du gleich im ersten Kapitel. Diese Worte ermöglichen nicht nur, jede Notfallsituation übersichtlich zu strukturieren, sie sind auch die Grundlage für den Aufbau dieses Erste-Hilfe-Buches: Die Reihenfolge, nach der die Themen angeordnet sind, entspricht also ihrer Priorität im Ernstfall. Zur besseren Übersicht »erinnert« dich das Layout jeweils daran, bei welchem Thema du gerade bist. Außerdem findest du auf der Innenseite des Umschlags eine Übersicht über die Bedeutung der Merkworte.

Eine Bemerkung ist mir besonders wichtig: Erste Hilfe aus einem Buch zu lernen, ist eigentlich unmöglich. Erste Hilfe ist etwas rein Praktisches, das man durch *Handeln* erlernt. Daher kann dieses Buch nur eine Ergänzung zu einem Erste-Hilfe-Seminar sein, in dem du die beschriebenen Maßnahmen durchführst und die Rettung in realistisch gestellten Notfallszenarien trainierst. Dies erreichst du natürlich am besten in Seminaren, die speziell für die Rettung in Outdoorsituationen konzipiert wurden.

Autor und Zeichner haben versucht, den »Spaßfaktor« solcher Erste-Hilfe-Seminare durch lockere Sprache und humorvolle Zeichnungen lebendig werden zu lassen. Wir hoffen, dass sich durch die unkonventionelle Herangehensweise an das überaus ernste Thema niemand verletzt fühlt.

Das Gleiche gilt für LeserInnen und PatientInnen, die sprachlich in diesem Buch nicht berücksichtigt werden. Zwecks leichterer Lesbarkeit wurde jeweils nur die männliche Form verwendet.

Ich hoffe, dass die Lektüre dieses Buches sowohl den oben versprochenen Spaß als auch das gute Gefühl bringt.

Hinterzarten, im Juli 2013

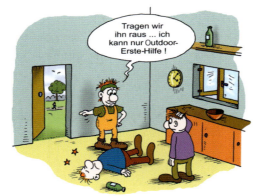

Einführung

Der Autor

Peter Oster M.Sc. (Geografie und Biologie) unterrichtet seit 1996 spezielle Erste-Hilfe-Seminare für Outdoor-Aktive. Er ist Rettungsassistent, Wilderness EMT (»Wildnis-Sanitäter«) und Ausbilder der Bergwacht Schwarzwald e.V. Er arbeitet als freiberuflicher Outdoor-Trainer und kümmert sich um das Selbstversorger-Gruppenhaus »Rinkenklause« am Feldberg im Schwarzwald.

In seiner Freizeit ist er am liebsten draußen unterwegs. Er bevorzugt lange Solotouren per pedes, Fahrrad oder Ski. Diese unternimmt er sowohl in der Hitze der Steppen Nordamerikas im Sommer, als auch in der Kälte Nordschwedens oder der Rocky Mountains im Winter. Zu Hause verbringt er seine Freizeit vor allem mit Wander-, Ski- und Klettertouren.

Der Verlag

Der ZIEL-Verlag ist *der* Verlag für Erlebnispädagogik. In der Nachfolge des renommierten Fachverlags Dr. Sandmann veröffentlicht ZIEL in der »gelben« Reihe Bücher zu erlebnispädagogischen und handlungsorientierten Themen.

ZIEL – Abkürzung für Zentrum für interdisziplinäres erfahrungsorientiertes Lernen – bietet auch selbst Maßnahmen, Fortbildungen und Tagungen in diesem Bereich an (siehe *www.ziel.org*) und betreibt als nicht kommerzielle Serviceleistung außerdem den Informationsdienst Erlebnispädagogik (siehe *www.erlebnispaedagogik.de*).

Ganz herzlichen Dank an ...

... Dr. Kalle Strosing, den anderen »Papa« von Erste Hilfe Outdoor, der wichtige Impulse und kompetente Hintergrundinfos geliefert hat.

... Dominik Engels, Daniel Seifried, Sascha Collet, Dr. Julius Liller, Inken Henze, René Kieselmann, Prof. Dr. Karl-Heinz Kopp, Dr. Sebastian Kern, Dr. Corinna Maier, Angela Matheußer, Anja Hebel, Britta und Martin Diekmann, Matthias Grohe und Nathalie Schott für die vielen Korrekturen und Anregungen.

... das übrige Team der Outdoorschule Süd e.V. und an alle Teilnehmer, die dafür gesorgt haben, dass unser Kind »Erste Hilfe Outdoor« erwachsen geworden ist.

Für die nächste Auflage ...

... freut sich der Autor über Zuschriften mit Vorschlägen, Kritik, Berichte von Outdoorrettungsaktionen und allen Ideen, welche die nächste Auflage verbessern können:

Peter Oster
Rinken 7, 79856 Hinterzarten, 0 76 76 – 338
peter@erste-hilfe-outdoor.de

RUM   BAP ↔ SAU   DIWAN

INHALT

Kapitel 1:
First Things First: Prioritäten

Das Prioritätenschema hilft, einen klaren Kopf zu behalten und in der richtigen Reihenfolge vorzugehen.

1.1	Im Notfall: RUM – BAP – SAU – DIWAN!	14
1.2	Auf den ersten Blick: RUM	15
1.3	Bewusstsein, Atmung, Puls (BAP) checken und sichern, SAU-gefährliche Störungen bekämpfen	16
1.4	DIWAN: Alles Weitere in aller Ruhe managen	17

Kapitel 2:
RUM: Risiken, Umfeld, Management

Bei Notfällen fernab der Zivilisation ist ein umsichtiges Management entscheidend für den Erfolg der Rettung.

2.1	Dein erster Gedanke gilt den Risiken, die dich, deine Gruppe und den Patienten bedrohen	22
2.1.1	Sicherheit ist wichtiger als alles andere	22
2.1.2	Bei großem Risiko muss der Patient schnell aus dem Gefahrenbereich gerettet werden	24
2.2	Umfeld und Unfallmechanismus geben Hinweise auf die Ursache der Verletzung bzw. Erkrankung	26
2.3	Geplantes Notfallmanagement ermöglicht effektives Zusammenarbeiten aller Helfer	28
2.3.1	Gut überlegt Schritt für Schritt vorgehen	28
2.3.2	Rollenverteilung in der Helfergruppe ist wichtig	28
2.3.3	Der Koordinator versorgt nicht den Patienten, sondern behält den Überblick	29
2.3.4	Der Kontakter ist für psychische Betreuung zuständig	31
	Typische Reaktionen erkennen und damit umgehen	31
	Patienten haben die gleichen Bedürfnisse wie alle anderen Menschen	32
	Auch bei der psychischen Ersten Hilfe an den Eigenschutz denken	33

Kapitel 3:

BAP ↔ SAU: Achtung, Lebensgefahr!

Mit der Kontrolle und Sicherung der lebenswichtigen Funktionen beginnt die medizinische Versorgung.

3.1	Bewusstsein, Atmung und Kreislauf: lebenswichtig!	36
3.1.1	Das Bewusstsein ist für ungestörte Atmung wichtig	36
3.1.2	Atmung – ohne Sauerstoff kein Leben!	37
	Die Atemwege bringen Luft in die Lungenbläschen	37
	Brustraum und Pleuraspalt halten die Lungen »in Form«	38
	Beim Einatmen erweitern Muskeln den Brustraum und damit die Lunge	39
	Das Atemzentrum im verlängerten Rückenmark steuert die Atmung	39
3.1.3	Der Blutkreislauf bringt den Sauerstoff zu den Zellen	40
	Der Blutkreislauf verbindet Lunge, Herz und Körperzellen	40
	Das Blut wird in Arterien, Kapillargefäßen und Venen transportiert	40
	Sympathikus und Parasympathikus steuern unbewusste Vorgänge	41
	Die Kapillarbereiche sind von großer Bedeutung für den Körper	41
3.2	Im Notfall sofort die BAP-Funktionen checken und bei Störungen richtig reagieren	42
3.2.1	Der BAP-Check: Bewusstsein, Atmung, Puls lassen sich einfach und schnell überprüfen	42
	Bewusstseinslage überprüfen, Kontakt aufnehmen und beibehalten	42
	Befragen oder sehen – hören – fühlen: Atmung überprüfen	43
	Puls regelmäßig überprüfen/Bei Bewusstlosigkeit keine Pulskontrolle!	44
3.2.2	Bei Ausfall von Vitalfunktionen sofort handeln: bei normaler Atmung Seitenlage, sonst Wiederbelebung!	45
	Die Seitenlage hält bei Bewusstlosen die Atemwege frei	45
	Bei der Wiederbelebung wechseln sich Kompression und Beatmung im Verhältnis 30:2 ab	48
	Sonderfall: Einzelner Helfer, kein Handyempfang	49
	Sonderfälle: Kinder (< 12 Jahre) und Beinahe-Ertrunkene	49
3.2.3	Bei gestörten Vitalfunktionen an die Ursachen denken	50
	Schädel-Hirn-Verletzungen können wegen des erhöhten Schädelinnendrucks lebensgefährlich sein	50
	Bei Diabetikern kann der Blutzucker aus dem Gleichgewicht geraten	53
	Schütze Epileptiker vor Verletzungen; nach dem Anfall: Seitenlage	54
	Bei einem Herzinfarkt mit Brustschmerzen und Atemnot schneller Notruf	54

RUM   BAP ↔ SAU   DIWAN

3.3	Der **S**chock, eine SAU-gefährliche Kreislaufstörung	56
3.3.1	Alle Schockursachen führen zu verringertem zirkulierendem Blutvolumen und damit zum Blutdruckabfall	56
3.3.2	Adrenalin gleicht durch Zentralisation den Blutdruckabfall aus, Sauerstoffverbrauch wirkt dem entgegen	58
3.3.3	Für die Schockbehandlung ist das frühe Erkennen, insbesondere der Ursachen, entscheidend	60
3.3.4	Schockbehandlung: Ursachen bekämpfen, Sauerstoffbedarf senken und Zentralisation unterstützen	60
3.3.5	Ursachenbekämpfung im Detail	62
	Bedrohliche Blutungen nach außen können durch Druck gestillt werden	62
	Bei inneren Blutungen ist eine schnelle Evakuierung entscheidend	65
	Bewegungsloses Hängen im Klettergurt kann zum Hängetrauma führen	66
	Bei allergischen Reaktionen helfen bestimmte Medikamente	66
	Ein Hitzeschock kann durch vernünftiges Trinken vermieden werden	67
	Bei Vergiftungen muss das Gift entfernt oder seine Wirkung vermindert werden	68
3.4	**A**temstörungen sind wegen des drohenden Sauerstoffmangels SAU-gefährlich	70
3.4.1	Verschiedene Ursachen führen zu Sauerstoffmangel, der durch Aufregung weiter verstärkt wird	70
3.4.2	Patienten mit gestörter Atmung sollten aufrecht sitzen und durch Atemanweisungen beruhigt werden	71
3.4.3	Atemstörungen können oft durch Bekämpfung der Ursache gelindert werden	72
	Bei einem Insektenstich im Rachenraum muss die Schwellung durch Kühlung vermindert werden	72
	Verschluckte Fremdkörper müssen schnell entfernt werden	73
	Bei Rippenverletzungen den Patienten evtl. auf die verletzte Seite lagern	74
	Bei Asthma sind die Bronchien verengt, es hilft eventuell ein Medikament	75
	Die Hyperventilation kann meist durch Atemanweisungen beendet werden	75
	Bei der Lungenembolie verschließt ein Blutgerinnsel eine Arterie in der Lunge	76
	Beinahe-Ertrinken: Auch nach erfolgreicher Rettung schnell ins Krankenhaus!	76
3.5	Die **U**nterkühlung ist eine der größten Outdoorgefahren	79
3.5.1	Wärmeabgabe und -aufnahme erfolgen durch Konduktion, Konvektion, Verdunstung und Strahlung	79
	Konduktion (Kontaktwärmeleitung)	79
	Konvektion (Strömungswärmeleitung)	81
	Verdunstung	81
	Strahlung	82
3.5.2	Der wichtigste Regulationsmechanismus für die Körpertemperatur ist das Verhalten	82
3.5.3	Leichte und lebensbedrohliche Unterkühlungen unterscheidet man am (Nicht-)Zittern	83
3.5.4	Bei leichter Unterkühlung auf den gesunden Menschenverstand hören: Auskühlen vermeiden	84
3.5.5	Bei lebensbedrohlicher Unterkühlung darf der Patient nur sehr schonend bewegt werden	86

Kapitel 4:

Immer mit der Ruhe: DIWAN

Die Punkte **D**etailuntersuchung, **I**mmobilisierung, **W**undversorgung, **A**btransport organisieren und **N**otfallcamp einrichten erfordern ruhiges, sorgfältiges Handeln.

4.1 Die **D**etailuntersuchung liefert wichtige Infos für die weitere Versorgung des Patienten 90

4.1.1 Mit dem Bodycheck kannst du Verletzungen erkennen 91
    Die besten Hinweise liefern der Patient, deine Augen und deine Hände 91
    An jedem der »5 Bs« beherzt zupacken 93

4.1.2 Bei der Anamnese muss man Hinweise aus der Vorgeschichte S.A.M.M.E.L.N. 97

4.2 Bei Knochenbrüchen, Gelenk- und Muskelverletzungen ist **I**mmobilisierung die wichtigste Maßnahme 99

4.2.1 Knochenbrüche verletzen die empfindliche Knochenhaut 100

4.2.2 Gelenkverletzungen kann man durch Schmerzangaben des Patienten voneinander unterscheiden 103

4.2.3 Muskel- und Sehnenverletzungen schmerzen bewegungsabhängig 109

4.2.4 Die Immobilisierung vermindert Schmerzen und weiter gehende Gewebsschädigungen 113
    Bei Ruhigstellung und Schienung musst du einige Grundregeln beachten 113
    Arme, Beine und Wirbelsäule kann man behelfsmäßig ruhig stellen 113
    Mit dem SAM Splint® kannst du eine gute Schienung erreichen 116
    Eine gute Beinschiene soll schienen und den Bruch unter Zug nehmen 118
    Ganzkörperimmobilisierung bei Wirbelsäulenverletzungen 122

4.3 **W**undversorgung ist die häufigste Erste-Hilfe-Maßnahme 127

4.3.1 Die Wundversorgung beginnt mit der Reinigung und Desinfektion der Wunde und des Wundumfelds 129

4.3.2 Gesäuberte Wunden kann man mit unterschiedlichen Materialien steril und funktionell verbinden 132
    Wundschnellverband ist praktisch für kleinste Wunden 132
    Verbandpäckchen sind universell und sehr einfach anzuwenden 133
    Dreiecktuchverbände lassen sich gut improvisieren 134
    Verbandtücher eignen sich zum druckfreien Abdecken großer Wunden 135
    Rollenpflaster und Tape bieten unzählige Verwendungsmöglichkeiten 135
    Nicht haftende, sterile Wundkompressen sind heutzutage Standard 136
    Elastisches, selbstklebendes Breitfixierpflaster ist besonders outdoor-tauglich 136
    Mit Wundnahtstreifen kann man klaffende Wunden verschließen 137

RUM   BAP ↔ SAU   DIWAN

4.3.3 Besondere Wunden – besondere Wundversorgung 139
    Fremdkörper in Wunden dürfen nicht entfernt werden 139
    Amputierte Gliedmaßen und Zähne wie vorgefunden steril verpacken 141
    Verbrennungen und Verbrühungen sofort mit Wasser kühlen und dann verbinden ... 141
    Erfrierungen zügig auftauen und vor Wiedereinfrieren schützen 144
    Bei Marschblasen helfen Vorbeugen, Schonen und penible Wundversorgung 146

4.4 Nach der Erstversorgung müssen die Retter den **A**btransport organisieren 150

4.4.1 Die Beantwortung weniger Fragen führt zu einer fundierten Evakuierungsentscheidung 150

4.4.2 Das Absetzen des Notrufs muss man gut planen 154

4.4.3 Einen Notruf kann man mithilfe verschiedener Notsignale und Kommunikationsmittel absetzen 156
    Jeder Outdoorer sollte international einheitliche Notsignale kennen 156
    Technische Kommunikationsmittel 157

4.4.4 Die geeignete Transporttechnik wird durch Helferzahl, Verletzung und verfügbare Hilfsmittel bestimmt 159
    Techniken für einen Helfer 159
    Techniken für mehrere Helfer 161

4.5 Beim **N**otfallcamp sind dessen Lage und die Bedürfnisse des Patienten wichtig 164

4.5.1 Ein Notfallcamp sollte Sicherheit, Wind- und Wetterschutz sowie Wasser und Holz bieten 164

4.5.2 Der Patient benötigt eine angenehme Umgebung, Sauberkeit und vernünftige Ernährung 166

Anhang
Bevor's losgeht ...
Die richtige Ausrüstung und Vorbereitung schaffen Sicherheit und steigern den Spaßfaktor.

Die zehn »Immer-dabeis« 170

Checkliste: Was gehört in ein Erste-Hilfe-Outdoor-Set? 171

Medikamente und Outdoorreiseapotheke 174
  Nebenwirkungen 174
  Rechtliche Aspekte 175
  Muss es wirklich ein Medikament sein? – Alternativen 176
  Deine persönliche Reiseapotheke 178

Anbieter und Mitarbeiter von Outdoorprogrammen müssen sich auf Notfälle und Krisen vorbereiten 180

Zu guter Letzt 185

Literaturverzeichnis und Register 187

Die Infokästen

Gefahren in großer Höhe – Höhenkrankheit & Co. 27	Akute Bauchschmerzen 96
Sympathikus und Parasympathikus 41	Fettembolie 101
Frühdefibrillation 50	Taping, Stützverbände mit elastischer Binde 110
Schädelinnendruck und symptomfreies Intervall .. 51	P.E.C.H. hilft gegen Schwellung und Bluterguss .. 111
Sonnenstich 52	»Sportsalben« nicht in der Akutphase! 112
Entzündungen und allergische Reaktionen 58	Querschnittslähmung 122
»Schmerz-/Angstschock« bzw. »Kreislaufkollaps« .. 59	Bandscheibenvorfall 124
Hitzschlag 67	Tollwut 128
Gefahren im kalten Wildwasser 77	Antibiotika 131
Windchill 81	Besondere »Fremdkörper« – Zecken 140
Auskühlungsraten – Beispiele 83	Kohlenmonoxidvergiftung 144
Wiedererwärmung in der Klinik 87	

Die Praxistipps

Schutzhandschuhe 23	Grundregeln der Wundversorgung 128
Ausprobieren 33	Benzoe-Tinktur 138
Auffrischungskurse 49	Gründe für eine Evakuierung 151
Chronisch Kranke outdoor 55	Verhalten bei einer Hubschrauberrettung 155
Notfallprotokoll 61	Smartphones outdoor 157
Verhalten im kalten Wasser 80	Blitzschlag 165
Diagnostik-Übung 90	Wasserdesinfektion 167
Nagelbettprobe 92	Notfallmedizinisch relevante Medikamente 179
Beinschiene ausprobieren 118	

Die Checklisten

Das Prioritätenschema 20	*Knochenbrüche, Gelenk-, Muskelverletzungen* .. 112
RUM – Risiken, Umfeld, Management 34	*DIWAN – Immobilisierung* 124
BAP – Bewusstsein, Atmung, Puls 55	*Lagerung von Patienten im Überblick* 125
SAU – Schock 69	*DIWAN – Wundversorgung* 149
SAU – Atemstörungen 78	*DIWAN – Abtransport organisieren* 163
SAU – Unterkühlung 88	*DIWAN – Notfallcamp einrichten* 168
DIWAN – Detailuntersuchung 98	

RUM   BAP ↔ SAU   DIWAN

Kapitel 1:

First Things First:

Prioritäten

Das Prioritätenschema hilft, einen klaren Kopf zu behalten und in der richtigen Reihenfolge vorzugehen.

1.1 Im Notfall: RUM – BAP – SAU – DIWAN!

Schau noch einmal auf die vorige Seite und stelle dir folgende Situation vor:

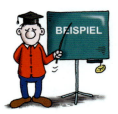

> Du bist mit drei Freunden in den Alpen unterwegs. Du gehst als Letzter über das steile Firnfeld oberhalb eines Gletscherabbruchs. Das Wetter ist fantastisch, die Stimmung ist gut.
>
> Plötzlich gerät der Gruppenerste aus der Balance. Er fällt auf den Rücken und rutscht bergab. Er überschlägt sich mehrfach und sein Eispickel scheint ihn zu verletzen. Das Seil strafft sich und reißt auch den Zweiten von den Füßen. Gemeinsam mit dem dritten Kollegen gelingt es dir, den Pickel in den Firn zu rammen und den Sturz der beiden anderen zu bremsen.
>
> Es folgen Sekunden, die dir wie eine Ewigkeit vorkommen. Dann rappelt sich der Gruppenzweite hoch – er ist nur wenige Meter abgerutscht: »Mir ist, glaube ich, nichts passiert.« Den anderen scheint es schlimm erwischt zu haben: Sein Sturz wurde erst nach etwa 15 Metern gestoppt, direkt oberhalb eines steilen Abbruchs. Er wimmert vor sich hin.
>
> Plötzlich scheinen dir tausend Gedanken auf einmal durch den Kopf zu wirbeln: »Mist!« – »Hoffentlich hat er sich nichts gebrochen.« – »Und das hier draußen, so weit weg von der nächsten Hütte.« – »Bloß nicht weiter abrutschen!« – »Wo ist eigentlich das Erste-Hilfe-Paket?« – »Mist, wären wir bloß nicht angeseilt gegangen!« – und vieles, vieles mehr.

Problem: nicht in Ruhe analysieren können

Sicher kannst du die »tausend Gedanken« noch um zahlreiche weitere Beispiele ergänzen. Und jetzt, da du diese Zeilen liest, erkennst du sicher auch das allergrößte Problem eines solchen Notfalls: Wenn man eine Situation nicht in aller Ruhe analysieren kann, hat man keine Ahnung, was in welcher Reihenfolge zu tun ist. Dabei sind die notwendigen Maßnahmen noch nicht einmal schwierig – Sicherungspunkt bauen, mit dem Verletzten Kontakt aufnehmen und ihn untersuchen, Hilfe organisieren.

Stress behindert klares Denken.

Doch wenn man völlig unerwartet mitten in eine solch dramatische Situation gerät, fällt es schwer, mit kühlem Kopf zu überlegen, zu planen und zu handeln. Durch den aufkommenden Stress wird das klare Denken behindert.

Vorbereitung auf den Ernstfall

Wenn du dies erkannt hast, gibt es zwei Möglichkeiten: Die erste besteht darin, im Sessel sitzen zu bleiben und nie wieder nach draußen zu gehen. Die medizinischen Probleme, die durch das Sesselsitzen verursacht werden, kann man gut vorhersehen und werden dich folglich nicht überraschen. Die zweite Möglichkeit ist, dich auf eine solche Situation vorzubereiten. Dabei hilft dir dieses Buch. Da du es offensichtlich schon in die Hand genommen hast, nehme ich an, du hast dich für die zweite Lösung entschieden – herzlichen Glückwunsch!

RUM   BAP ↔ SAU   DIWAN

Dieses Buch will dir einen Weg zeigen, wie du deine Gedanken in eine sinnvolle Reihenfolge bringen kannst. Du wirst lernen, welche Maßnahmen im Ernstfall eine besonders hohe Priorität haben und welche ein wenig warten können.

Gedanken in die richtige Reihenfolge bringen

Beim Sortieren der Prioritäten hilft dir ein Schema: RUM – BAP – SAU – DIWAN. Es zieht sich wie ein roter Faden durch das ganze Buch. Zur Erinnerung, um welchen Punkt des Schemas es gerade geht, gibt es den »Wegweiser« am unteren Rand der linken Seite, die Bilder rechts und links und den »Reiter« am äußeren Rand.

Nach Prioritäten sortieren: RUM – BAP – SAU – DIWAN

Im ersten Kapitel wird das Prioritätenschema zuerst einmal komplett vorgestellt. Die übrigen Kapitel des Buches behandeln dann die einzelnen Punkte im Detail.

Wenn du bereits einen Erste-Hilfe-Kurs absolviert hast, wirst du möglicherweise die eine oder andere Überraschung erleben, denn in diesem Buch geht es um »Erste Hilfe *Outdoor*«. Es werden also Fälle besprochen, in denen der Rettungsdienst nicht in 15 Minuten vor Ort ist.

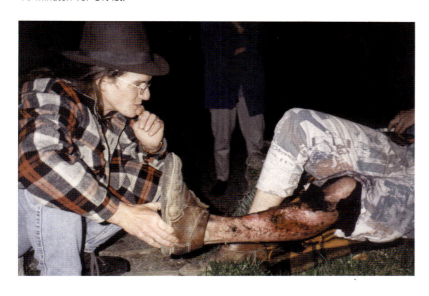

Bild 2:
Bei einem gestellten Unfallszenario (hier: Verbrennung) bleibt genügend Zeit zum Überlegen – anders als in der Realität!

1.2 Auf den ersten Blick: RUM

Auf den ersten Blick versuchst du, die Notfallsituation als Ganzes wahrzunehmen: Dadurch kannst du *Risiken (R)* für dich, deine Gruppe und den Patienten erkennen. Sind die Risiken sehr hoch, musst du den Patienten evtl. aus dieser akuten Gefahr heraus *retten (auch R)*. Du analysierst das *Umfeld* bzw. den *Unfallmechanismus (U)* und überlegst, ob diese als *Ursache* für bestimmte Erkrankungen bzw. Verletzungen infrage kommen. Ferner klärst du schon zu Beginn, wie du und deine Mithelfer die Rettung effektiv und koordiniert *managen (M)* können. Zwei Rollen sind hier besonders wichtig: Der *Koordinator* behält immer den Überblick und macht bei Handyempfang sofort einen Notruf, der *Kontakter* steht immer in Kontakt mit dem Patienten.

Risiken ⊃ **R**ettung

Umfeld, **U**nfallmechanismus ⊃ **U**rsache?

Management: **K**oordinator und **K**ontakter

First Things First: Prioritäten

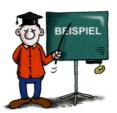

Zurück zu unserem Beispiel:

Risiken: Deine Gruppe checkt zuerst die Risiken und sichert sich ab. Denn Sicherheit hat Vorrang vor allen anderen Punkten!

Unfallmechanismus ◐ *Ursache:* Du hast den Sturz beobachtet. Daher kannst du deinen Kollegen berichten, dass er als Ursache für Knochenbrüche, eine Wirbelsäulen- und eine Kopfverletzung infrage kommt, da sich euer Freund mehrfach überschlagen hat. Auch Verletzungen durch den Pickel sind wahrscheinlich.

Management: Ihr besprecht euch kurz und entscheidet, dass du als der medizinisch Kompetenteste zum Patienten absteigst, während die anderen den Handyempfang checken und ggf. einen weiteren Standplatz bauen. Der am Berg Erfahrenste in eurer Gruppe übernimmt die Koordination. Bei vorhandenem Mobilfunkempfang kann er sofort einen Notruf veranlassen, sobald klar ist, dass ihr Unterstützung braucht.

Die nächsten Punkte, BAP und SAU, gehören eng zusammen. In beiden Fällen geht es um Leben oder Tod: Mit BAP überprüfen wir die lebensnotwendigen Vitalfunktionen. Die SAU-wichtigen Notfälle kommen als Ursachen für eine Beeinträchtigung dieser Funktionen infrage und müssen daher vorrangig behandelt werden.

1.3 Bewusstsein, Atmung, Puls (BAP) checken und sichern, SAU-gefährliche Störungen bekämpfen

Bewusstsein?
Atmung?
Puls?
= »BAP-Check«

Um herauszufinden, ob ein Notfall das Leben des Patienten bedroht, müssen *Bewusstsein (B), Atmung (A)* und *Puls (P)* bzw. der Kreislauf bei jedem Patienten überprüft werden. (Ausnahme: Bei bewusstlosen, nicht normal atmenden Patienten hat die Wiederbelebung Vorrang vor der Pulskontrolle.) Diese Überprüfung ist recht einfach und kann daher schnell durchgeführt werden. Sie liefert dir wichtige Infos über den Zustand deines Patienten. Wenn du die Qualität der Vitalfunktionen in ihrem Verlauf protokollierst, kannst du zudem positive und negative Entwicklungen im Zustand deines Patienten prima erkennen.

Neben der Qualität der Vitalfunktionen bedenke auch mögliche Ursachen für deren Beeinträchtigung: z. B. Kopfverletzung, Diabetes etc. ◐ Bewusstseinsstörung.

Bei Ausfall einer BAP-Funktion: Sofort handeln!

Sind eine oder mehrere Vitalfunktionen nicht nur beeinträchtigt, sondern völlig ausgefallen, dann musst du sofort handeln: Bewusstlose mit normaler Atmung kommen in die Seitenlage, Patienten ohne normale Atmung müssen wiederbelebt werden.

Schock?
Atemstörung?
Unterkühlung?
= »SAU-gefährlich«

Nicht immer ist die Lebensbedrohung so eindeutig wie beim Ausfall von Bewusstsein, Atmung oder Puls. Drei Notfallbilder sind im Outdoorbereich besonders häufig die Ursache für lebensbedrohliche Probleme – und leider werden sie allzu häufig unterschätzt: *Schock (S), Atemstörung (A), Unterkühlung (U).*

Daher frage dich nach dem Checken des Umfelds bzw. des Unfallmechanismus (RUM!) und der Überprüfung der Vitalfunktionen (BAP!), ob Hinweise auf eines dieser »SAU-gefährlichen« Notfallbilder vorliegen. Wenn ja, müssen sie vorrangig versorgt werden. Zentrale Punkte sind hierbei jeweils die Beseitigung der Ursachen und die Senkung des Sauerstoffbedarfs des Patienten.

SAU-Gefährliches hat Vorrang.

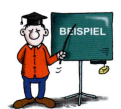

So geht es weiter: Beim Patienten angekommen, checkst du zuerst BAP: »He, alles klar? Wo tut es denn weh?« (B), »Bekommst du gut Luft? Hast du Schmerzen beim Atmen?« (A), und fühlst kurz den Puls (P).

Obwohl dein Patient über Schmerzen in seinem Bein klagt, machst du einen kompletten BAP-Check! Denn wenn du feststellst, dass er gar nicht weiß, was passiert ist (○ Bewusstseinsstörung!), gibt dir das einen Hinweis auf eine Schädel-Hirn-Verletzung, die viel bedrohlicher ist als das eventuell gebrochene Bein. Und wenn du feststellst, dass er Schmerzen beim Atmen hat (○ Atemstörung!), wiegt diese Erkenntnis ebenfalls schwerer als die Fußverletzung – eine Verletzung der Lunge durch eine gebrochene Rippe kann schnell lebensbedrohlich werden!

Doch zum Glück kannst du keine Hinweise auf ein SAU-gefährliches Problem finden: Die Schockursache »lebensbedrohliche Blutung« hätte nämlich vor der weiteren Untersuchung und Ruhigstellung des Beines Vorrang (**S**AU vor **D**IWAN). Wenn der Patient bewusstlos wäre (Gefahr eines Atemstillstands!), müsste er in die Seitenlage gebracht werden, obwohl aus dem Unfallhergang ein Hinweis auf eine Wirbelsäulenverletzung zu folgern wäre. (**B**AP/**S**AU vor **D**IWAN). Eine Unterkühlung (U) ist bei dem sonnigen, warmen Wetter auch auszuschließen.

Bei allen bisher genannten Punkten musst du ziemlich schnell handeln, denn das Leben deines Patienten könnte in Gefahr sein. Wenn du jedoch die ersten beiden Teile des Schemas (RUM und BAP/SAU) abgearbeitet hast, kannst du *in aller Ruhe* und Gründlichkeit weitermachen, denn nun geht es ja nicht mehr um Leben oder Tod! Ein DIWAN ist schließlich eine gemütlich gepolsterte Liege aus dem Orient.

1.4 DIWAN: Alles Weitere in aller Ruhe managen

Am Anfang steht eine genaue Untersuchung. Bisher hast du ja nur aus dem Umfeld bzw. dem Unfallmechanismus (U von RUM) einige Verdachtsmomente erhalten und den Zustand der Vitalfunktionen (BAP) überprüft. Die Genauigkeit der Untersuchung ist für dein weiteres Vorgehen entscheidend: Sie ermöglicht dir eine gute Einschätzung der Verletzungsschwere, was für die Planung des weiteren Vorgehens (z. B. Beantwortung der Frage »Tour fortsetzen, Pausentag einlegen oder gar evakuieren?«) von entscheidender Bedeutung ist. Die *Detailuntersuchung (D)* besteht aus zwei Komponenten: Der *Bodycheck* ist vor allem für Knochenbrüche, Gelenkverletzungen u. Ä. relevant. Das *Anamnesegespräch* gibt insbesondere bei nicht verletzten

Detailuntersuchung: **Bodycheck und Anamnesegespräch**

First Things First: Prioritäten

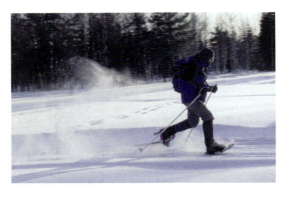

Patienten Hinweise auf die Ursache und Schwere der Störung (z. B. Bauchschmerzen, Erkrankung usw.).

Der nächste Punkt ist die *Immobilisierung (I)*. Dazu gehört z. B. das Ruhigstellen und Schienen von gebrochenen Armen und verstauchten Knöcheln. Dadurch erreichen wir u. a. eine Schmerzlinderung und erhöhen die Chancen auf eine unkomplizierte Ausheilung. An dieser Stelle denken wir ebenfalls an die Ganzkörper-Immobilisierung von Patienten mit einer Wirbelsäulen- oder Beckenverletzung.

Bild 3:
Jetzt aber schnell: Die Punkte BAP und SAU müssen flott abgearbeitet werden.

Immobilisierung:
ruhig stellen und schienen

Im Vergleich zu einem gebrochenen Knochen ist eine Wunde weniger gravierend. Hier geht es nicht mehr um die Stillung lebensbedrohlicher Blutungen – dies ist bereits Teil der SAU (Blutung = Schockursache) gewesen. Daher steht die *Wundversorgung (W)* erst an dieser Stelle auf dem Programm. Dazu gehören die Wundreinigung und eventuell -desinfektion, der Wundverschluss von klaffenden Wunden sowie das sterile Verbinden, z. B. mit einem Verbandpäckchen.

Wundversorgung

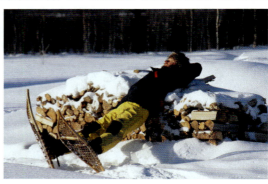

Wenn die Wunden versorgt sind, muss man den *Abtransport organisieren (A)*: Das Rettungsteam überlegt, ob der Patient evakuiert werden muss oder sich von selbst wieder erholen wird. Wenn eine Evakuierung nötig ist, stellt sich die Frage, ob der Patient an Ort und Stelle auf die Rettung warten kann oder in ein Notfallcamp transportiert werden muss. Ferner ist zu klären, auf welchem Weg die professionelle Hilfe verständigt werden soll. Um all diese Fragen zu beantworten, sind umsichtige Organisation und genaue Planung notwendig.

Abtransport organisieren

Bild 4:
Immer mit der Ruhe: Für die Punkte des DIWAN sollte man sich Zeit lassen.

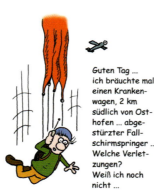

Hier unterscheidet sich die »Erste Hilfe Outdoor« deutlich von der »Straßenrettung«: Wenn kein Mobilfunkempfang besteht, liegt das Schwergewicht zunächst auf einer wohl überlegten, ausführlichen Versorgung des Patienten, bevor Helfer zum Notruf geschickt werden. Denn: Zum Notfallmanagement sind meist alle Helfer notwendig. Ferner sollte man beim Notruf eine detaillierte Beschreibung des medizinischen Zustands sowie der Situation geben können. Die Zeit, die durch das späte Absetzen

RUM   BAP ↔ SAU   DIWAN

des Notrufs verloren geht, ist im Outdoorbereich gerechtfertigt: Es ist ziemlich egal, ob der Rettungsdienst nach acht oder achteinhalb Stunden beim Patienten eintrifft.

Dies gilt jedoch wirklich nur in »richtigen« Outdoorsituationen ohne Mobilfunkempfang, bei Notruf- und Rettungszeiten von mehreren Stunden. Wenn sich der Notfall in »Handyreichweite« ereignet, organisierte Rettung also binnen kurzer Zeit eintreffen kann, ist ein sofortiges Telefonat mit den Rettungskräften sinnvoll. Für den Notruf sorgt der Koordinator, sobald zu erkennen ist, dass Hilfe von außen nötig ist. Wenn nach der ersten Alarmierung neue Erkenntnisse über den Zustand des Patienten gewonnen werden, sollten diese ebenfalls umgehend weitergeleitet werden.

In »Handyreichweite«: früher Notruf!

Im Outdoorbereich müssen oft Stunden, manchmal sogar Tage überbrückt werden, bis die Rettung eintrifft. Um den Zustand des Patienten während dieser Zeit zu stabilisieren, muss das Rettungsteam ein *Notfallcamp einrichten (N):* Der Patient sollte so angenehm wie möglich gelagert und liebevoll umsorgt werden. Dazu gehören die Lagerung auf einer Isomatte, das Einpacken in einen Schlafsack, das Schaffen eines Windschutzes (z. B. Zelt), das Kochen eines warmen Tees, beruhigender Zuspruch, kurz alles, was dem Patienten die Zeit in seinem Notfallcamp möglichst angenehm macht.

Notfallcamp einrichten

Bedenke jedoch, dass dieser Punkt ganz unten auf der Prioritätenliste steht: Wenn die Umlagerung auf eine Isomatte mit der Bewegung eines Knochenbruchs verbunden ist, hat die Immobilisierung des Knochenbruchs eine höhere Priorität. Umgekehrt hat bei besonders kalter Witterung die Umlagerung unter Umständen doch Priorität, beispielsweise wenn eine Unterkühlung (SAU) zu befürchten ist.

Manchmal sind Variationen möglich: Ein Patient, der sich nur den Fuß verstaucht hat, kann sich natürlich schon vor dem Anlegen der Schiene auf eine Isomatte legen.

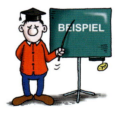

Zu guter Letzt: Nachdem du keine lebensgefährlichen Verletzungen festgestellt hast, machst du dich an eine ausgiebige Detailuntersuchung (D). Du stellst einen Knochenbruch im Oberschenkel sowie eine Verletzung durch den Pickel an der Schulter fest. Jedes dieser Ergebnisse meldest du sofort an den Koordinator. Diesem ist nun klar, dass eine Evakuierung nötig ist.

Da kein Handyempfang besteht, beschließt der Koordinator, dass sich zunächst alle Helfer um die Immobilisierung (I) und Wundversorgung (W) kümmern, bevor zwei Leute zur nächsten Hütte absteigen, um einen Hubschrauber zum Abtransport zu organisieren (A).

In der Zwischenzeit richten die beiden anderen Helfer (also du und der Koordinator) ein »Notfallcamp« (N) ein: Ihr baut z. B. mit einem Biwaksack einen Wind- und Sonnenschutz für den Patienten und sorgt für eine bequeme Lagerung.

RUM – BAP – SAU – DIWAN hat also den Ablauf eurer Rettungsaktion optimiert.

First Things First: Prioritäten

Der Aufbau des Buches folgt dem Prioritätenschema.

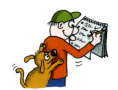

Nun hast du einen groben Überblick über das Prioritätenschema bekommen. Die einzelnen Punkte werden in den folgenden Kapiteln gemäß ihrer Reihenfolge im Prioritätenschema vertieft. Du wirst viele Details der Ersten Hilfe kennen lernen. Jedoch ist keines dieser Details so bedeutend wie die Fähigkeit, Wichtiges von weniger Wichtigem unterscheiden zu können. Damit du das Prioritätenschema immer im Hinterkopf behalten kannst, folgt der gesamte Aufbau des Buches diesem Schema.

Checkliste: Das Prioritätenschema

Risiken ○ Retten – Umfeld, Unfallmechanismus – Management
- Auf den ersten Blick: Risiken wahrnehmen und gegebenenfalls den Patienten aus dem Gefahrenbereich retten – ungeachtet eventueller Verletzungen!
- Umfeld und Unfallmechanismus liefern Verdachtsmomente auf mögliche Verletzungen bzw. Erkrankungen.
- Gutes Management der Mithelfer ermöglicht eine koordinierte und effektive Rettung. Im »Handybereich« sofortiger Notruf, wenn eine Rettung nötig ist.

Bewusstsein – Atmung – Puls
- Mit der Kontrolle der Vitalfunktionen (Bewusstsein, Atmung, ggf. Puls) beginnt die medizinische Versorgung.
- Bei Beeinträchtigung einer Vitalfunktion an mögliche Ursachen denken
- Bei Bewusstlosigkeit sofort Seitenlage, bei nicht normaler Atmung sofort Herz-Lungen-Wiederbelebung!

Schock – Atemstörung – Unterkühlung
- Die lebensgefährlichen Notfallbilder Schock, Atemstörung und Unterkühlung möglichst früh erkennen und behandeln!
- Wenn ein SAU-gefährliches Notfallbild vorliegt, hat dessen Behandlung Priorität vor anderen Maßnahmen.
- Nicht vergessen: Auch ein SAU-gefährlicher Notfall ist kein Grund, die Risiken (↔ RUM) zu ignorieren!

Detailuntersuchung – Immobilisierung – Wundversorgung – Abtransport organisieren – Notfallcamp einrichten
- Diese nicht lebensrettenden, aber dennoch wichtigen Punkte in aller Ruhe und wohl überlegt angehen. Zeit ist genug da!
- Alle Maßnahmen, insbesondere Umlagerungen, gewissenhaft planen und gut koordiniert durchführen!

Tipp: Wenn du Schwierigkeiten hast, dir die einzelnen Eselsbrückenwörter zu merken, dann versuche, dir ein Bild von dem »Erste-Hilfe-Outdoor-Notfallcamp« auszumalen: Der Patient hält eine Flasche leckeren RUM in der Hand (hoffentlich nicht!), die Rockgruppe BAP spielt prima Musik im Hintergrund (für die Psyche), eine leckere SAU wird gerade auf dem Feuer gegrillt und der Patient liegt auf einem gemütlichen DIWAN.

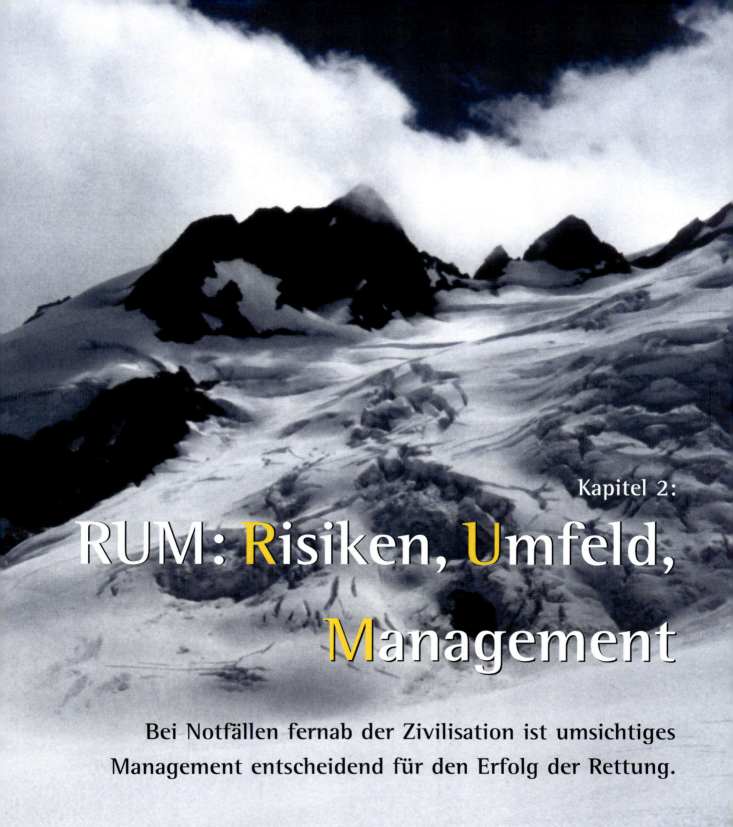

Kapitel 2:

RUM: Risiken, Umfeld, Management

Bei Notfällen fernab der Zivilisation ist umsichtiges Management entscheidend für den Erfolg der Rettung.

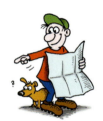

> **RUM: R**isiken, **U**mfeld, **M**anagement
>
> Achte bei einem Notfall zunächst auf alles, was um den Patienten herum vorgeht, sozusagen auf das »D**RUM**he**RUM**«. Meistens ist »**RUM**« in wenigen Sekunden abzuhaken, da man drohende **R**isiken oder den **U**nfallmechanismus oft mit einem Blick wahrnehmen und das **M**anagement mit wenigen Worten unter den Helfern abstimmen kann.
>
> Dennoch sind Umsicht und klare Gedanken in diesen ersten Sekunden von entscheidender Bedeutung für den Ablauf der Hilfeleistung: Sie gewährleisten die Sicherheit der Helfer, liefern erste Verdachtsmomente für eine korrekte Diagnose und ermöglichen eine koordinierte Versorgung des Patienten.
>
> Dieses Teilkapitel gibt dir zunächst allgemeine Hinweise zu **R**isiken und zeigt einige Techniken zur **R**ettung aus akuter Gefahr. Im zweiten Abschnitt folgen Zusammenhänge zwischen **U**mfeld und Schädigung. Zuletzt werden Fragen des **M**anagements besprochen.

2.1 Dein erster Gedanke gilt den Risiken, die dich, deine Gruppe und den Patienten bedrohen

2.1.1 Sicherheit ist wichtiger als alles andere

Sicherheit zuerst!

Wenn sich bei der Rettung ein Helfer verletzt, kann er niemandem mehr helfen – im Gegenteil, es gibt plötzlich einen zusätzlichen Patienten. Daher hat *deine eigene Sicherheit und die deiner Mithelfer* oberste Priorität. Dazu gehört, einem Abgestürzten nicht kopflos und ungesichert hinterherzusteigen, einen Ertrinkenden nur unter Beachtung der entsprechenden Verhaltensregeln anzuschwimmen usw.

Überblick trainieren

Beim Lesen dieses Buches denkst du sicher: »Na, das ist ja wohl klar!« Aber ganz so einfach ist es nicht. Denn dein Instinkt treibt dich dazu, dem Verletzten so schnell wie möglich zu Hilfe zu eilen. Wenn du das tust, verbaust du dir aber unter Umständen die Möglichkeit, einen echten Überblick über die Situation und ihre Gefahren zu gewinnen. Also: Versuche ab heute immer dann, wenn du jemandem helfen willst, einige Sekunden innezuhalten und die Umgebung zu betrachten. Auch dann, wenn deinem Mitmenschen einfach nur etwas heruntergefallen ist. Das ist ein gutes Training.

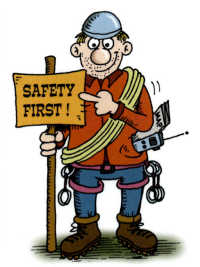

Bild 5: Safety first!

Zweite Priorität hat die *Sicherheit des Patienten*. Es ist wichtig, dass er keine weiteren Schäden erleidet. Hier kann erstmals das *Grundprinzip »Risiken abwägen«* angewandt werden: Ist der Patient einem akuten Risiko ausgesetzt (z. B. Stein-/Blitzschlag, Lawinenhang, Feuer usw.), rette ihn aus dem Gefahrenbereich, auch wenn dabei das Risiko besteht, eine (noch) nicht erkannte Verletzung zu verschlimmern. Dieses Grundprinzip wird dir in diesem Buch noch öfter begegnen.

Grundprinzip: »Risiken abwägen«

> *Erinnere dich an das Beispiel aus Kapitel 1:*
> Dein Partner ist beim Queren des Firnfeldes ausgerutscht. Erste Priorität hat deine eigene Sicherheit und die deiner Gruppe: Du sicherst dich entsprechend selbst, z. B. mit deinem Pickel, und die Gruppe baut einen vernünftigen Standplatz. Zweitens denkst du an die Sicherheit des Patienten: Er wird gesichert, und eine Person steigt vorsichtig (nicht direkt in der Falllinie über ihm) hinunter.

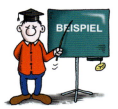

Zu dem Punkt Risiken gehört auch der Hinweis auf die *Gefahrenprävention*. Mehr dazu erfährst du in entsprechenden sicherheitsrelevanten Ausbildungen. Zu den wichtigen Schulungen gehören beispielsweise:

- Für Kletterer und Bergsteiger: Ausbildung in behelfsmäßiger Bergrettung
- Für Skitourengänger: Lawinenkurs
- Für Paddler und Rafter: Rettungsschwimmer, Kanu-Sicherheitstraining, SRT-Kurs
- Für Erlebnispädagogen: Sicherheitskurs bei den entsprechenden Fachverbänden

Gefahrenprävention durch sicherheitsrelevante Ausbildungen

Häufig sind in allgemeinen Ausbildungen zum Thema (z. B. Kletterkurs) bereits einige sicherheitsrelevante Elemente eingebunden. Überlege kritisch, ob diese Kenntnisse für dich im Ernstfall ausreichen. Nimm im Zweifelsfall einfach an einer derartigen Schulung teil – fast alle machen viel Spaß und man lernt Gleichgesinnte kennen.

Praxistipp: Schutzhandschuhe

Ein Risiko, das du besonders beachten musst, ist die *Infektion* mit ansteckenden Krankheiten wie z. B. Aids oder Hepatitis. Schütze dich vor dem Kontakt mit Körperflüssigkeiten am besten durch Einmalhandschuhe. Wenn du keine zur 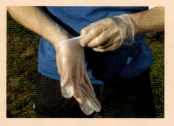 Verfügung hast, bieten eine übergestreifte Plastiktüte, eine wasserdichte Jacke oder normale Handschuhe zumindest einen gewissen Schutz.

Die sichersten und angenehmsten Schutzhandschuhe sind aus Latex oder Nitril. Leider altert dieses Material vor allem bei Temperatur- und Feuchtigkeitsschwankungen sehr schnell. Sie sind somit nur sinnvoll, wenn du jemanden kennst, der dich alle paar Monate mit »frischen« Handschuhen versorgen kann. Wenn das nicht der Fall ist, verwende Vinylhandschuhe. Du kennst sie aus dem Autoverbandkasten. Sie halten sich länger, sind aber nicht so »gefühlsecht«.

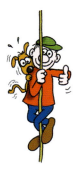

Bild 6:
Immer an Schutzhandschuhe denken!

Risiken ↔ Rettung

2.1.2 Bei großem Risiko muss der Patient schnell aus dem Gefahrenbereich gerettet werden

Auf dieser Doppelseite werden einige Techniken gezeigt, mit denen du einen Patienten schnell und ohne Hilfsmittel aus akuter Gefahr retten kannst. Dabei geht es mehr um Schnelligkeit als um einen schonenden Transport. Wenn das Risiko für dich und den Patienten nicht wirklich extrem groß ist, solltest du ihn besser vor Ort untersuchen und behandeln und erst später in aller Ruhe transportieren (DIW**A**N: Abtransport organisieren).

Weitere Transporttechniken werden im Abschnitt 4.4.4 (↔ 159ff) vorgestellt.

Bei akuter Gefahr: Schnelligkeit ist wichtiger als schonender Transport.

Rautek-Rettungsgriff
Der nach seinem Erfinder benannte Griff ermöglicht ein schnelles Aufnehmen und Ziehen des Verletzten über kurze Strecken. Er ist vor allem bei Bewusstlosen und bei besonders schweren Patienten geeignet.

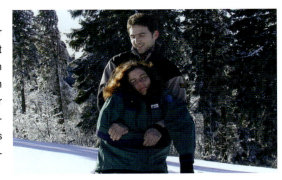

Bild 7:
Für Bewusstlose und für schwere Patienten: der Rautek-Rettungsgriff

Rautekgriff mit 2 Helfern
Wenn zwei Helfer verfügbar sind und die Trageringtechnik (↔ 25) nicht möglich ist, kann der zweite Helfer die Beine des Patienten überkreuzen und das untere (Hosen-)Bein in die Hand nehmen.

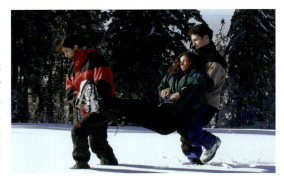

Bild 8:
Auf schmalen Wegen: im Rautekgriff tragen

Ziehen auf einer Plane
Auf glattem Untergrund (Sand, Schnee) ist diese Methode wirklich prima. Das Überrollen auf die Plane lernst du später kennen (↔ 123). Wenn es schnell gehen muss, kann man einen Patienten auch an der Kleidung anfassen und wegschleppen.

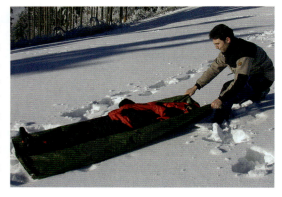

Bild 9:
Auf glattem Untergrund: auf einer Plane ziehen

R U M   BAP ↔ SAU   DIWAN

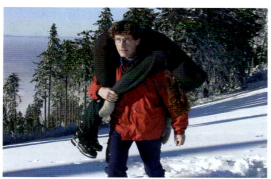

Gamstragegriff
Dieser Griff eignet sich sogar zum Transport über etwas weitere Strecken. Er ist für den Patienten allerdings besonders unangenehm.

Bild 10:
Unangenehm für den Patienten: Gamstragegriff

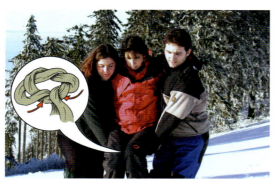

Tragesitz mit zwei Helfern
Die Helfer geben sich die »vorderen« Hände und setzen den Patienten darauf, der seine Arme um den Hals der Helfer legt. Noch besser geht es mit einem (Dreiecktuch-)Tragering. Allerdings muss der Weg breit genug sein!

Bild 11:
Komfortabel auf breitem Weg: Tragesitz, ggf. mit Tragering

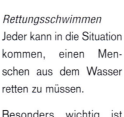

Rettungsschwimmen
Jeder kann in die Situation kommen, einen Menschen aus dem Wasser retten zu müssen.

Besonders wichtig ist dabei, an die eigene Sicherheit zu denken. Wenn dich der Ertrinkende umklammert oder unter Wasser drückt, weiche nach unten aus.

Bild 12:
Techniken zur Eigensicherung und zum Abschleppen im Rettungsschwimmkurs erlernen

Bei allen Rettungstechniken muss man darauf achten, den Mund des Patienten über Wasser zu halten.

Am besten lernst du all dies in speziellen Kursen.

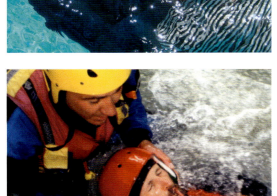

Bild 13:
Im Wildwasser den Mund über Wasser halten

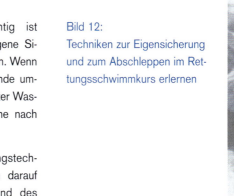

Rettung aus akuter Gefahr

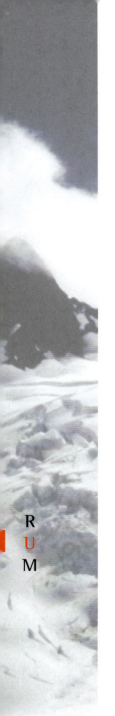

2.2 Umfeld und Unfallmechanismus geben Hinweise auf die Ursache der Verletzung bzw. Erkrankung

Augen auf!
○ **Verdachtsmomente**

Schon beim ersten Ansehen der Situation kannst du mögliche Ursachen für bestimmte Verletzungen oder Erkrankungen wahrnehmen.

Wenn dein Kletterpartner beim Bouldern an einem Überhang aus zwei Meter Höhe auf den Rücken gefallen ist, musst du mit einer Wirbelsäulenverletzung rechnen. Dies gilt umso mehr, wenn du bei genauerer Analyse des Unfallmechanismus feststellst, dass die Wirbelsäule beim Sturz geknickt wurde. Wenn er zusätzlich auf den Kopf gefallen ist und sich nicht mehr an den Unfallhergang erinnert, kannst du auf eine Gehirnerschütterung schließen. All diese Schlussfolgerungen kannst du ohne detaillierte körperliche Untersuchung ziehen und dennoch sind sie für deine Diagnose genauso bedeutsam wie die Beule, die du am Hinterkopf ertasten kannst. Du siehst also: Es lohnt sich, dem Unfallmechanismus besondere Beachtung zu schenken.

Unfallmechanismus genauso bedeutsam wie körperliche Untersuchung

Umfeld als einziger Hinweis

In manchen Fällen liefert das Umfeld sogar den einzigen Hinweis auf die Ursache: Beispielsweise wirst du bei Kopfschmerzen in 4000 Meter Meereshöhe auf eine Höhenkrankheit tippen. Treten sie jedoch am Abend eines sonnigen Tages auf und ist der Patient ohne Kopfbedeckung in der Sonne gewesen, musst du eher einen Sonnenstich vermuten.

Manchmal kannst du dich schon aus der Entfernung auf mögliche Verletzungen einstellen: Wenn jemand aus einer Lawine gerettet wird, rechnest du z. B. mit einer Atemstörung, Knochenbrüchen und ggf. einer Unterkühlung.

Diese Beispiele sagen sicherlich mehr als tausend Worte. Bei jedem Notfall gilt also: Augen auf und das Umfeld bzw. den Unfallmechanismus genau analysieren.

»Mentales Training« für den Ernstfall

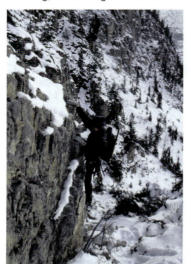

Ein Weg, seine Fähigkeiten in der Beurteilung des Umfelds zu perfektionieren, besteht darin, (auch ohne Notfall) seine Umgebung auf Gefahrenpunkte hin zu untersuchen. Mithilfe dieses »mentalen Trainings« schult man seinen Blick für Gefahren und erkennt den Unfallmechanismus dann im Ernstfall oft auf einen Blick. Natürlich lohnt es sich genauso, sicherheitsrelevante Literatur zu studieren. Für Bergsteiger und Kletterer sind beispielsweise die Bücher »Sicherheit und Risiko in Eis und Fels« von Pit Schubert interessant. Eine besonders gute mentale Vorbereitung ist natürlich ein speziell auf die Outdoorsituation zugeschnittener Erste-Hilfe-Kurs, in dem realistisch nachgestellte Notfallszenarien durchgespielt werden.

Bild 14:
Klettern in den winterlichen Rocky Mountains – eine Situation, in der zahlreiche Gefahren drohen!

Info: Gefahren in großer Höhe – Höhenkrankheit & Co.

Alle 5500 Höhenmeter nimmt der Luftdruck um etwa die Hälfte ab. Damit halbiert sich jeweils auch der so genannte Partialdruck des Sauerstoffs, der für die Aufnahme des Sauerstoffs in der Lunge (Diffusion) entscheidend ist. In der Höhe entsteht folglich ein Sauerstoffmangel im Blut. Probleme ergeben sich bei den meisten Menschen frühestens ab 2500 Höhenmetern. Bis auf Höhen von 5500 Meter kann sich der Körper anpassen, wenn man ihm genügend Zeit dafür lässt (Akklimatisation). Also: Lass dir Zeit beim Aufstieg!

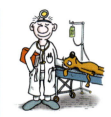

Wenn du eine Tour in große Höhen planst, informiere dich über Akklimatisationsstrategien und den Umgang mit höhenbedingten Problemen. **Jeder kann höhenkrank werden, aber niemand muss daran sterben!** Gute Quellen sind z. B. www.bexmed.de, www.himalayanrescue.org und verschiedene Bücher.

Als gute Faustregeln gelten folgende Empfehlungen:
- Lerne Anzeichen für höhenbedingte Probleme (s. u.) erkennen und verstehen.
- Steige bei entsprechenden Anzeichen nicht weiter auf.
- Steige ab, wenn die Anzeichen schlimmer werden oder nach einem Ruhetag nicht verschwinden. Bei gravierenden Anzeichen (s. u., HACE/HAPE) sofort absteigen auf die Höhe, auf der der Patient zuvor eine Nacht symptomfrei verbacht hat. (BERGHOLD/SCHAFFERT 2008, 161)
- Achte auf andere Gruppenmitglieder. Lass einen Höhenkranken nie allein.

Höhenkrankheit – Acute Mountain Sickness (AMS)
Das Leitsymptom sind Kopfschmerzen. Des Weiteren können Appetitlosigkeit, Übelkeit und Erbrechen auftreten. Man schläft schlecht und fühlt sich matt. Steigt der Ruhepuls um mehr als 20 % über den persönlichen Normwert, ist das ein schlechtes Zeichen. Wer die Anzeichen der Höhenkrankheit ignoriert, muss mit schwerer wiegenden Problemen rechnen:

Höhenlungenödem – High Altitude Pulmonary Edema (HAPE)
Flüssigkeitsansammlungen in der Lunge führen zu einem plötzlichen Leistungsabfall und zu ungewöhnlicher Atemnot bei geringer Belastung. Der Patient hustet und zeigt eventuell brodelnde Atemgeräusche. *Es besteht Lebensgefahr!* Um die Anstrengung beim Abstieg zu minimieren, solltest du ihn ggf. transportieren (↔ 159).

Höhenhirnödem – High Altitude Cerebral Edema (HACE)
Bei dieser schlimmsten Ausprägung der Höhenkrankheit schwillt das Gehirn an. Der Patient zeigt insbesondere Gangunsicherheit, aber auch Koordinationsstörungen, ungewöhnliches Verhalten, Verwirrtheit und leidet unter schwersten Kopfschmerzen, die auch bei Schmerzmitteleinnahme nicht verschwinden. *Akute Lebensgefahr!* Falls dies ohne Sicherheitsrsiko möglich ist, sollte der Patient selbst gehen, um schneller nach unten zu kommen.

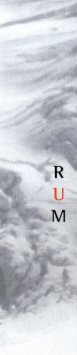

Umfeld, Unfallmechanismus

2.3 Geplantes Notfallmanagement ermöglicht effektives Zusammenarbeiten aller Helfer

2.3.1 Gut überlegt Schritt für Schritt vorgehen

Bei einem Outdoornotfall gibt es immer eine ganze Reihe von Dingen, die zu tun sind. Untersuchung, Betreuung und Behandlung des Patienten, Bau eines Notfallcamps, Organisation der Evakuierung usw. Damit nicht alles drunter und drüber geht, sondern die wichtigsten Dinge zuerst und die unwichtigsten zuletzt erledigt werden, bedarf es einer konkreten Planung: Du *schaust* dir die Situation gut *an* und gewinnst einen Überblick (vergleiche auch die vorangegangenen Punkte). Dann *überlege* gemeinsam mit deinen Mithelfern und eventuell auch dem Patienten (!), welche Tätigkeiten notwendig sind. Als Nächstes *entscheidet* ihr, welches *Handeln* ihr für richtig haltet. Nimm dir diese Zeit zum Planen! Durch eine koordinierte Rettung sparst du sie später locker wieder ein.

○ Aufmerksam SCHAUEN
○ Genau ÜBERLEGEN
○ Konkret ENTSCHEIDEN
○ Beherzt HANDELN

2.3.2 Rollenverteilung in der Helfergruppe ist wichtig

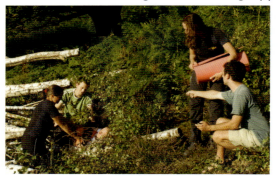

Bild 15: Koordination mit der nötigen Distanz zum Patienten

Koordinator

Wenn mehrere Helfer zur Verfügung stehen, bedarf es eines *Koordinators,* der den Überblick über die Situation behält und je nach Bedarf und Fähigkeiten Aufgaben verteilt. Die wichtigste einzelne Aufgabe ist die medizinische

Kontakter

Betreuung des Patienten durch den *Kontakter.* Andere Helfer können z. B. für die Dokumentation von Untersuchungsergebnissen, für den Bau des Notfallcamps oder für die Verpflegung (Feuer machen, Tee kochen) zuständig sein.

Egal, ob viele oder wenige Helfer zur Verfügung stehen, zwei Dinge sollten beim Management immer beachtet werden:

- Eine Person muss *immer* den Überblick haben: Koordinator.
- Eine Person muss *immer* beim Patienten bleiben: Kontakter.

Für die optimale Rollenverteilung brauchst du also mindestens zwei qualifizierte Helfer.

Sonderfall: nur ein qualifizierter Helfer

In manchen Fällen gibt es nur einen einzigen qualifizierten Helfer und eine größere Anzahl wenig qualifizierter Mithelfer (z. B. Jugend- oder Reisegruppe). Dann übernimmt der »Chefretter« zu Beginn die medizinische Betreuung (Kontakter). Nachdem er den Patienten untersucht und fürs Erste beruhigt hat, übergibt er diese Aufgabe an einen Mithelfer und wird selbst zum Koordinator. Das Denken in den Rollen »Koordinator« und »Kontakter« hilft also auch in diesem Sonderfall.

2.3.3 Der Koordinator versorgt nicht den Patienten, sondern behält den Überblick

Ein guter Koordinator hat alle Qualitäten eines guten Managers: Er hat Organisationstalent, nimmt Informationen auf und gibt sie weiter, trifft Entscheidungen und delegiert Aufgaben – legt aber nicht selbst Hand an. Pauschale Handlungsanweisungen für diese Tätigkeit können hier nicht gegeben werden – schließlich ist jede Notfallsituation anders. Um dennoch einen Einblick in die konkreten Aufgaben eines Koordinators zu geben, folgt hier der Bericht eines Reiseleiters, der die Rettung einer verletzten Langläuferin koordinieren musste.

Bericht: Ein Skiunfall im norwegischen Fjell

Der Unfall ereignete sich auf einer Skitour im Hochfjell am Fuß des Jotunheimen. Ich betreute als Reiseleiter eine Gruppe von etwa 40 Personen. Ferner waren ein Skibegleiter, ein Koch und ein Küchengehilfe dabei.

Am ersten Skitag war das Wetter sonnig und kalt, etwa +5 °C. Es herrschten sehr gute Schneebedingungen und die Loipen waren prima. Der Unfall ereignete sich in der achtköpfigen Gruppe der Fortgeschrittenen:

Gegen 14 Uhr fuhr eine Skiläuferin am Ende eines steilen Abhangs in eine Kuhle. Dabei muss sich der rechte Ski unter dem Schnee festgefahren haben. Dadurch wurden wohl der Fuß, der Unterschenkel und das Knie fixiert. Durch den Schwung der Anfahrt fiel die Frau nach vorn – über das gestreckte Knie. Sie verletzte sich das Knie schwer und zog sich an Schien- und Wadenbein einen schlimmen Splitterbruch zu. Der Knochenbruch war aber nach außen hin nicht offen.

Der Unterschenkel stand anfangs schräg nach außen weg, doch die Frau richtete ihn selbst – unter starken Schmerzen – wieder ein. Den Ersthelfern wurde schnell klar, dass ein Scooter (Motorschlitten) zur Rettung der Frau benötigt wurde. Der Skibegleiter fuhr daraufhin den letzten Kilometer zur Hütte ab, um ein Transportmittel zu besorgen.

An der Hütte wurde ich, der Reiseleiter, zum ersten Mal über das Geschehen informiert. Sofort versuchten Koch und Küchenhelfer (sprechen Norwegisch) zuerst den Hüttenwirt, dann seinen Sohn telefonisch zu erreichen – erfolglos. Schließlich telefonierten wir mit der Frau des Hüttenwirts. Sie teilte uns mit, dass sie den an der Hütte vorhandenen Scooter zwar aktivieren, aber nicht fahren könne. Dafür musste ein weiterer norwegischer Helfer angefordert werden, der im Notdienst tätig war. (In Norwegen haben die meisten Leute im Gebirge irgendeine Notausbildung und Funktion im Rettungsdienst.) Nachdem klar war, dass der Scooter bald einsatzbereit sein würde, schickte ich den Skibegleiter zur Unfallstelle zurück, damit die Information »Hilfe kommt gleich!« schnell dort oben ankommen würde. Ich übernahm daraufhin die Koordination des Geschehens in der Hütte. In der Zeit

Nebenstehender Bericht (gekürzt) stammt von einem Teilnehmer eines Kompaktseminars zum Thema »Erste Hilfe Outdoor«.

Er soll verdeutlichen, dass auch im Rahmen einer »ganz normalen« Outdoorrettungsaktion selbst unter sehr guten Rahmenbedingungen zahlreiche Managementleistungen zu erbringen sind.

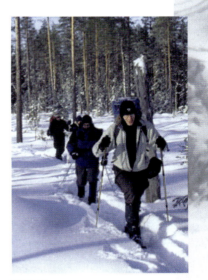

Bild 16:
Winterliche Tour in Lappland

Management: Koordinator

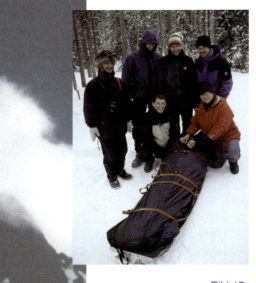

Bild 17:
Gut verpackt für den Scootertransport (Erste-Hilfe-Seminar in Lappland)

○ Gedanken zur beschriebenen Situation: Wurde richtig gehandelt? Wie wurde das Prioritätenschema umgesetzt? Könnte so etwas auch bei deinen Touren passieren? Welche Aufgaben kommen dem Büro in Deutschland zu – insbesondere bei noch schlimmeren Situationen (↔ 180 ff: Krisenmanagement)?

bis zum Eintreffen des Scooterfahrers suchte ich die beiden Ärzte der Gruppe auf. Das war nicht einfach, denn wir standen am Anfang der Reise und kannten noch nicht einmal alle Namen der Teilnehmer.

Nach der Information der Ärzte zog ich mich schnell wintertauglich um und ging zur Hüttenwirtin und dem Scooter. Es musste nur noch ein großer Anhänger angehängt und mit Fellen belegt werden. Exakt in diesem Moment kam der Fahrer an und wurde kurz von der Hüttenwirtin und dem Küchenhelfer auf Norwegisch über die Sachlage informiert. Eine Verständigung auf Englisch oder Deutsch war nicht möglich. Da bisher nur ich den Unfallort kannte, fuhr (raste) der Fahrer dann sofort mit mir auf dem Anhänger zur Unfallstelle.

Am Unfallort lag die Frau auf Rucksäcken und Kleidungsstücken im Schnee. Den anderen Personen war inzwischen ziemlich kalt geworden, teilweise waren sie mit den Nerven runter, denn die Frau hatte viel geschrien und nach Einschätzung der Helfer war bereits viel Zeit vergangen. Tatsächlich lag der Unfall nur wenig mehr als eine halbe Stunde zurück. Wir positionierten den Anhänger unterhalb der Frau und hoben sie mit sechs Personen gleichzeitig auf den Hänger. Niemand durfte ihr Bein berühren, wir waren sehr vorsichtig und trotzdem muss ihr die Umlagerung sehr weh getan haben. Meine Aufgabe an der Unfallstelle war auch wieder die Koordination. Zuerst stand z. B. der Anhänger oberhalb der Frau und dann falsch herum. Bei der Abfahrt zur Hütte musste ihr Kopf ja oben liegen und nicht unten. Nach der Umlagerung fuhr sie der Norweger sehr vorsichtig (ein echter Profi) zur Hütte.

Die verletzte Frau wurde mitsamt dem Anhänger in die Hütte getragen und von den beiden Ärzten betreut. Als ich wieder dazukam, war bereits klar, dass sie ins Krankenhaus musste. In Norwegen ist es üblich, dass man zunächst versucht, selbst zum nächsten Arzt zu fahren. Unsere Ärzte meinten jedoch, dies wäre in diesem Fall unmöglich. Daraufhin bestellten wir in Lillehammer einen Krankenwagen. Das war gar nicht so einfach, denn ein Beinbruch hat im norwegischen Gebirge offensichtlich keine Priorität. Letztlich dauerte es gut vier Stunden, bis der Krankenwagen vor Ort war. Während dieser Zeit wurde die Frau trocken angezogen, da sie nass geworden war und fror. Außerdem bekam sie von den Ärzten starke Schmerzmedikamente.

Meine Aufgabe bestand jetzt darin, das weitere Vorgehen zu organisieren. Die Freundin der Verletzten und der Küchenhelfer sollten mit nach Lillehammer fahren. Die relevanten Sachen für zwei Personen mussten gepackt werden: Papiere, Versicherungsscheine usw. Als Reiseleiter musste ich auch noch Geld rausrücken und das Büro in Deutschland informieren. Ansonsten war mit vermindertem Personal das Abendessen und eine gemeinsame Gesprächsrunde für alle Reiseteilnehmer vorzubereiten. Notfallpack, Erste Hilfe, Sicherheit auf Touren und ähnliche Themen kamen während dieser Tour immer wieder zur Sprache.

2.3.4 Der Kontakter ist für psychische Betreuung zuständig

Viele Aufgaben beim Outdoornotfallmanagement sind mit technischem oder medizinischem Wissen, mit Übersicht und Organisationstalent leicht lösbar. Der Kontakter jedoch benötigt Fähigkeiten, die darüber hinausgehen: Er muss sich in seinen Patienten einfühlen können sowie Informationen, Zuversicht und Geborgenheit vermitteln. Dieser Abschnitt enthält Informationen, die dich auf diese Aufgabe vorbereiten sollen. Bedenke aber, dass psychische Betreuung etwas sehr Individuelles ist. Somit hängt sie sowohl von dir als auch dem Patienten ab. Behalte also einerseits die folgenden Hintergründe im Kopf und im Herzen und sei andererseits einfach du selbst!

Einfühlen können

Sei einfach du selbst!

Typische Reaktionen erkennen und damit umgehen

Es gibt viele Reaktionen auf ungewohnte oder extreme Situationen. Keine davon ist richtig oder falsch, sondern durch die individuelle Lebensgeschichte des Patienten bedingt. Wenn man einige davon kennt, kann man eher angemessen reagieren. Es gilt: Nicht die Reaktion ist unnormal – das Notfallereignis ist es!

Reaktionen sind individuell sehr verschieden – aber keine ist »unnormal«

Verleugnung
»Ich bin nicht verletzt, alles ist in Ordnung.« Dies ist häufig eine erste Reaktion, die man als Eigenschutz der Psyche interpretieren kann. Bei diesen Patienten muss man besonders aufmerksam diagnostizieren.

Rationalisierung
»Wir sind nur abgestürzt, weil der Karabiner nicht gehalten hat.« Gerade bei selbst verschuldeten Unfällen scheint die Psyche eine Vernachlässigung durch die Helfer zu befürchten, wenn es keine sachliche Erklärung für die Ursache gibt. Schuldzuweisungen verbessern die Situation dieser Patienten nicht.

Keine Schuldzuweisungen

Regression (Rückentwicklung) in kindliche Verhaltensweisen
Nur Grundbedürfnisse, Zuwendung und Schutz spielen eine Rolle, bis hin zu vollständiger Selbstaufgabe. Hier kann man als Helfer behutsam gegensteuern, indem

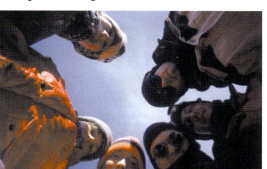

man dem Patienten kleine Aufgaben überträgt: »Halte bitte mal diese Kompresse hier fest.«

Kleine Aufgaben übertragen

Angstreaktionen
Angst ist bis zu einem gewissen Maß eine wichtige Schutzfunktion. Nimmt sie jedoch das Denken und Handeln vollständig in Besitz, so sollte der Helfer durch sachliche Informationen und durch das Ausstrahlen von Ruhe und Zuversicht behutsam gegensteuern. Allerdings hilft übertriebenes Verharmlosen (»Ach, das ist doch alles kein Problem!«, »Nur keine Angst!«) nicht.

Angst kann eine Schutzfunktion haben.

Bild 18:
Auf den Patienten herabstarrende Gaffer können seine Angst verstärken (Foto: Uli Ueber).

Patienten haben die gleichen Bedürfnisse wie alle anderen Menschen

Wunsch nach körperlichem Wohlbefinden

Jeder Mensch wünscht sich frische Luft, Essen und Trinken, Wärme bzw. Kühlung, bequeme Lagerung, Ruhe, Schutz vor Ekel erregenden Gerüchen oder Lärm usw.

Wunsch nach Kontrolle

Wünsche ernst nehmen Patienten können plötzlich keinen Einfluss mehr darauf nehmen, was um sie herum geschieht. Mache deinem Patienten deutlich, dass seine Wünsche ernst genommen und nach Möglichkeit erfüllt werden. Tue möglichst nichts gegen seinen Willen.

Wunsch nach Sicherheit

Sicherheit vermitteln Der Unfall, der sich gerade eben ereignet hat, führte dem Patienten deutlich vor Augen, dass die Situation nicht so sicher ist wie erwartet. Warum sollte also nicht gleich wieder etwas Schlimmes passieren? Erkläre dem Patienten, dass Sicherheit auch deine erste Priorität ist: »Du kannst nicht weiter abrutschen und die anderen aus der Gruppe sind in Sicherheit!« Besonders beim Transport eines Verletzten ist darauf zu achten, dass er sich (z. B. auf der Trage) sicher fühlt.

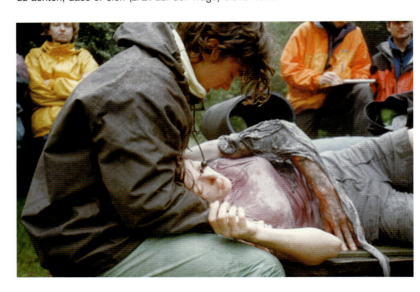

Bild 19:
Die psychische Erste Hilfe ist Aufgabe des Kontakters.

Wunsch nach Information

Informationen geben, Maßnahmen erklären Die Helfer haben den Überblick über die Umgebung, ihre Maßnahmen und ihren Handlungsplan. Lass den Patienten daran teilhaben. Erkläre alle deine Maßnahmen! »Ich lasse jetzt vorsichtig kaltes Wasser über deine verbrannte Hand laufen. Das lindert deine Schmerzen und ist wichtig für die Ausheilung.«

Nicht anlügen Es ist normalerweise nicht sinnvoll, den Patienten über seinen Zustand anzulügen, z. B. bei einer Querschnittslähmung: »Ooch, das ist immer so, wenn man auf den Rücken fällt. Das gibt sich in zwei, drei Tagen wieder.« Bei folgenschweren Verletzungen ist es jedoch manchmal hilfreich, die Beschränktheit der diagnostischen Möglichkeiten im Gelände zu betonen und eventuelle Gedanken an eine schreckliche Zukunft durch eine Betonung des »Hier und Jetzt« zu vertreiben. »Hier draußen kann man wirklich nicht sagen, welche Folgen deine Verletzung hat. Aber Hilfe ist unterwegs und du wirst in gute Hände kommen. Bis dahin ist es wichtig, dass du ruhig und warm bleibst. Hier ist ein Schluck heißer Tee für dich.«

Wichtig ist das Hier und Jetzt!

Wunsch nach Liebe und Zuwendung
Dein Patient möchte nicht allein gelassen werden. Er hat das Bedürfnis nach körperlicher Geborgenheit (Schlafsack, Hand halten) und verbaler Zuwendung: »Ich bleibe bei dir, bis Hilfe kommt. Versprochen!« Er soll das Gefühl bekommen, ganz im Mittelpunkt deiner Bemühungen zu stehen. Ein Wechsel des Kontakters sollte – wenn möglich – vermieden werden.

Körperliche und verbale Zuwendung

Wunsch nach Achtung und Selbstachtung
Jeder Mensch hat das Recht, akzeptiert zu werden. Der Patient will nicht als »Fall«, sondern als einzigartiges Individuum mit Gedanken und Gefühlen behandelt werden.

Wunsch nach Unterstützung in Glauben und Gebet
Viele Menschen suchen in schweren Situationen Hilfe und Trost in ihrem Glauben. Der Wunsch nach einem Gebet sollte respektvoll behandelt werden. Eventuell kannst du (wenn du auch religiös bist) mit dem Patienten gemeinsam beten. Krampfhaft vorgespielte Religiosität ist natürlich fehl am Platze – auch hier gilt: Sei du selbst.

Auch bei der psychischen Ersten Hilfe an den Eigenschutz denken
Ein Outdoornotfall ist auch für die Retter ein sehr belastendes Ereignis. Achte daher während und nach der Hilfeleistung auf dich selbst und deine Mithelfer. Eine gute Idee ist es, nach der Rettung den Rahmen für eine Nachbesprechung zu schaffen (↔ 184: Debriefing). Hier können offene Fragen geklärt und Gefühle angesprochen werden.

Achte auf deine Psyche und die deiner Mithelfer!

Wenn dich oder einen Mithelfer die Situation überfordert hat, in Träumen verfolgt oder ihr mit den Erlebnissen nicht fertig werdet, dann lasst diese Gefühle ruhig zu. Durch ein Verdrängen kann die Psyche Schaden nehmen. Wenn das Gespräch mit Freunden und Kollegen nicht ausreicht und dich die Bilder länger als 4 Wochen verfolgen, kann auch das Aufsuchen eines Therapeuten sinnvoll sein. Er kennt Wege, die das Verarbeiten erleichtern können.

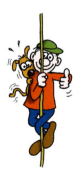

> **Praxistipp: Ausprobieren**
> Das beste Training für die psychische Erste Hilfe sind gut dargestellte Fallbeispiele bei einem Erste-Hilfe-Kurs. Hier kannst du zum Helfer werden und lernen, in einer Belastungssituation trotz innerer Anspannung Ruhe auszustrahlen.
>
> Frage bei deinem nächsten Erste-Hilfe-Kurs vor der Anmeldung, ob die Ausbilder »realistische Unfalldarstellungen« durchführen. Dann kannst du dir sicher sein, dass du wirklich gute Übungsmöglichkeiten hast.

Management: Kontakter

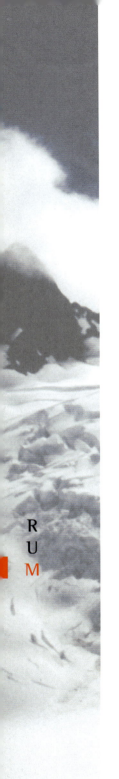

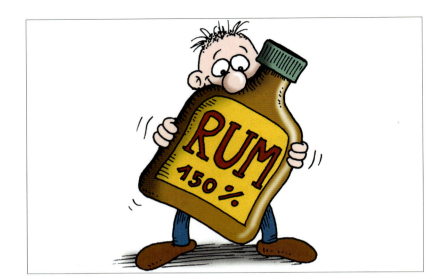

Bild 20:
Im Notfall:
»Erst mal RUM!«

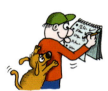

Checkliste: RUM – Risiken, Umfeld, Management

Risiken, Retten aus akuter Gefahr
- Grundsatz: »Sicherheit zuerst«
- Erste Priorität: Risiken, die die Helfer bedrohen
- Zweite Priorität: Sicherheit des Patienten
- Bei hohem Risiko musst du den Patienten – ungeachtet seines medizinischen Zustands – aus dem Gefahrenbereich retten. ○ Prinzip »Gefahren abwägen«
- Überblick in plötzlich auftretenden Situationen trainieren!
- Sicherheitsrelevante Ausbildungen machen

Umfeld, Unfallmechanismus
- Das Umfeld und der Unfallmechanismus geben erste Hinweise auf Verletzung bzw. Erkrankung, also: Augen auf!
- Durch »mentales Training« auf den Ernstfall vorbereiten

Management
- Schauen – überlegen – entscheiden – handeln
- Besonders wichtig bei der Aufgabenverteilung: Koordinator und Kontakter
- Der Koordinator behält immer den Überblick und verteilt Aufgaben an weitere Helfer.
- Der Kontakter ist medizinischer Betreuer und widmet sich ganz dem psychischen Wohlbefinden des Patienten.
- Sonderfall: nur ein einziger kompetenter Helfer ○ zunächst Kontakter, dann Koordinator
- Realistisch dargestellte Fallbeispiele sind eine gute Trainingsmöglichkeit, um fit fürs Notfallmanagement zu werden.

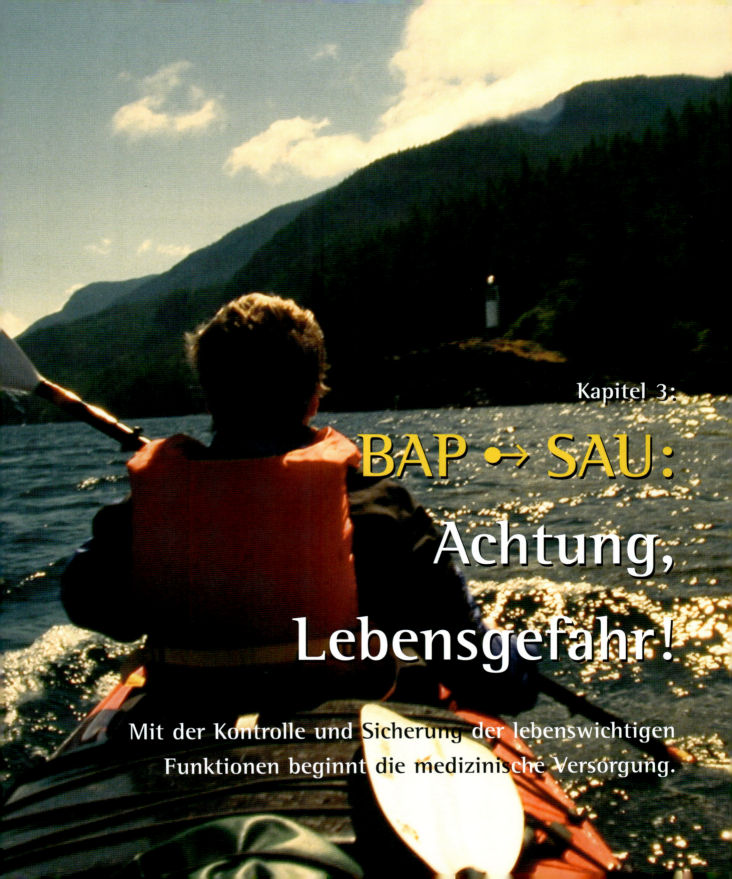

Kapitel 3:

BAP ↔ SAU: Achtung, Lebensgefahr!

Mit der Kontrolle und Sicherung der lebenswichtigen Funktionen beginnt die medizinische Versorgung.

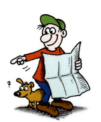

In der Prioritätenliste stehen nach den Punkten **R**isiken, **U**mfeld und **M**anagement die medizinischen Aspekte des Notfallmanagements. Hier haben Überprüfung und Sicherung der so genannten Vitalfunktionen – **B**ewusstsein, **A**tmung und **P**uls (Kreislauf) – Vorrang vor allen anderen Maßnahmen.

Wegen ihrer großen Bedeutung erfährst du im ersten Teil des dritten Kapitels einige medizinische Hintergründe zu den Vitalfunktionen. In Teilkapitel 3.2 wird dieses Wissen dann um praktische Maßnahmen wie z. B. Kontrolle und Wiederherstellung der Vitalfunktionen ergänzt. In den Teilkapiteln 3.3 bis 3.5 geht es dann um **SAU**-gefährliche, komplexere Störungen der Vitalfunktionen.

3.1 Bewusstsein, Atmung und Kreislauf: lebenswichtig!
3.1.1 Das Bewusstsein ist für ungestörte Atmung wichtig

Bei ungestörtem Bewusstsein können wir wandern, mit anderen kommunizieren und die frische Luft und die Sonne um uns herum genießen. Außerdem sind wir in der Lage, unsere Erfahrungen zu nutzen, Gefahren zu erkennen und uns instinktiv oder geplant davor zu schützen (z. B. Schwimmbewegungen im Wasser, Verjagen eines Pumas o. Ä.). Zudem funktionieren bei uns unbewusste, reflektorische Reaktionen wie das Husten beim Verschlucken von Müsli oder das Wegziehen des Armes bei Berührung des heißen Kochtopfs. Dieser Zustand heißt Bewusstseinsklarheit.

Bewusstseinsklarheit

Verantwortlich für diese Leistungen des Bewusstseins sind Teile unseres zentralen Nervensystems. Dieses besteht aus Gehirn und Rückenmark. In jedem Kubikmillimeter Gehirn gibt es Zigtausende Nervenzellen, viele davon mit Tausenden Verbindungen zu anderen Nervenzellen. Die Nervenbahnen in unserem Körper erreichen eine Gesamtlänge von mehreren Kilometern. Dieses komplizierte System kann durch verschiedene Ursachen beeinträchtigt werden:

Ursachen für Bewusstseinsstörungen

- Gewalteinwirkung auf den Kopf
- Umwelteinflüsse wie Hitze (Sonnenstich, Hitzschlag), Kälte (Unterkühlung) oder große Höhe (Höhenkrankheit, Höhenhirnödem)
- Erkrankungen wie Epilepsie, Diabetes (Über-/Unterzuckerung), Schlaganfall
- Schwere Atem- und Kreislaufstörungen (z. B. durch Blitzschlag, Hängetrauma)
- Vergiftungen, z. B. durch Gifttiere/-pflanzen, Kohlenmonoxid, Medikamente

Diese Faktoren können das Bewusstsein stören, sodass der Patient nicht mehr voll orientiert ist, nicht mehr vernünftig kommunizieren kann und seine Schutzmechanismen gegenüber Gefahren nur noch eingeschränkt funktionieren. Diesen Zustand nennt man Bewusstseinstrübung.

Bewusstseinstrübung

In besonders schlimmen Fällen kann das Bewusstsein komplett ausfallen. Zwar ist der Patient dann nicht völlig leblos – normalerweise sind Atmung und Kreislauf vorhanden, jedoch ist das Verhältnis zur Umwelt so stark gestört, dass er auch auf starke Reize keine Reaktion mehr zeigt. Dieser Zustand heißt Bewusstlosigkeit.

Warum ist eine Störung des Bewusstseins überhaupt gefährlich?

Tatsächlich sind die geschwundenen Sinne gar nicht das größte Problem an der Bewusstlosigkeit. Viel gefährlicher ist meist die Ursache, die zu diesem Zustand geführt hat. Bei Bewusstseinsstörungen drohen allerdings auch unabhängig von der Ursache zwei Gefahren, die lebensbedrohend sein können:

- Das Zurücksinken des Zungengrundes und dadurch Blockierung der Atemwege. Grund: Beim Bewusstlosen verliert die Muskulatur des Zungengrundes ihre Spannung.
- Das Zurücklaufen von Mageninhalt und dessen »Anatmung« (Aspiration) in die Lunge. Grund: Muskulatur, die sonst den Magen zur Speiseröhre hin verschließt, erschlafft und die Atemschutzreflexe (z. B. Husten) fallen aus.

Gegen diese beiden Probleme gibt es ein einfaches Mittel: die Seitenlage. Du lernst sie in Abschnitt 3.2.2 (↔ 45) kennen. In Abschnitt 3.2.3 (↔ 50) geht es um Maßnahmen zur Ursachenbekämpfung.

3.1.2 Atmung – ohne Sauerstoff kein Leben!

Die Sauerstoffreserven des menschlichen Körpers in Lungen und Blut reichen selbst in Ruhe nur für wenige Minuten aus. Atemstörungen führen daher zu Sauerstoffmangel in lebenswichtigen Organen. Am empfindlichsten reagiert das Gehirn, da für seine Arbeit Sauerstoff unabdingbar ist.

Um die Ursachen von Atemstörungen und ihre Auswirkungen auf den Körper richtig verstehen zu können, beschäftigen wir uns erst einmal mit dem Aufbau und der ungestörten Funktion des Atmungssystems.

Die Atemwege bringen Luft in die Lungenbläschen

Die Atemluft kann entweder durch die Nase oder durch den Mund in das Atmungssystem gelangen. Dabei wird sie gereinigt, angewärmt und befeuchtet. Da der Weg durch den Nasenraum länger ist als durch den Mundraum, erfüllt die Nasenschleimhaut diese Aufgabe am besten. Der Rachenraum schließt sich an den Nasenraum an und reicht bis zum Kehlkopf, wo sich Luft- und Speiseweg kreuzen.

Der für die Erste Hilfe wichtigste Bestandteil des Kehlkopfs ist der Kehldeckel. Er verschließt die Luftröhre beim Schlucken. Beim Bewusstlosen ist er offen und da zusammen mit dem Bewusstsein auch die Atemschutzreflexe (z. B. Husten) ausfallen, kann Mageninhalt in die Luftröhre und damit in die Lunge gelangen (↔ s. o.). Im Kehlkopf liegen außerdem die Stimmbänder. Von außen ist dieses wichtige Organ durch einen Knorpelschild geschützt.

Bewusstlosigkeit

Gefahren von Bewusstseinsstörungen:
- **Blockierung der Atemwege**
- **Aspiration**

Weg der Atemluft:
Nase, Mund

Rachenraum

Kehlkopf mit Kehldeckel

Bewusstsein, Atmung, Kreislauf

Luftröhre Als Nächstes gelangt unsere Atemluft in die Luftröhre. Sie ist beim Erwachsenen zehn
Bronchien bis zwölf Zentimeter lang und teilt sich in die beiden Bronchien. Diese verzweigen sich
ähnlich den Ästen eines Baumes zu immer kleineren Luftwegen. Die feinsten »Zweige«
Bronchiolen nennt man Bronchiolen.

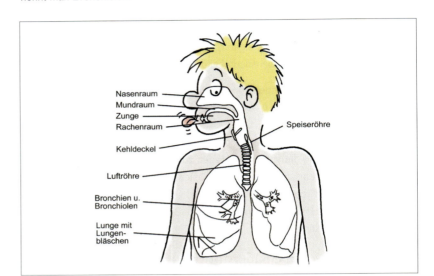

Bild 21:
Atmungssystem

Alveolen: Gasaustausch Die Bronchiolen münden in die Lungenbläschen (Alveolen), in denen der Gasaustausch zwischen Atemluft und Blut stattfindet, sozusagen die »Blätter« unseres Atmungsbaumes. Deren dünne Wände sind von haarfeinen Blutgefäßen, den Kapillaren, überzogen. Hier kann Sauerstoff aus der Luft per Diffusion ins Blut gelangen; umgekehrt wird Kohlenstoffdioxid aus dem Blut in die Lungenbläschen abgegeben. Damit ein ausreichender Gasaustausch stattfinden kann, haben die 300 Millionen Lungenbläschen eine gewaltige Oberfläche: 80 Quadratmeter!

Brustraum und Pleuraspalt halten die Lungen »in Form«

Brustkorb Der Brustraum wird vom knöchernen Brustkorb umgeben. Dieser besteht aus der Brustwirbelsäule, den Rippen, dem Brustbein und den Schlüsselbeinen. Die Innenwand des Brustraums wird von einer glatten Haut, der Pleura, ausgekleidet. Diese Haut überzieht auch die Lungen auf ihrer Außenseite.

Pleuraspalt Zwischen den beiden Anteilen dieser Haut befindet sich ein luftleerer, flüssigkeitsgefüllter Spalt, der so genannte Pleuraspalt. Bei der Atmung kann somit eine Bewegung der Lungen gegenüber der Brustwand erfolgen, ohne dass diese den Kontakt zueinander verlieren. (Zum Vergleich: Zwei Glasplatten, zwischen denen eine Flüssigkeit ist, können seitlich verschoben, jedoch nicht getrennt werden.) Wie du siehst, ein geniales Prinzip! Aber Vorsicht, wenn Blut oder Luft in den Pleuraspalt gelangen (z. B. Messerstich, Lungenverletzung), kann sich eine lebensbedrohliche Atemstörung entwickeln (↔ 74: Pneumothorax).

Beim Einatmen erweitern Muskeln den Brustraum und damit die Lunge

Bei der Einatmung senkt sich zum einen das Zwerchfell (ein Muskel), zum anderen weiten Zwischenrippenmuskeln den Brustkorb. Weil die Lunge über den Pleuraspalt mit der Brustwand verbunden ist, folgt sie dieser Bewegung: Luft wird durch die Atemwege in die Lunge eingesogen.

Einatmung: Zwerchfell, Zwischenrippenmuskeln

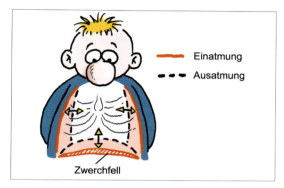

Die Ausatmung ist ein weitgehend passiver Vorgang. Die Spannung des Zwerchfells und der Zwischenrippenmuskulatur lässt nach, das Volumen des Brustkorbs verringert sich wieder.

Ausatmung passiv

Bei einer Atemstörung kann die Erweiterung des Brustraums z. B. durch die Muskulatur des Schultergürtels unterstützt werden. Bei erschwerter Ausatmung kann z. B. die Bauchmuskulatur helfen. Die bei diesen Vorgängen beteiligten Muskeln wirken also als »Atemhilfsmuskulatur«.

**Bild 22:
Ein- und Ausatmung**

Atemhilfsmuskulatur

Das Atemzentrum im verlängerten Rückenmark steuert die Atmung

Die Atmung wird vom Atemzentrum gesteuert. Dieser Bestandteil des zentralen Nervensystems liegt im Hirnstamm, also dort, wo das Rückenmark in die Schädelkapsel mündet (↔ 51: Infokasten).

Atemzentrum im verlängerten Rückenmark

Das Atemzentrum sorgt dafür, dass unsere Atmung umso schneller und tiefer wird, je größer der Kohlenstoffdioxidgehalt im Blut ist. Normalerweise hängt dieser Gehalt vom Sauerstoffbedarf des Körpers ab, denn unsere Zellen brauchen Sauerstoff und produzieren Kohlenstoffdioxid, wenn sie Zucker zur Energiegewinnung nutzen.

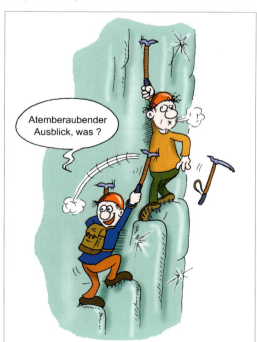

Bewusstsein, Atmung, Kreislauf

3.1.3 Der Blutkreislauf bringt den Sauerstoff zu den Zellen

Der Blutkreislauf verbindet Lunge, Herz und Körperzellen

**Transportweg:
Lunge ○ Gewebe ○ Lunge**

Der Blutkreislauf hat vor allem die Aufgabe, den eingeatmeten Sauerstoff (O_2) aus den Lungen zu den Körperzellen (»Gewebe«) zu transportieren und das Abfallprodukt Kohlenstoffdioxid (CO_2) aus den Zellen zurück zur Lunge zu bringen. An den Lungenbläschen und den Körperzellen findet jeweils ein Gasaustausch per Diffusion statt. Transporteur des Sauerstoffs ist ein besonderes Eiweiß, das Hämoglobin.

Das Hämoglobin sitzt vor allem auf den roten Blutkörperchen und bindet bei kalten Temperaturen den Sauerstoff besser als in warmer Umgebung. Das ist sehr sinnvoll, da die eingeatmete Luft in der Regel kälter ist als die Körpertemperatur. Dies erklärt den Eindruck, kalte Luft sei »sauerstoffreicher«. Außerdem ist es ein Argument für gutes Aufwärmen der Muskulatur vor körperlicher Belastung, denn dann kann der Sauerstoff besser aus dem Blut an die Muskelzellen abgegeben werden.

Das Herz pumpt Blut durch den Kreislauf.

Der Blutkreislauf wird von einer zentralen »Pumpe«, dem Herzen, angetrieben. Seine beiden Teile sind jeweils für einen eigenen Abschnitt des Kreislaufs zuständig: Der »Lungenkreislauf« zwischen Herz und Lunge wird von der rechten Herzhälfte versorgt, der »Körperkreislauf« zwischen Herz und den Körperzellen von der linken Hälfte.

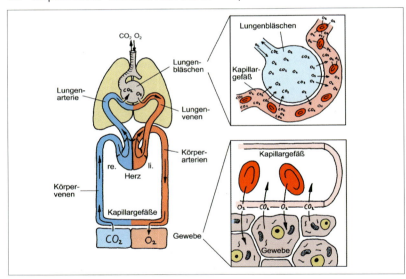

Bild 23:
Aufgaben und Funktionen des Blutkreislaufs

Das Blut wird in Arterien, Kapillargefäßen und Venen transportiert

Arterien: vom Herzen weg

Kapillaren: Gasaustausch

Venen: zum Herzen hin

Vom Herzen weg führen die Arterien, die sich immer weiter aufteilen und schließlich in Millionen feinster Gefäße, die Kapillaren, münden. Hier findet der Gas- und Stoffaustausch zwischen Blut und Zellen statt. Die Kapillaren vereinen sich dann wieder zu Venen, die das Blut zurück zum Herzen bringen.

Die Arterien haben Wände mit einer dicken Muskelschicht. Zusammen mit der Kraft des Herzschlags und der Herzfrequenz ist die Muskelspannung dieser Wände für die Höhe des Blutdrucks sehr wichtig.

Sympathikus und Parasympathikus steuern unbewusste Vorgänge

Der Körper kann bei Bedarf die Herzkraft und -frequenz steigern und kann die Spannung der Arterienwände und somit den Blutdruck erhöhen (z. B. beim 100-Meter-Lauf) und vieles mehr. Derartige Vorgänge werden u. a. durch einen Teil des so genannten vegetativen Nervensystems bewirkt, den Sympathikus (»Antreiber«). Sein wichtigster Überträgerstoff ist das bekannte Adrenalin. Es verursacht auch eine Weitstellung der Bronchien, Schwitzen, Weitstellung der Pupillen usw. Der »Gegenspieler« des Sympathikus nennt sich Parasympathikus (»Beruhiger«). Er bewirkt eine Senkung von Pulsfrequenz und Blutdruck, eine Förderung der Verdauung usw.

Sympathikus: Adrenalin

Parasympathikus

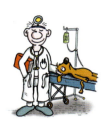

> ### Info: Sympathikus und Parasympathikus
>
> Es war einmal zur Zeit der Höhlenmenschen ...
>
> ... ein Jäger und Sammler, der Sympathikus und Parasympathikus in sich trug. Seine Kollegen streiften noch ohne diese Errungenschaft durch die Wälder. Eines Tages, auf Mammutjagd, bricht ein Säbelzahntiger aus dem Dickicht und fletscht seine Zähne! Bei unserem Höhlenmenschen wird der Sympathikus aktiv und das Adrenalin wirkt: Dies steigert Herzfrequenz, Blutdruck, erweitert die Bronchien und lässt ihn dadurch sehr leistungsfähig werden. Seine Pupillen weiten sich, wodurch er seinen Fluchtweg sofort gut erkennen kann. Und damit er beim Weglaufen nicht überhitzt, wird gleichzeitig die Schweißproduktion gesteigert. Unser Höhlenmensch entkommt – dank Sympathikus! Seine Kollegen werden leider vom Säbelzahntiger verspeist.
>
> Doch wegrennen ist nicht alles, was während der langen Evolution zum Überleben unseres Freundes beiträgt. Er kommt abends nach Hause in seine Höhle, wo seine Frau ihn ausschimpft, dass er schon wieder keinen Mammutschenkel mitgebracht hat. Nun gibt es eben Schnecken zum Abendessen. Durch seinen Parasympathikus wird seine Verdauung angeregt und das kärgliche Mahl wird optimal verdaut. Danach kann er sich in einem ruhigen Schlaf perfekt regenerieren. Zudem bewirkt der Parasympathikus eine Erregung seiner Genitalien. Somit sind wir alle seine Nachkommen, da er dank Parasympathikus reichlich Kinder hatte.

Die Kapillarbereiche sind von großer Bedeutung für den Körper

Für das Verständnis vieler Notfallbilder (z. B. Schock, Allergie) ist es zudem wichtig, die Vorgänge an den Kapillaren zu kennen. Hier haben die Gefäße einen sehr geringen Durchmesser und ihre Wände sind nur eine Zellschicht dünn. Der Blutdruck und die Fließgeschwindigkeit des Blutes sind hier fast null, damit der Stoffaustausch mit den Zellen in aller Ruhe vonstatten gehen kann.

Kapillaren: viele haarfeine Blutgefäße

Trotz ihrer geringen Größe haben die Kapillaren eine ungeheure Bedeutung für den Kreislauf: Es sind nämlich wahnsinnig viele! Jede unserer Körperzellen ist nur maximal drei Zellschichten von einer Kapillare entfernt. Wenn also hier etwas nicht stimmt, kann das dramatische Auswirkungen auf den gesamten Kreislauf haben. Beim allergischen Schock beispielsweise werden die Gefäßwände der Kapillaren durchlässiger und flüssige Blutbestandteile treten aus dem Gefäßsystem in den Zwischenzellraum aus. Das sind zwar pro Kapillare nur winzige Mengen, aber zusammengenommen kann hier ebenso viel Flüssigkeit »verloren« gehen wie bei einer bedrohlichen Blutung!

Beispiel: allergischer Schock ⚬ Flüssigkeitsverlust in den Kapillarbereichen

Bewusstsein, Atmung, Kreislauf

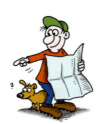

> **BAP: B**ewusstsein, **A**tmung, **P**uls
>
> Aus Teilkapitel 3.1 weißt du jetzt, wie wichtig diese Funktionen sind. In Kapitel 3.2 erfährst du zunächst, dass man sie bei jedem Patienten mithilfe des »**BAP**-Checks« überprüfen muss. Danach lernst du Maßnahmen kennen, die beim Ausfall einer dieser Funktionen ergriffen werden müssen. Zum Schluss des Teilkapitels geht es um Ursachen, die eine Störung der Vitalfunktionen auslösen können.

3.2 Im Notfall sofort die BAP-Funktionen checken und bei Störungen richtig reagieren

3.2.1 Der BAP-Check: Bewusstsein, Atmung, Puls lassen sich einfach und schnell überprüfen

Den »BAP-Check« kannst du in jedem Erste-Hilfe-Kurs lernen: Sicher hast du bei dir und anderen schon einmal den Puls gefühlt. Bewusstsein und Atmung lassen sich sogar noch einfacher überprüfen. Bei praktisch allen Notfallbildern ist es hilfreich, eine Verlaufsbeurteilung von Bewusstseinszustand, Atmungs- und Kreislauftätigkeit machen zu können. Trotzdem wird der einfache und doch aussagekräftige BAP-Check immer wieder vergessen. Nimm dir vor, bei jedem Patienten innerhalb der ersten Minute (nach Abschluss von RUM) diese Funktionen zu überprüfen.

BAP-Check bei jedem Patienten innerhalb der ersten Minute!

Wenn eine Vitalfunktion beeinträchtigt ist, frage dich immer sofort nach der Ursache dieser Fehlfunktion. (Niemand wird ohne handfesten Grund einfach bewusstlos!)

Ursache für Fehlfunktion klären!

Den BAP-Check gibt es in zwei »Versionen«: Bei einem wachen Patienten überprüfst du alle Vitalfunktionen direkt hintereinander und wiederholst diesen Check regelmäßig, mindestens alle fünf Minuten. Bei einem bewusstlosen Patienten sind Hilferuf, Seitenlage und Wiederbelebung dringender als die Pulskontrolle, daher rückt dieser Teil des BAP-Checks nach hinten bzw. entfällt ganz.

Bewusstseinslage überprüfen, Kontakt aufnehmen und beibehalten

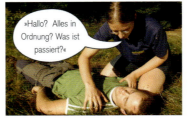

Fragen nach dem Unfallhergang: Gedächtnislücken?

In jedem Fall startest du folgendermaßen: Knie dich neben deinen Patienten und sprich ihn an. Frage, was passiert ist. Wenn er prompt reagiert und sich daran erinnert, was passiert ist, ist er bewusstseinsklar.

Bild 24: Bewusstseinskontrolle

Wenn der Patient auf Ansprechen nicht oder nur ein wenig reagiert, dann ist er zumindest bewusstseinsgetrübt. Schüttle ihn leicht an den Schultern und frage laut: »Ist alles in Ordnung?« Wenn er darauf nicht reagiert, ist er bewusstlos.

Bei Bewusstlosigkeit laut um Hilfe rufen!

Da dies eine lebensbedrohliche Situation ist, rufe sofort laut um Hilfe.

RUM   BAP ↔ SAU   DIWAN

Egal, welche Bewusstseinslage du feststellst: Eine kontinuierliche psychische Betreuung ist auf jeden Fall wichtig. Auch bewusstlose Patienten nehmen oft wahr, ob man sich umsichtig und respektvoll um sie kümmert.

Psychische Betreuung auch bei Bewusstlosen

Der übrige BAP-Check sieht, je nach Bewusstseinslage, unterschiedlich aus. Links wird die Version für wache Patienten dargestellt, rechts die für Bewusstlose.

 Befragen oder sehen – hören – fühlen: Atmung überprüfen

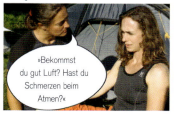

Frage deinen Patienten, ob er gut Luft bekommt und ob er Schmerzen beim Atmen hat.

Achte bei Atemnot darauf, ob sich Lippen, Ohrläppchen, Nagelbett bläulich verfärbt haben (= Zyanose). Eine solche Blaufärbung spricht oft für einen akuten, lebensbedrohlichen Sauerstoffmangel (S**AU**-gefährlich!).

Achte auch auf unnatürliche Atemgeräusche. Achte auf Geschwindigkeit, Tiefe und Regelmäßigkeit der Atmung. Du kannst ganz einfach die Atmung deines Patienten mit deiner eigenen vergleichen. Normal sind in Ruhe 12 bis 16 Atemzüge pro Minute, also etwa alle vier bis fünf Sekunden ein Atemzug. Kinder atmen schneller (je nach Alter 20- bis 30-mal pro Minute) und weniger tief.

Drehe den Bewusstlosen direkt nach deinem Hilferuf auf den Rücken und mache seine Atemwege frei: Lege eine Hand auf seine Stirn und ziehe seinen Kopf leicht nach hinten (»Kopf überstrecken«).

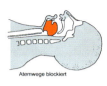

Hebe mit den Fingerspitzen der anderen Hand das Kinn an, damit der Zungengrund die Atemwege frei gibt.

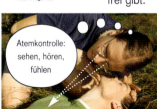

Halte jetzt Wange und Ohr über Mund und Nase des Patienten und überprüfe mindestens sechs, höchstens zehn Sekunden lang durch Sehen, Hören und Fühlen, ob er normal atmet:
- Sieh auf den Brustkorb und achte auf Atembewegungen.
- Höre seine Atemgeräusche.
- Fühle seine warme Ausatemluft an deiner Wange.

Atemwege frei machen

Bild 25 (links):
Atemkontrolle beim wachen Patienten

Zyanose
Bild 26 (rechts):
»Kopf überstrecken«

Bild 27:
Atemkontrolle beim bewusstlosen Patienten
Unnatürliche Atemgeräusche, Geschwindigkeit, Tiefe, Regelmäßigkeit

Sehen, hören, fühlen

Der »BAP-Check«

Puls regelmäßig überprüfen

Geschwindigkeit

Taste den Puls an der Daumenseite des Handgelenks und zähle 15 Sekunden lang die Schläge. Nimm diesen Wert mal vier. Normal sind 60 bis 80 pro Minute. Wenn du keine Uhr hast, kannst du die Geschwindigkeit auch mit deinem eigenen Puls vergleichen.

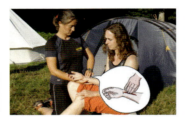

Bild 28: Pulskontrolle beim wachen Patienten

Stärke ○ Blutdruck

Achte außerdem darauf, ob der Puls gut tastbar ist. Dies liefert einen gewissen Hinweis auf den Blutdruck. Schließlich solltest du feststellen, ob der Puls regelmäßig ist.

Regelmäßigkeit

Werte notieren

Notiere die Werte und wiederhole die Messungen möglichst alle fünf Minuten. Aus dem Pulsverlauf kannst du eventuell Rückschlüsse auf die Gefährlichkeit der Verletzung ziehen (z. B. ↔ 56: Schock).

Puls fühlen am Hals

Wenn der Puls am Handgelenk schwer zu finden ist, kannst du vorsichtig am Hals fühlen. Die Halsschlagader ist ein viel größeres Gefäß. Wenn es auch hier nicht klappt, dann halte dich nicht endlos mit dem Pulsfühlen auf – manchmal klappt es einfach nicht.

Nicht endlos suchen

Zusätzlich zur Pulskontrolle kannst du mithilfe der Nagelbettprobe den Kreislaufzustand beurteilen (↔ 92).

Bei Bewusstlosigkeit keine Pulskontrolle!

Dein bewusstloser Patient schwebt in akuter Lebensgefahr. Daher verzichtest du an dieser Stelle auf den letzten Teil des BAP-Checks und machst keine Pulskontrolle.

Stattdessen gehst du so vor:

Wenn du bei der Atemkontrolle eine normale Atmung festgestellt hast, drehst du den Patienten in die Seitenlage (↔ 45), um seine Atemwege dauerhaft frei zu halten. Danach muss der Rettungsdienst alarmiert werden, falls dein Koordinator dies nicht bereits getan hat. Erst dann führst du regelmäßige Pulskontrollen durch, wie links für den wachen Patienten beschrieben.

Wenn die Atmung nicht normal ist, muss sofort ein Notruf abgesetzt werden. Ideal ist, wenn du (oder der Koordinator) jemanden damit beauftragen kannst oder der Notruf ohne Zeitverlust möglich ist (Handyempfang). Sonderfälle werden auf Seite 49 besprochen. Nach dem Notruf beginnst du umgehend mit der Herz-Lungen-Wiederbelebung (↔ 48).

Wichtig ist, dass bis zum Beginn der Wiederbelebung möglichst wenig Zeit vergeht. Wenn du also unsicher bist, ob der Patient normal atmet, dann nimm dir nicht mehr als zehn Sekunden Zeit für die Atemkontrolle. Wenn du dann immer noch unsicher bist, beginne mit der Wiederbelebung.

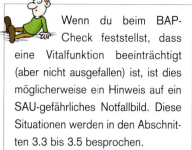

Wenn du beim BAP-Check feststellst, dass eine Vitalfunktion beeinträchtigt (aber nicht ausgefallen) ist, ist dies möglicherweise ein Hinweis auf ein SAU-gefährliches Notfallbild. Diese Situationen werden in den Abschnitten 3.3 bis 3.5 besprochen.

Speziell bei bewusstlosen Patienten ist es von großer Bedeutung, die notwendigen Schritte schnell und in der richtigen Reihenfolge zu erledigen. Die folgende Doppelseite stellt die denkbaren Wege noch einmal im Überblick dar.

3.2.2 Bei Ausfall von Vitalfunktionen sofort handeln: bei normaler Atmung Seitenlage, sonst Wiederbelebung!

Die Seitenlage hält bei Bewusstlosen die Atemwege frei

Wie in Abschnitt 3.1.1 beschrieben, drohen bei der Bewusstlosigkeit zwei Gefahren: das Zurücksinken des Zungengrundes und das »Anatmen« (Aspiration) von zurücklaufendem Mageninhalt. Gegen die erste Gefahr hilft das Überstrecken des Kopfes (↔ 43: Bild 26), gegen die zweite Gefahr das Tieflagern des Mundes, damit der Mageninhalt abfließen kann. Die Seitenlage schlägt zwei Fliegen mit einer Klappe: Der Mundwinkel ist tiefer als der Kehlkopf und der Kopf ist dauerhaft überstreckt.

Seitenlage gegen
- **Zurücksinken des Zungengrundes**
- **Aspiration**

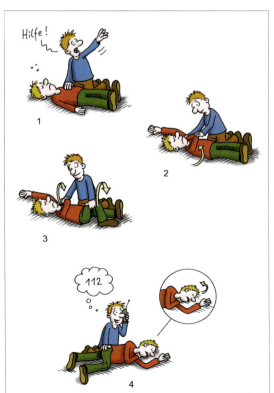

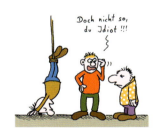

Wichtig ist, dass du den Sinn der Seitenlage wirklich verstehst – sonst könnte es vorkommen, dass du einen Patienten hangaufwärts rollst und somit der Mund nicht der tiefste Punkt ist. Oder du kommst auf die (falsche) Idee, einen Verletzten nicht auf die Seite zu drehen, weil du seine Wirbelsäule schonen willst. Beim normal atmenden Bewusstlosen gilt unter allen Umständen: »Kopf überstreckt« und »Mundwinkel tief«. (Am Hang erreichst du das durch parallele Lage zum Hang mit dem Mund in Richtung Tal.)

Bild 29:
Seitenlage –
Kopf überstreckt,
Mundwinkel tief

Der »BAP-Check«, Seitenlage

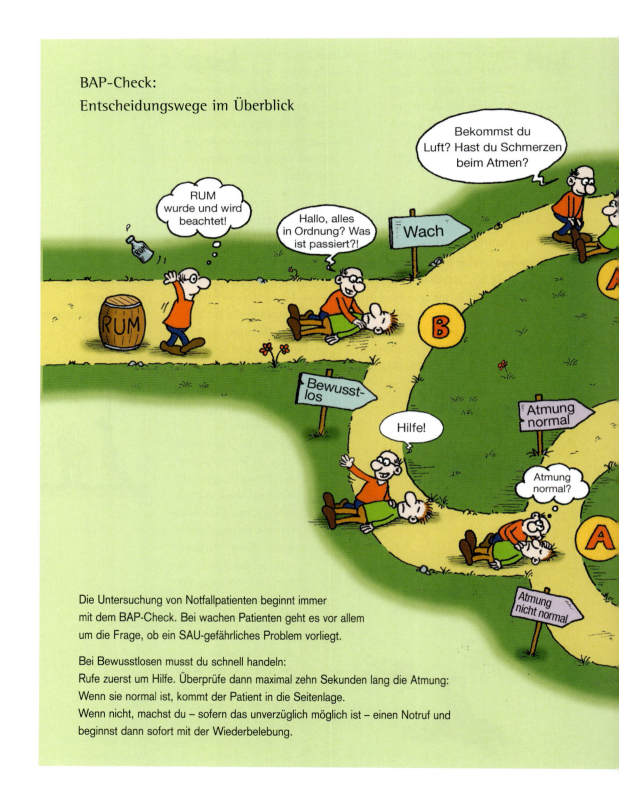

BAP-Check: Entscheidungswege im Überblick

Die Untersuchung von Notfallpatienten beginnt immer mit dem BAP-Check. Bei wachen Patienten geht es vor allem um die Frage, ob ein SAU-gefährliches Problem vorliegt.

Bei Bewusstlosen musst du schnell handeln:
Rufe zuerst um Hilfe. Überprüfe dann maximal zehn Sekunden lang die Atmung:
Wenn sie normal ist, kommt der Patient in die Seitenlage.
Wenn nicht, machst du – sofern das unverzüglich möglich ist – einen Notruf und beginnst dann sofort mit der Wiederbelebung.

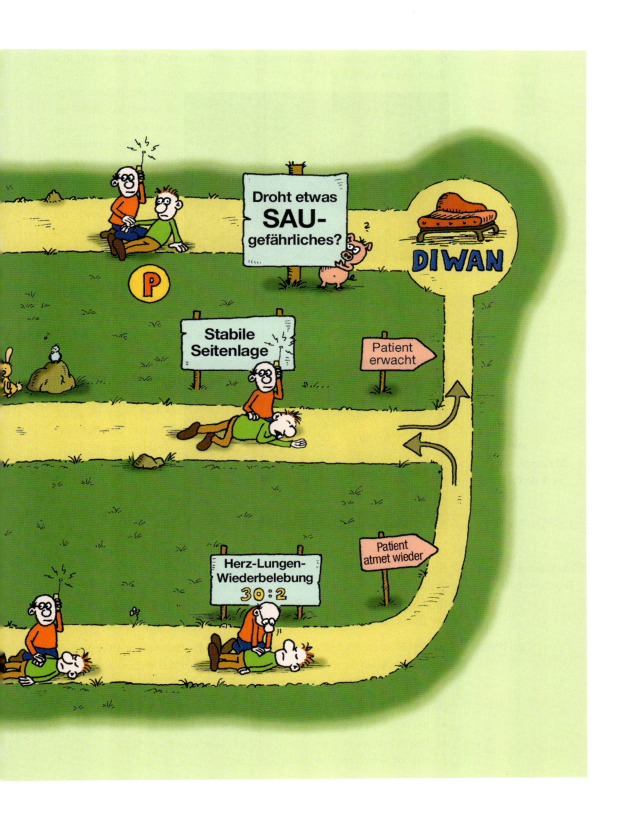

»BAP-Check«, Entscheidungswege

Bei der Herz-Lungen-Wiederbelebung wechseln sich Kompression und Beatmung im Verhältnis 30:2 ab

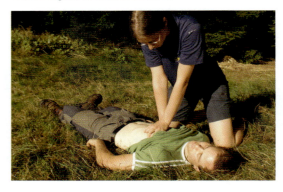

Druckpunkt: Mitte der Brust

Bild 30:
Brustkorbkompressionen

Knie dich neben deinen Patienten und mache seinen Oberkörper frei. Lege den Ballen einer Hand auf die Mitte seiner Brust. Lege die zweite Hand darauf und verschränke die Finger. Achte darauf, nur auf das Brustbein und nicht auf die Rippen zu drücken. Drücke nun mit gestreckten Armen den Brustkorb deines Patienten mindestens fünf Zentimeter und maximal sechs Zentimeter tief zusammen. Entlaste den Brustkorb vollständig, doch lasse den Hautkontakt bestehen, damit du nicht verrutschst. Drücke 30-mal schnell hintereinander, etwas weniger als zwei Kompressionen pro Sekunde.

Fünf Zentimeter tief drücken – schnell und fest!

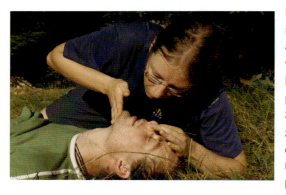

**Verhältnis:
30 Kompressionen
zu 2 Beatmungen**

Bild 31:
Mund-zu-Mund-Beatmung

**Luft langsam einblasen
Brustkorb hebt sich**

Da bei einem Kreislaufstillstand praktisch immer auch ein Atemstillstand vorliegt, musst du zusätzlich zur Brustkorbkompression beatmen. Auf die 30 Kompressionen folgen zwei Beatmungen. Mache die Atemwege durch Überstrecken frei (↔ 43), halte die Nase zu und lege deine Lippen um den Mund des Patienten. Blase während einer Sekunde Luft in die Atemwege deines Patienten, sodass sich der Brustkorb wie bei einer normalen Einatmung hebt. Beobachte bei der Ausatmung den Brustkorb und mache gleich danach die zweite Beatmung. Beide Beatmungen zusammen sollten nicht mehr als fünf Sekunden lang dauern. Nun folgen wieder 30 Brustkorbkompressionen.

Zwei Helfer

Das Verhältnis von 30:2 gilt auch dann, wenn zwei Helfer Beatmung und Kompression unter sich aufteilen. Da die Wiederbelebung recht anstrengend ist, ist es sinnvoll, sich alle zwei Minuten abzuwechseln.

Die Wiederbelebungsversuche darfst du erst dann unterbrechen, wenn
- der Rettungsdienst den Patienten übernimmt,
- dein Patient wieder selbstständig mit dem Atmen beginnt,
- oder du einfach am Ende deiner Kräfte bist.

Praxistipp: Auffrischungskurse

Seitenlage und Herz-Lungen-Wiederbelebung kannst du nicht durch das Lesen dieses Buches erlernen. Dennoch musst du diese Maßnahmen im Schlaf beherrschen. Daher solltest du jährlich an einem Erste-Hilfe-Auffrischungskurs teilnehmen – selbst wenn es nur ein einfacher Führerscheinkurs ist.

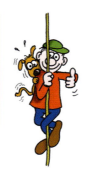

Hintergrundinfos zur Herz-Lungen-Wiederbelebung:

Bei der Herz-Lungen-Wiederbelebung wird durch die Brustkorbkompressionen der Herzschlag »ersetzt«. Mit jeder Kompression drückst du das Blut aus dem Herzen hinaus in die Arterien. Durch die Herzklappen fließt das Blut »automatisch« in die richtige Richtung. Die Beatmung funktioniert deshalb, weil deine eigene Atmung nur einen kleinen Teil des Luftsauerstoffs verbraucht. Der Sauerstoffgehalt deiner Ausatemluft ist ausreichend, um deinen Patienten zu versorgen.

Da in den ersten Minuten nach einem Kreislaufstillstand das Blut noch ausreichend viel Sauerstoff enthält, kann man – entgegen früherer Empfehlungen – mit den Brustkorbkompressionen beginnen, bevor man den Patienten beatmet. Vor diesem Hintergrund sind auch diejenigen Studien zu sehen, die für Wiederbelebungszeiten von wenigen Minuten eine reine Brustkorbkompression für ausreichend halten, insbesondere vor dem Hintergrund der in diesem Fall reduzierten Hemmschwelle, sich überhaupt an eine Wiederbelebung »zu wagen«. Die aktuellen Richtlinien empfehlen jedoch die reine Brustkorbkompression nur für den Fall, dass der Helfer nicht in der Lage oder willens ist, die Beatmung durchzuführen.

Sonderfall: einzelner Helfer, kein Handyempfang

Normalerweise machst du ja direkt nach der Atemkontrolle einen Notruf. Wenn dieser jedoch nicht unverzüglich abgesetzt werden kann, beginnst du mit der Reanimation und rufst weiter um Hilfe.

Falls du für deinen Notruf weniger als vier bis fünf Minuten brauchst, dann unterbreche die Wiederbelebung nach einer Minute für den Notruf. Wenn du länger für den Notruf brauchen würdest, dann musst du darauf verzichten und kannst nur auf externe Unterstützung hoffen. Bei einer Unterbrechung von mehr als fünf Minuten hätte der Patient kaum eine Überlebenschance.

Eine Minute Wiederbelebung, dann Notruf – kein Notruf, wenn er mehr als vier bis fünf Minuten dauert

Sonderfälle: Kinder (< 12 Jahre) und Beinahe-Ertrunkene

Beginne bei diesen Patienten nicht mit 30 Kompressionen, sondern mit fünf Beatmungen. Danach geht es ganz normal mit 30:2 weiter. Bei Kindern musst du natürlich weniger Volumen beatmen und nicht so fest drücken (ca. 1/3 der Brustkorbtiefe).

Start mit fünf Beatmungen

Wenn du in diesen Fällen allein bist, starte auch bei Handyempfang mit einer Minute Wiederbelebung, bevor du einen Notruf machst. Für lange Notrufzeiten gilt das oben Angeführte.

Eine Minute Wiederbelebung, dann Notruf

Die im vorangegangenen Abschnitt dargestellten Empfehlungen gehen fast ausnahmslos auf KOSTER 2010 (= ERC-Empfehlungen) zurück. An wenigen Stellen wurden die Aussagen gemäß den Empfehlungen des ärztlichen Beirats der Outdoorschule Süd e.V. in ihrer Formulierung an Outdoorsituationen angepasst.

Beatmung, Herz-Lungen-Wiederbelebung

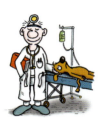

Info: Frühdefibrillation

Die häufigste Form des Kreislaufstillstandes ist das so genannte Herzkammerflimmern. Dabei handelt es sich um »elektrisches Chaos« in dem sonst perfekt geordneten Reizleitungssystem des Herzens. Defibrillatoren sind Geräte, die dieses Chaos durch Abgabe eines geeigneten Stromstoßes wieder ordnen können.

Während die Anwendung dieser Geräte früher ausschließlich Ärzten vorbehalten war, können inzwischen dank Computertechnik auch medizinische Laien den lebensrettenden Elekroschock auslösen. Größe, Gewicht und Preis dieser so genannten AED-Geräte haben sich so sehr verringert, dass die Anschaffung für Anbieter von Outdoorevents und -reisen explizit empfohlen werden kann.

3.2.3 Bei gestörten Vitalfunktionen an die Ursachen denken

Ursachen kennen hilft beim Handeln!

Prävention

Wenn du die Ursachen für Bewusstseins-, Atem- und Kreislaufstörungen im Auge behältst, kannst du mit diesen Notfällen besser fertig werden. Außerdem hilft dir die genaue Kenntnis über Notfallursachen und -entstehung bei der Vermeidung von derartigen Störungen.

Im Abschnitt 3.1 wurden schon viele Ursachen für Störungen der Vitalfunktionen angesprochen. Weil sie sich oft besser im Zusammenhang mit anderen Notfallbildern (z. B. Schock, Atemstörung) erklären lassen, werden die meisten von ihnen an anderen Stellen des Buches besprochen (↔ 188: Register). Für Schädel-Hirn-Verletzungen, Diabetes und Epilepsie ist jedoch die Bewusstseinsstörung das wichtigste Leitsymptom, beim Herzinfarkt steht die gestörte Kreislauf- und Atmungsfunktion im Vordergrund. Daher werden diese vier Ursachen für Störungen der Vitalfunktionen in diesem Abschnitt besprochen.

Schädel-Hirn-Verletzungen können wegen des erhöhten Schädelinnendrucks lebensgefährlich sein

Gehirnerschütterung, schwere Gehirnverletzungen

Wie der Name schon sagt: Bei der Schädel-Hirn-Verletzung ist zum einen der Schädel, zum anderen das Gehirn geschädigt. Das bekannteste Beispiel ist die Gehirnerschütterung, bei der keine schwer wiegende Gewebeschädigung des Gehirns auftritt. Dagegen sind Gehirnprellung und Gehirnquetschung schwere Verletzungen, bei denen eine Hirnblutung und -schwellung auftreten kann.

Im Zweifelsfall immer mit Komplikationen rechnen

Rettungsdienst

Eine einfache Unterscheidung ist leider nicht möglich, daher musst du immer mit Komplikationen rechnen, z. B. mit einer Hirnblutung (↔ 51: Infokasten). Daher gilt im Zweifelsfall: Den Rettungsdienst lieber einmal zu häufig alarmieren als einmal zu selten (↔ 151: Gründe für eine Evakuierung). Das gilt insbesondere dann, wenn du nicht im extremen Outdoorbereich unterwegs bist.

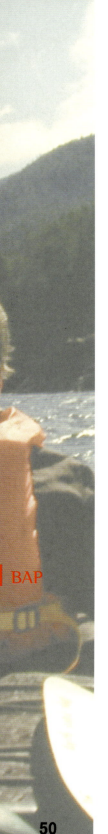

Erkennungszeichen einer Schädel-Hirn-Verletzung

Leitsymptom ist die *Bewusstseinsstörung,* eventuell nur kurzzeitig direkt nach dem Unfall. Hinzu kommen folgende häufigste Anzeichen:
- Übelkeit
- Erbrechen (evtl. mehrmalig!)
- Gedächtnislücke (Frage nach dem Unfallhergang und dem Wochentag!)

Weitere Anzeichen:
- Kopfschmerzen, Schwindel
- Wunden, Beulen etc. suchen (oft durch Haare verdeckt, Schutzhandschuhe!)

Speziell bei einem Schädelbasisbruch:
- Kleine Mengen von Blut oder Gehirnflüssigkeit laufen aus Nase und/oder Ohr.
- »Brillenhämatom«, beidseitiges »Veilchen«, das nach 20 bis 30 Minuten entsteht.
- Analog dazu: einseitiges »Monokelhämatom«

Spezielle Zeichen für erhöhten Schädelinnendruck (akute Lebensgefahr!):
- Atmung mit längeren Atempausen; besonders langsamer und kräftiger Puls
- Verlangsamte Lichtreaktion der Pupillen; Pupillen nicht gleich weit
- Krämpfe

Erkennungszeichen:
– Bewusstseinsstörung

– Übelkeit
– Erbrechen
– Gedächtnislücke

Schädelbasisbruch

Erhöhter Schädelinnendruck

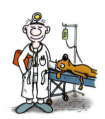

Info: Schädelinnendruck und symptomfreies Intervall

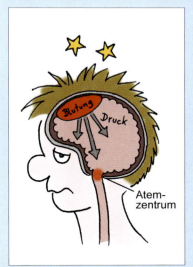

Eine Einblutung in die Schädelkapsel oder eine Schwellung des Gehirns kann einen erhöhten Schädelinnendruck zur Folge haben. Das Gehirn ist jedoch in der Schädelkapsel »eingesperrt«, folglich nimmt bei steigendem Schädelinnendruck die Hirndurchblutung und damit die Sauerstoffversorgung ab.

Ferner ist der einzige »Ausgang« aus dem Schädel das Hinterhauptsloch, wo ausgerechnet Atem- und Kreislaufzentrum liegen (↔ 39). Die können daher durch den ansteigenden Druck besonders stark geschädigt werden. Es drohen Atem- und Kreislaufstillstand.

Die Zeichen eines steigenden Schädelinnendrucks sind häufig lange nicht erkennbar. Diese Zeitspanne wird als »symptomfreies Intervall« bezeichnet. Bei Kopfverletzungen ist es folglich immer wichtig, den Patienten besonders aufmerksam zu überwachen. Auch ein bewusstseinsklarer Patient darf nicht allein gelassen werden, da sich sein Zustand plötzlich verschlechtern kann.

Schädel-Hirn-Verletzungen

Maßnahmen:
Verlaufsbeobachtung! Bei Verschlechterung des Zustands Lebensgefahr!

Patienten nie allein lassen!

Evakuierung

Bei den Maßnahmen steht die Lagerung zur Hirndrucksenkung im Vordergrund

- Bei diesem Notfallbild ist die Beobachtung des Verlaufs noch wichtiger als bei anderen Störungen. Verschlechtert sich der Zustand des Patienten (z. B. Eintrübung nach anfänglicher Bewusstseinsklarheit) besteht meist akute Lebensgefahr!
- Also: ständige Überwachung von Atmung und Kreislauf (↔ 61: Notfallprotokoll), Patienten nie allein lassen!
- Atemwege frei halten (Der Patient neigt zum Erbrechen!)
- Dringende Evakuierung per Hubschrauber anfordern!

Lagerung:

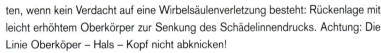

Bild 32:
Lagerung eines wachen Patienten mit Kopfverletzung ohne Rückenverletzung

Lagerung mit leicht erhöhtem Oberkörper

Achtung Rückenverletzung!

Keine Schocklage!

- Bei bewusstseinsgetrübten, normal atmenden Patienten: Seitenlage (wie immer!)
- Bei wachen Patienten, wenn kein Verdacht auf eine Wirbelsäulenverletzung besteht: Rückenlage mit leicht erhöhtem Oberkörper zur Senkung des Schädelinnendrucks. Achtung: Die Linie Oberköper – Hals – Kopf nicht abknicken!
- Bei Verdacht auf Wirbelsäulenverletzung: vorgefundene Lage stabilisieren, ggf. Halswirbelsäule vorsichtig mit einem SAM Splint® (↔ 117) immobilisieren
- Auf keinen Fall Schocklage mit erhöhten Beinen

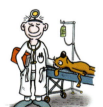

Info: Sonnenstich

Natürlich ist der Sonnenstich keine Schädel-Hirn-*Verletzung,* dennoch gehört er aufgrund der ähnlichen Erkennnungszeichen, Gefahren und Maßnahmen an diese Stelle.

Der Sonnenstich wird durch intensive Sonneneinstrahlung auf den (ungeschützten) Kopf verursacht. Dadurch heizt sich der Schädelknochen auf und dieser reizt die darunter liegenden Hirnhäute. Dies führt zu einer Schwellung und damit zu einem erhöhten Schädelinnendruck.

Die Symptome entsprechen größtenteils denen einer leichten Schädel-Hirn-Verletzung, im Vordergrund stehen meist Kopfschmerzen, ein heißer und roter Kopf, Unruhe, Schwindel und Erbrechen. Ferner beklagen sich die Patienten oft über einen steifen Nacken. Alle diese Anzeichen treten jedoch oft erst einige Stunden nach der Sonneneinstrahlung auf, also meist am Abend.

Zur Prävention hilft ein Sonnenhut oder ein nasses Dreiecktuch. Wenn es zum Sonnenstich gekommen ist, sind den meisten Patienten Ruhe, behutsame Kühlung des Kopfes und Rückenlagerung mit erhöhtem Oberkörper am angenehmsten.

Bei Diabetikern kann der Blutzucker aus dem Gleichgewicht geraten

Unser Blutzuckerspiegel (BZ) schwankt normalerweise in recht engen Grenzen. Er wird durch die beiden Bauchspeicheldrüsenhormone Insulin (senkt den BZ) und Glukagon (erhöht den BZ) geregelt. Bei den in der Regel für uns relevanten Patienten mit Typ-I-Diabetes ist die Produktion des Insulins ausgefallen. Daher müssen sie ihrem Körper durch das Spritzen von Insulin bei der Regulierung des Blutzuckerspiegels helfen. Das ist nicht einfach, aber ein Diabetiker hat ja tägliches Training!

Trotz allem kann es vorkommen, dass der Blutzuckerspiegel entgleist. Dies ist insbesondere dann der Fall, wenn sich ein Diabetiker in einer Belastungssituation befindet, mit der er noch keine großen Erfahrungen hat und daher seinen Körper nicht richtig einschätzen kann (z. B. ungewöhnlich große Anstrengung, wenig Nahrung etc.). Der Blutzucker kann entweder nach oben oder nach unten hin entgleisen:

Die Überzuckerung, also ein zu hoher BZ-Spiegel, kommt dann vor, wenn der Diabetiker zu wenig Insulin spritzt. Sie entwickelt sich langsam über viele Stunden oder sogar Tage hinweg zu einer problematischen Situation, sodass der Diabetiker sie normalerweise rechtzeitig erkennen und entsprechend reagieren kann.

Überzuckerung entwickelt sich über Stunden bis Tage.

Die Unterzuckerung tritt auf, wenn der Diabetiker im Verhältnis zur aufgenommenen Nahrung zu viel Insulin spritzt oder wenn er sich besonders anstrengt (hoher Energieverbrauch!). Eindeutige Kennzeichen einer Unterzuckerung zu nennen ist schwer. Durch den Energiemangel im Gehirn kommt es eventuell zu Verhaltensänderungen (z. B. schlechte Laune). Wenn es richtig kritisch wird, kommt es zu einer Bewusstseinstrübung und zur Bewusstlosigkeit, also einer lebensbedrohlichen Situation. Da die Unterzuckerung viel schneller abläuft (im Bereich von einigen zehn Minuten bis wenigen Stunden), können Diabetiker und deren Begleiter davon überrascht werden.

Unterzuckerung ist gefährlicher, da sie viel schneller abläuft.

Rechtzeitig erkennen

Hilfreich ist in beiden Fällen das rechtzeitige Erkennen durch den Diabetiker, der zu diesem Zweck gewöhnlich ein BZ-Messgerät bei sich trägt. Er kann sich dann – je nach Blutzuckerspiegel – Insulin spritzen oder Traubenzucker o. Ä. zu sich nehmen.

Wenn du jedoch zu einem Bewusstlosen kommst, bei dem eine Unterzuckerung als Ursache infrage kommt (z. B. keine Hinweise auf Kopfverletzung), kannst du ihm (in der Seitenlage) Traubenzucker in die unten liegende Wangentasche legen. Selbstverständlich wäre es besser, wenn ein Arzt Glukose (Traubenzucker) spritzen könnte, daher rufe in Zivilisationsnähe auf jeden Fall den Rettungsdienst. In der Wildnis jedoch ist die Technik mit dem Traubenzucker einen Versuch wert. Klar, du kannst nicht wissen, ob er eine Unter- oder Überzuckerung hat oder vielleicht aus ganz anderen Gründen bewusstlos ist. Ein Stück Traubenzucker schadet aber keinem – noch nicht einmal dem Diabetiker mit Überzuckerung: Denn hier macht das bisschen Zucker den Kohl auch nicht mehr fett! Einem Patienten im Zustand der Unterzuckerung kann es jedoch das Leben retten!

Im Zweifelsfall: Traubenzucker

Notfälle mit Diabetikern

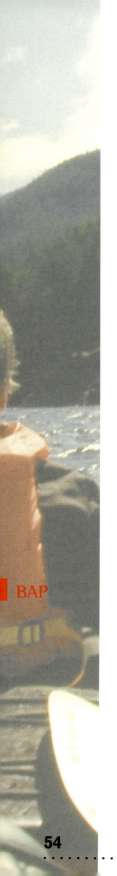

Schütze Epileptiker vor Verletzungen; nach dem Anfall: Seitenlage

Epilepsie ist eine Krankheit, bei der ein »Gewitter im Gehirn« zu örtlichen oder den ganzen Körper betreffenden Krämpfen und/oder Bewusstseinsverlust führen kann. Normalerweise sind Epileptiker in ärztlicher Behandlung. An dieser Stelle kann nicht die gesamte Epilepsie erklärt, sondern nur das richtige Verhalten beschrieben werden.

Handeln bei einem Krampfanfall

Schutz vor Verletzungen
- Wenn du Zeuge eines Krampfanfalls wirst, bleibe ruhig und sorge dafür, dass sich der Patient nicht verletzen kann.
- Achte auch darauf, dass du selbst nicht verletzt wirst.

Krampfenden Patienten nicht festhalten, nichts zwischen die Zähne schieben
- Halte den Betroffenen nicht fest. Schiebe nichts zwischen seine Zähne – er könnte es zerbeißen und die Atmung würde behindert.
- Während und nach dem Krampfanfall ist der Patient normalerweise bewusstlos. Lege ihn daher nach Krampfende in die Seitenlage.
- Nach dem Anfall sollte sich der Patient möglichst zügig in ärztliche Behandlung (Neurologie!) begeben, um den Grund für den unerwarteten Anfall zu klären und ggf. seine Medikation anzupassen.

Bei einem Herzinfarkt mit Brustschmerzen und Atemnot schneller Notruf

Der Herzinfarkt ist bei uns eine der häufigsten Todesursachen. Seine Entstehung wird durch Risikofaktoren wie erhöhte Blutfette, Diabetes, Rauchen oder Stress begünstigt. **Gefäßverschluss** Der Infarkt entsteht durch den Verschluss eines der Blutgefäße, die den Herzmuskel versorgen. Der betroffene Bereich leidet unter akutem Sauerstoffmangel.

Am schlimmsten ist es, wenn durch den Infarkt das Herz aufhört, den Blutkreislauf in Gang zu halten. Die dann notwendige Wiederbelebung hast du bereits in Abschnitt 3.2.2 kennen gelernt. Häufig schafft es das Herz jedoch, trotz Infarkt für eine gewisse Zeit weiterzuarbeiten. Dann treten folgende Alarmzeichen auf (DEUTSCHE HERZSTIFTUNG 2005):

Brustschmerzen
- Schwere, länger als fünf Minuten anhaltende Schmerzen im Brustkorb, die in Arme, Schulterblätter, Hals, Kiefer und Oberbauch ausstrahlen können

Engegefühl Atemnot
- Starkes Engegefühl, heftiger Druck im Brustkorb, Angst
- Zusätzlich zum Brustschmerz: Atemnot, Übelkeit, Erbrechen
- Schwächeanfall (auch ohne Schmerz), ggf. Bewusstlosigkeit
- Blasse, fahle Gesichtsfarbe, kalter Schweiß
- Achtung: Bei Frauen sind Luftnot, Übelkeit, Schmerzen im Oberbauch und Erbrechen nicht selten alleinige Alarmzeichen.

Sofort Notruf Die wichtigste Maßnahme ist der sofortige Notruf. In den ersten Stunden nach dem Infarkt kann der Gefäßverschluss oft wieder geöffnet werden. Danach sterben die betroffenen Herzmuskelzellen am Sauerstoffmangel.

Sitzende Position, beruhigen, nicht anstrengen Lagere den Patienten bis zum Eintreffen des Rettungsdienstes entspannt in einer sitzenden Position und beruhige ihn. Er soll sich auf keinen Fall körperlich anstrengen!

Praxistipp: Chronisch Kranke outdoor

Oft fragen uns Reiseveranstalter und Eventanbieter, ob z. B. Asthmatiker, Diabetiker und Epileptiker überhaupt an Outdooraktionen teilnehmen sollten. – Unsere Antwort: Wenn diese Patienten ihre chronische Erkrankung gut »im Griff« haben, besteht keine erhöhte Gefahr. Einige Voraussetzungen sollten jedoch erfüllt sein:

- Vorausgegangene Erfahrungen mit ähnlichen Unternehmungen
- Information der Reiseleitung bzw. der Mitreisenden über die Erkrankung und die Maßnahmen im Notfall (↔ 182: medizinischer Selbstauskunftsbogen)
- Einverständnis des behandelnden Arztes
- Genaue Informationen über die einzunehmenden Medikamente – Beispiele: Vertragen sie die zu erwartenden Temperaturschwankungen (problematisch bei Insulin!)? Ist im Reiseland Nachschub erhältlich?
- Im Ausland sollte man natürlich die (notfall-)medizinische Versorgung klären.

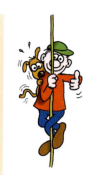

Checkliste: BAP – Bewusstsein, Atmung, Puls

Mit dem BAP-Check beginnt die medizinische Versorgung jedes Patienten:
- »Hallo? Ist alles in Ordnung? Was ist passiert?« und ggf. schütteln. Bewusstseinsklar? Bewusstlos? Bei Bewusstlosigkeit sofort laut »Hilfe!« rufen.

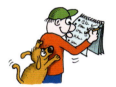

Bei wachen Patienten:
- »Bekommst du gut Luft? Hast du Schmerzen beim Atmen?« – Blaufärbung? Atemgeräusche?
- Puls fühlen am Handgelenk: Geschwindigkeit? Stärke? Regelmäßigkeit? Werte notieren für Verlaufsbeurteilung

Bei bewusstlosen Patienten:
- Atemwege frei machen und die Atmung sehen, hören und fühlen.
- Bewusstlose mit normaler Atmung ◐ Seitenlage (Kopf überstreckt, Mund tief)
- Bewusstlose mit nicht normaler Atmung ◐ Notruf ◐ Wiederbelebung

Bei einer Störung der Vitalfunktionen immer an mögliche Ursachen denken:
- Schädel-Hirn-Verletzung: wache Patienten ohne Rückenverletzung ◐ Lagerung mit leicht erhöhtem Oberkörper; Evakuierung (symptomfreies Intervall!)
- Diabetikern rechtzeitig etwas gegen eine Über- oder Unterzuckerung geben; im Zweifelsfall eher Traubenzucker geben
- Krampfanfall: Patienten und Helfer vor Verletzungen schützen; krampfenden Patienten nicht festhalten, nichts zwischen die Zähne schieben; nach Ende des Anfalls: bei Bewusstlosigkeit Seitenlage, zügig zum Arzt
- Herzinfarkt, Brustschmerz: dringender Notruf, beruhigen, sitzende Lagerung (wie bei Atemstörungen!), körperliche Anstrengung vermeiden

Epilepsie, Herzinfarkt

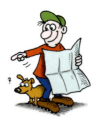

SAU: Schock

Wenn Umfeld oder Unfallmechanismus (RUM) einen Hinweis auf eine Schockursache geben oder du bei der Untersuchung der Vitalfunktionen (BAP) Anzeichen für einen Schock findest, dann hat dessen Behandlung hohe Priorität – ein Schock ist nämlich SAU-gefährlich!

In diesem Teilkapitel erfährst du zunächst einige theoretische Hintergründe zu Ursachen und Verlauf des Krankheitsbildes »Schock«, damit du die im Folgenden besprochenen Erkennungszeichen und Maßnahmen besser verstehen kannst.

Zum Schluss geht es ausführlich um die Bekämpfung bestimmter Schockursachen, denn die Ursachenbekämpfung ist der Schlüssel zur erfolgreichen Behandlung eines Schocks.

3.3 Der Schock, eine SAU-gefährliche Kreislaufstörung*

Definition »Schock«

Der Schock ist eine lebensbedrohliche Kreislaufstörung, die unbehandelt zum Tod führt. Die zirkulierende Blutmenge im Kreislauf nimmt so weit ab, dass nicht mehr für alle Körperzellen genügend Blut und damit Sauerstoff zur Verfügung steht.

3.3.1 Alle Schockursachen führen zu verringertem zirkulierendem Blutvolumen und damit zum Blutdruckabfall

Ursache Flüssigkeitsverlust
– Blutung

Die wichtigste Schockursache ist Flüssigkeitsverlust. Dieser kann beispielsweise durch schweren Blutverlust nach innen oder außen bei Verletzungen entstehen.

– Erbrechen
– Durchfall
– Starkes Schwitzen

Auch lang anhaltendes Erbrechen und Durchfall können lebensbedrohlich werden, weil der Körper dadurch viel Flüssigkeit und Salze verliert. Zudem kann sich durch starkes Schwitzen ein Schock entwickeln, der so genannte »Hitzeschock«.

– Verbrennungen

Nicht zuletzt können auch Verbrennungen größeren Ausmaßes (10 bis 15 % verbrannte Körperoberfläche) einen lebensbedrohlichen Schock auslösen.

– Vergiftungen
– Allergien
– Sepsis

Doch Flüssigkeitsmangel ist nicht die einzige Schockursache: Bei Vergiftungen, Allergien und schwer verlaufenden Infektionen (so genannte Sepsis) kann es durch Vorgänge an den Kapillaren zu einem relativen Volumenmangel kommen (↔ 58, 131: Infokästen). Das zirkulierende Blutvolumen nimmt ab, ohne dass durch eine Blutung oder eine andere Ursache Flüssigkeit aus dem Körper ausgetreten ist!

---

*Hinweis: Das komplexe Schockgeschehen ist in diesem Abschnitt bewusst vereinfachend dargestellt, wobei ein Schwergewicht auf das Verständnis grundlegender Vorgänge und auf handlungsrelevante Informationen gelegt wurde.

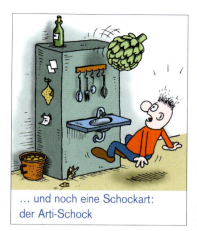

... und noch eine Schockart: der Arti-Schock

Eine ähnliche Situation tritt beim so genannten Hängetrauma auf. Hier führt bewegungsloses Hängen im Klettergurt dazu, dass größere Mengen Blut in den Beinvenen »versacken«. Je nach Bewusstseinslage, Verletzungen und körperlichem Allgemeinzustand kann sich schon nach wenigen Minuten eine kritische Situation entwickeln (↔ 66).

»Hängetrauma«
– Hängen im Klettergurt

Zuletzt ist noch der herzbedingte Schock zu nennen, bei dem es durch eine verminderte Auswurfleistung des Herzens zu einer verringerten zirkulierenden Blutmenge kommt. Er kann z. B. nach einem Herzinfarkt (↔ 54) oder bei Herzrhythmusstörungen auftreten.

– Herzbedingter Schock

Egal, durch welche Ursache der Schock ausgelöst wurde, alle Schockarten sind durch eine verringerte zirkulierende Blutmenge gekennzeichnet. Diese reicht nicht mehr aus, um den Blutdruck konstant zu halten und alle Körperzellen gleichermaßen mit Sauerstoff zu versorgen.

Bei allen Schockarten: verringerte zirkulierende Blutmenge

Somit kommt es zu einem (zunächst geringfügigen) Blutdruckabfall. Diesen kann man evtl. durch einen schwach tastbaren Puls und eine verlangsamte Reaktion auf die Nagelbettprobe (↔ 92: Infokasten) erkennen.

◯ Blutdruckabfall

Der Blutdruck würde jedoch wesentlich deutlicher abfallen, gäbe es da nicht die Gegenregulation, die der Körper einleitet: die Zentralisation.

Gegenregulation

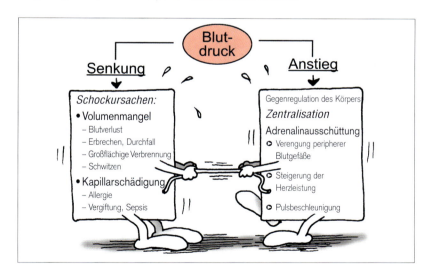

Bild 33:
Spiel der Kräfte:
Schockursachen gegen Zentralisation

Schock: Ursachen

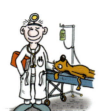

Info: Entzündungen und allergische Reaktionen

Die Entzündung ist eine universelle Reaktion des Körpers auf Gewebeschädigungen (z. B. infolge einer Verstauchung oder Prellung), Erreger (z. B. Infektion einer Wunde), eingedrungene Gifte bzw. fremde Stoffe (z. B. durch einen Bienenstich) oder Fremdkörper (z. B. einen Dorn).

Die Entzündungsreaktion setzt Abwehrprozesse und Heilungsvorgänge in Gang. Durch Freisetzung von *Signalstoffen* wird der Entzündungsort (genannt »Herd«)

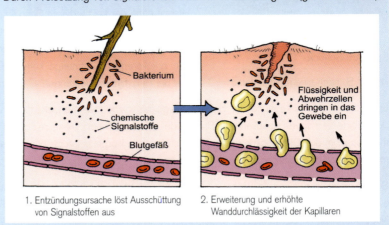

1. Entzündungsursache löst Ausschüttung von Signalstoffen aus
2. Erweiterung und erhöhte Wanddurchlässigkeit der Kapillaren

stärker durchblutet und die Wände der Kapillaren werden durchlässiger für Flüssigkeit und Abwehrzellen, welche die Entzündungsursache bekämpfen. Der Patient bemerkt dies durch *Schmerz, Rötung, Schwellung, Überwärmung und Funktionseinschränkung* an der betreffenden Stelle.

Eine *universelle Erste-Hilfe-Maßnahme* bei allen genannten Ursachen ist die *Kühlung* der betreffenden Stelle, wodurch die Reaktion verlangsamt und der Schmerz (ggf. auch der Juckreiz) gelindert wird.

Bei einer *allergischen Reaktion* (z. B. auf einen Insektenstich) oder bei der *Sepsis* (z. B. durch eine ursprünglich örtlich begrenzte Infektion) kann es passieren, dass die Entzündungsvorgänge im gesamten Körper ablaufen. Folglich erweitern sich überall im Körper die Gefäße und in den Kapillarbereichen tritt Flüssigkeit aus. Die Folge ist ein massiver Flüssigkeitsmangel im Gefäßsystem, der zum Schock führen kann.

3.3.2 Adrenalin gleicht durch Zentralisation den Blutdruckabfall aus, Sauerstoffverbrauch wirkt dem entgegen

Da der Körper durch die verringerte zirkulierende Blutmenge nicht mehr alle Bereiche mit Blut und damit mit Sauerstoff versorgen kann, schüttet er die Sympathikushormone Adrenalin und Noradrenalin aus (↔ 41). Auf diese Weise werden Herzleistung und

Adrenalin

-frequenz gesteigert und durch Engstellung der peripheren (außen liegenden) Arterien bekommen die zentralen Organe (z. B. Herz, Gehirn, Lungen) mehr »Saft«. Der zentrale Blutdruck kann auf diese Weise zunächst auf ausreichend hohem Niveau gehalten werden.

Zentraler Blutdruck kann gehalten werden.

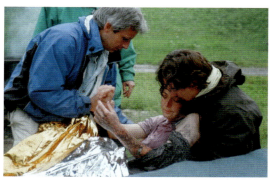

Wenn die Schockursachen jedoch nicht schnellstens abgestellt werden (z. B. Blutstillung), kann die Adrenalinwirkung die Zentralisation nach einer gewissen Zeitspanne nicht mehr aufrechterhalten. Grund dafür sind saure Stoffwechselprodukte, die sich in der Peripherie, also z. B. in Armen, Beinen und der Haut, ansammeln. Sie entstehen wegen des dort herrschenden Sauerstoffmangels. Die Übersäuerung führt zu einer Erweiterung der peripheren Blutgefäße, sie wirkt also der Zentralisation entgegen.

Bild 34:
Schmerz, Angst und Aufregung verstärken den Sauerstoffverbrauch.

Saure Stoffwechselprodukte in der Peripherie

Bei starker Übersäuerung sinkt durch den beschriebenen Effekt der Blutdruck auf extrem niedrige Werte ab, was ein Nieren- und Lungenversagen und damit den Tod des Patienten nach sich zieht. Je nach Schwere der Schockursache kann dies von 15 Minuten bis zu einigen Tagen dauern.

Absinken des Blutdruckes

Wichtige Faktoren im Schockgeschehen sind Schmerz, Angst und Aufregung. Sie verstärken den Sauerstoffverbrauch des Körpers und damit die Anhäufung der sauren Stoffwechselprodukte.

Schmerz, Angst und Aufregung: Schockverstärker!

> **Info: »Schmerz-/Angstschock« bzw. »Kreislaufkollaps«**
>
> Manchmal werden auch Schmerzen und psychische Belastung als Ursachen des so genannten »Schmerz-« oder »Angstschocks« genannt. Diese Bezeichnung ist jedoch irreführend. Der Schock ist definitionsgemäß ein *lebensbedrohliches* Geschehen; ein solches kann durch Schmerzen oder Angst nicht ausgelöst werden.
>
> Psychische Belastungsreaktionen bedürfen zwar oft ebenfalls einer Behandlung, doch die umgangssprachliche Bezeichnung »Schock« ist für diese Probleme nicht zutreffend. Dies gilt auch, wenn die Patienten blass sind – ein lebensbedrohlicher Schock kann sich nur durch eine der unter 3.3.1 genannten Ursachen entwickeln.
>
> Durch einfaches Hinlegen und Beruhigen regelt sich das Problem schnell von allein. Dennoch kann durch Schmerzen und Angst ein anders verursachtes Schockgeschehen verschlimmert werden (↔ s. o.).

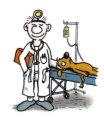

Schock: Zentralisation

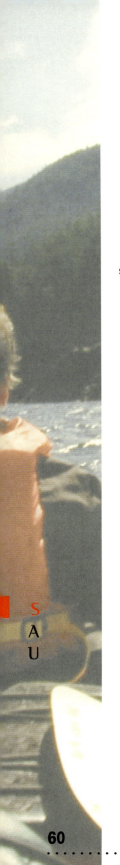

3.3.3 Für die Schockbehandlung ist das frühe Erkennen, insbesondere der Ursachen, entscheidend

Ursache wichtigstes Erkennungszeichen!

Für die Behandlung des Schocks ist das (Er-)Kennen der Ursachen entscheidend. Denn dann kann man schon eingreifen, bevor es zu einem schweren Verlauf kommt, z. B. bei einem Allergiker frühzeitig den Kontakt mit dem Allergen stoppen, rechtzeitig vor der Entwicklung eines Hitzeschocks etwas trinken usw. Achte also ständig auf mögliche Schock auslösende Faktoren. Frage dich bei der Untersuchung eines Patienten, ob eine der zuvor genannten Schockursachen eine Rolle spielen könnte. Wenn ja, musst du unbedingt dagegen vorgehen. Wenn nein, hat der Patient vermutlich keinen Schock, selbst wenn er bleich aussieht (↔ 59: Infokasten).

Übrige Erkennungszeichen sind Folge der Zentralisation.

Die übrigen Erkennungszeichen ergeben sich vor allem aus der Zentralisation:
- Kalte, blasse Haut; Hände und Füße sind oft deutlich kälter als der Körperstamm: Man findet dann eine regelrechte »Temperaturstufe« beim Betasten der Extremität.
- Schneller werdender, schwacher Puls (schwerer Schock: kaum tastbar)
- Verlangsamte Reaktion auf Nagelbettprobe (↔ 92: Infokasten)
- Kalter Schweiß, Frieren (Schweiß wegen der Adrenalinausschüttung)
- Unruhe, Angst, Zittern
- Allergischer Schock: rote, ggf. geschwollene Haut, Jucken am ganzen Körper

Faustregel: Je deutlicher die Anzeichen ausgeprägt sind, desto schwerer der Schock.

3.3.4 Schockbehandlung: Ursachen bekämpfen, Sauerstoffbedarf senken und Zentralisation unterstützen

Ursachen bekämpfen

Das wichtigste Element der Schockbekämpfung ist das Bekämpfen der Ursachen. Hier eine Übersicht:

• Starker Blutverlust	○ Blutstillung (↔ 62)
• Erbrechen, Durchfall	○ Rechtzeitiges Trinken von gesüßten oder leicht salzhaltigen Getränken (z. B. Tee, Gemüsebrühe)
• Starkes Schwitzen	○ Rechtzeitiges Trinken; ist der Patient erst einmal im Schockzustand, wird über den Magen-Darm-Trakt kaum noch etwas aufgenommen.
• Großflächige Verbrennung	○ Sofort kurz kühlen (Achtung Unterkühlung!), Flüssigkeitszufuhr (↔ 141)
• Aufrechtes, bewegungsloses Hängen im Klettergurt	○ Schnelle Kameradenrettung (↔ 66)
• Allergische Reaktion	○ Möglichst den Kontakt zum Allergen stoppen, gegebenenfalls Einnahme von Medikamenten (↔ 66)

RUM   BAP ↔ SAU   DIWAN

- Vergiftung
- Sepsis
- Herzschwäche

○ Giftentfernung bzw. Resorption verlangsamen (↔ 68)
○ Rechtzeitige Einnahme eines Antibiotikums (↔ 131, 179)
○ Beruhigen, entspanntes Sitzen, ggf. Medikamente einnehmen (↔ 54)

Generell lässt sich das verringerte zirkulierende Blutvolumen durch Trinken nur ein wenig auffüllen, da die Resorption aufgrund der geringen Darmtätigkeit bei Stress (Adrenalin!) herabgesetzt ist. Maßvolles Trinken schadet jedoch nicht, außer wenn der Patient in kurzer Zeit evakuiert werden kann und dann bei einer eventuell notwendigen Operation mit Narkose nicht nüchtern ist.

Durch Senken des Sauerstoffbedarfs kann die zentralisierende Wirkung des Adrenalins länger anhalten. Dies erreichst du durch:

- Beruhigende psychische Betreuung
- Vermeiden unnötiger aktiver Bewegung
- Wärmeerhaltung

Sauerstoffbedarf senken

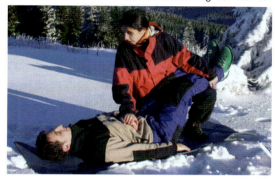

Bild 35:
Schocklage zur Unterstützung der Zentralisation

Da die Zentralisation lebenswichtig für deinen Patienten ist, solltest du sie durch entsprechende Lagerung unterstützen: Flachlagerung mit erhöhten Beinen oder Ganzkörperschräglage am Hang (maximal 10° Hangneigung).

Achtung: Durch diese Lagerung können Schädel-Hirn-Verletzungen verschlimmert werden, bei Verletzungen wie z. B. Knochenbrüchen kannst du den Patienten oft nicht bewegen, ohne ihm Schmerzen zuzufügen; in diesen Fällen also keine Schocklage!

Um den Schockverlauf beurteilen zu können, fühle regelmäßig den Puls, notiere die Werte (BA**P**) und mache eine regelmäßige Nagelbettprobe (**D**IWAN). Bei längeren Rettungszeiten sind diese Werte auch für den Rettungsdienst interessant.

Zentralisation unterstützen: Schocklage

Keine Schocklage bei Kopfverletzungen, Knochenbrüchen u. a.

... und an den Rest des Prioritätenschemas denken

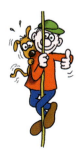

Praxistipp: Notfallprotokoll

Das Protokollieren von Bewusstsein, Atmung und Kreislauf hilft dir bei der Einschätzung, wie ernst der Zustand deines Patienten ist. Besonders der Pulsverlauf beim Schock ist von großer Bedeutung: Wird er kontinuierlich schneller, spricht das z. B. für eine ungestillte innere Blutung. Wird er nach dem Abklingen anfänglicher Aufregung wieder normal, ist das ein gutes Zeichen. Am besten, du notierst dir Pulswerte und dazugehörige Uhrzeit von Anfang an auf einem Zettel. Noch besser eignet sich unser Notfallprotokoll.
Du kannst es unter www.erste-hilfe-outdoor.de/ressourcen.html herunterladen.

Schock: Handeln

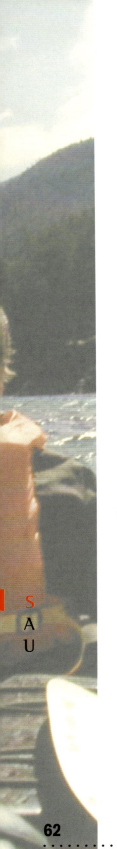

3.3.5 Ursachenbekämpfung im Detail

Da die Ursachenbekämpfung bei der Outdoorschockbehandlung eine zentrale Rolle spielt, folgen in diesem Abschnitt zu einigen Schockursachen weiter gehende Infos und Maßnahmen.

Bedrohliche Blutungen nach außen können durch Druck gestillt werden

1 bis 1,5 Liter Blutverlust sind lebensbedrohlich.

Ein erwachsener Mensch verfügt über etwa sechs Liter Blut (genauer: 9 % des Körpergewichts). Sind Blutungen nach innen oder außen so stark, dass dadurch 20 % dieser Menge (also 1 bis 1,5 Liter) verloren werden, droht ein lebensbedrohlicher Schock.

Eigenschutz beachten!

Obwohl die Blutstillung möglichst schnell erfolgen muss, denke an die Risiken (RUM): Blut ist eine potenziell infektiöse Körperflüssigkeit, also schütze dich – falls verfügbar – mit Schutzhandschuhen. Zumindest solltest du normale Handschuhe, einen Jackenärmel oder eine Plastiktüte verwenden (↔ 23: Infokasten)

Natürlicherweise werden Blutungen durch einen komplizierten Prozess gestoppt: die Blutgerinnung. Diese dauert jedoch einige Minuten. Bei größeren Wunden und bei Menschen mit Gerinnungsstörungen (Bluterkranke und Menschen, die gerinnungshemmende Medikamente einnehmen) ist sie nicht oder erst zu spät erfolgreich. Hier unterstützt man den Körper, indem man die Blutung durch Druck stillt.

Blutstillung durch Druck

Das Vorgehen bei bedrohlichen Blutungen lässt sich in zwei Abschnitte gliedern:

Zunächst hochhalten, abdrücken, aufpressen

- Vorübergehende Maßnahmen, die ohne Verbandmaterial möglich sind: hochhalten der verletzten Extremität, abdrücken der zuführenden Arterie oder aufpressen z. B. einer Tempopackung (mit Plastikhülle) auf die Wunde

Dauerhaft: Druckverband

- Druckverband zur dauerhaften Blutstillung

Hochhalten bzw. Hochlagern

Alle Blutungen werden durch das Hochhalten bzw. -lagern der betroffenen Extremität schwächer. Aber Vorsicht bei gleichzeitigem Vorliegen von Knochenbrüchen!

Der Vorteil des Hochhaltens besteht darin, dass du es ohne Zeitverlust, z. B. um Material zu suchen, durchführen kannst. Außerdem hilft es bei der Unterscheidung bedrohlicher und nicht bedrohlicher Wunden: Hört die Blutung durch das Hochhalten auf, ist in der Regel ein normaler Verband ausreichend (↔ 127: Wundversorgung).

Abdrücken

Beim Abdrücken wird die Arterie, welche die blutende Extremität versorgt, zusammengedrückt. Dadurch kommt die Blutung sofort vollständig zum Stillstand. Wenn du diese Maßnahme üben möchtest, dann fühle einfach auf der körperfernen Seite der Abdruckstelle den Puls: Wenn du richtig abdrückst, dann ist er nicht mehr tastbar. Stattdessen fühlt man ihn oft an der Abdruckstelle selbst.

Geeignete Abdruckstellen sind:

bei Blutungen am Bein:
Mitte der Leistenbeuge

bei Blutungen am Arm:
Mitte der Oberarminnenseite

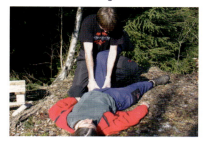 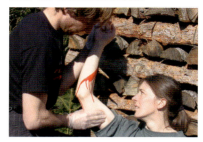

Bild 36 + 37:
Abdrücken

Zum Aufpressen eignet sich alles, was sauber, einigermaßen weich und möglichst nicht saugfähig ist.

Aufpressen

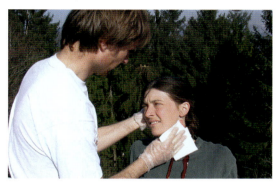

Beispiele: Tempopäckchen, Schokoriegel in Verpackung usw. Wichtig ist, dass du möglichst schnell einen geeigneten Gegenstand findest, also drücke einfach drauf und achte darauf, ob die Blutung zum Stillstand kommt.

Bild 38:
Es braucht ein bisschen Überwindung und Coolness – aber das Aufpressen ist die einfachste, schnellste und häufig erfolgreichste Methode der vorläufigen Blutstillung.

Die Blutung wird endgültig zum Stillstand gebracht, indem du einen Druckverband anlegst. Hier wird ein Verband auf der Wunde angelegt, in den ein Druckpolster eingearbeitet wird, das direkt auf die Blutungsquelle drückt und diese verschließt.

Druckverband

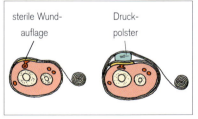

Version 1: mit einer Binde und einem Verbandpäckchen

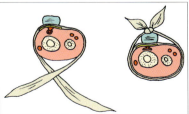

Version 2: mit einem Dreiecktuch und einem Verbandpäckchen

(Kann z. B. mit einem Handtuch und einer Tempopackung improvisiert werden!)

Bild 39:
»Ordentlicher« Druckverband

Bild 40:
Improvisierter Druckverband

Schock: Blutstillung

Sollte ein Druckverband durchbluten, wird er nicht entfernt. Stattdessen lege einen zweiten darüber an. Ein Druckverband sollte nicht auf offenen Knochenbrüchen angelegt werden oder wenn sich Fremdkörper in der Wunde befinden. In diesen Fällen solltest du dauerhaft abdrücken.

Nur in Extremfällen: Abbindung

Wenn es gar nicht anders geht (z. B. Grizzlymama hat ein Bein zerfetzt), kannst du auf eine veraltete Maßnahme zurückgreifen, die gute Erfolgsaussichten verspricht: die Abbindung.

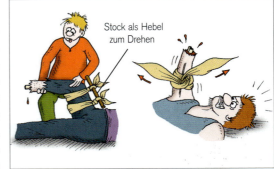

Du legst sie mit weichem, breitem Material (z. B. Dreiecktuch, Halstuch, abgerissenes Hosenbein) in der Mitte des Oberarms oder der Mitte des Oberschenkels an. Notiere nach der Abbindung den Zeitpunkt

Bild 41: Abbindung: effektive Blutstillung, aber gefährliche Nebenwirkungen!

und bemühe dich zügig um eine Evakuierung. Eine einmal angelegte Abbindung darf nur von einem Arzt wieder gelöst werden!

Zum einen sammeln sich in der abgebundenen Extremität Stoffwechselprodukte an, zum anderen verklumpen Blutkörperchen miteinander. Würdest du die Abbindung, wie leider in einigen alten Erste-Hilfe-Anleitungen beschrieben, wieder lösen, würden diese in den Körperkreislauf geschwemmt werden und könnten zu Lungen- und Herzversagen, also zum Tod führen. Aktuell sind jedoch neue Hilfsmittel zur Abbindung in der Diskussion, die bei Tests beim Militär und Spezialkräften für bestimmte Szenarien gute Erfolge erzielt haben (HAUSCHILD 2013). Vielleicht gibt es hier bald eine neue Empfehlung!

Weitere Versorgung

Wie geht es nach der Blutstillung weiter? – Sofern keine Rettung innerhalb einiger Stunden zu erwarten ist, kannst du darauf hoffen, dass sich das blutende Gefäß durch den verringerten Druck (wegen Hochhalten oder Abdrücken) bzw. durch

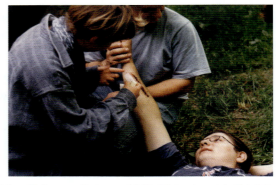

Bild 42: Nachdem die Blutung zum Stillstand gekommen ist, folgt die »normale« Wundversorgung, z. B. mit Wundnahtstreifen.

den Druckverband nach einiger Zeit von selbst verschließt (Blutgerinnung). Folglich kannst du den Druckverband (je nach Wundgröße) nach einigen Stunden lockern und nachsehen, ob die Blutung zum Stillstand gekommen ist. Wenn nein, legst du erneut einen Druckverband an. Wenn ja, machst du eine Wundversorgung, z. B. mit Wundnahtstreifen (↔ 137).

Hinweis für Ärzte: Im Outdoorbereich fehlt oft die Möglichkeit einer schnellen Bluttransfusion. Jedoch auch ein reiner Volumenersatz (z. B. mit Ringer-Lösung) ist sinnvoll. Junge Outdoor-Aktive haben oft eine sehr gute physische Konstitution und kommen selbst mit einem Hämatokritwert von acht bis zwölf Prozent gut klar (AUERBACH 2001: 324).

Bei inneren Blutungen ist eine schnelle Evakuierung entscheidend
Durch Gewalteinwirkung oder akute Krankheitsereignisse können innere Blutungen verursacht werden. Das größte Problem ist, dass sie nur auf dem Operationstisch gestillt werden können. Bei inneren Blutungen droht lebensbedrohlicher Blutverlust.

Erkennen kannst du innere Blutungen an sich immer mehr verstärkenden Schockanzeichen (wegen Blutverlust) ohne andere erkennbare Ursache.

Erkennen: Schockanzeichen

Besonders viel Blut kann der Mensch bei Blutungen im Bauchraum verlieren. Neben den Schockzeichen ist die so genannte Abwehrspannung ein wichtiges Erkennungszeichen. Dabei ist die Bauchdecke flach, aber hart angespannt. Erwarte nicht, eine Blutung im Bauchraum durch einen aufgeblähten Bauch erkennen zu können. Bevor ein solches Zeichen auftritt, ist der Patient längst verblutet.

Blutungen im Bauchraum: Abwehrspannung

Zu einer besonders »gemeinen« inneren Blutung kommt es bei der Verletzung von inneren Organen, die von einer Kapsel umgeben sind, z. B. der Milz (↔ 96). Dabei blutet es zunächst in die Kapsel ein, in der die Milz liegt. Dies bereitet dem Patienten jedoch keine Schmerzen. Reißt die Kapsel dann jedoch unter dem Druck des nachströmenden Blutes ein, kann der Patient in wenigen Minuten sterben, ohne dass du etwas dagegen tun kannst. Immerhin haben 20 % der Patienten mit mehrfachen linksseitigen Rippenbrüchen einen Milzriss (AUERBACH 2001: 323).

Milzriss

Auch Blutungen im Schädel sind sehr gefährlich, jedoch weniger aufgrund des auftretenden Blutverlusts, sondern vielmehr wegen der Erhöhung des Hirndrucks (↔ 51: Infokasten). Lediglich bei Kleinkindern und Säuglingen kann es durch eine Hirnblutung zu einem Flüssigkeitsmangelschock kommen.

Blutungen im Schädel

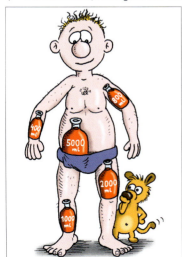

Auch Verletzungen in Extremitäten (z. B. Knochenbrüche, ↔ 100) können einen lebensbedrohlichen Blutverlust verursachen, ohne dass man von außen etwas sieht.

Blutverlust bei Extremitätenverletzungen

Blutungen in Extremitäten kannst du durch einen festen Verband und intensives Kühlen zum Stillstand bringen. Bei Oberschenkelbrüchen hilft die Streckschiene (↔ 118), indem sie den Oberschenkel unter Zug nimmt. Dadurch bleibt dieser zylindrisch geformt (also schlanker) und nimmt weniger Blut auf.

Blutstillung durch festen Verband und Kühlen

Bild 43:
Mögliche Blutverluste
nach innen bei Verletzungen

Schock: Blutstillung, innere Blutungen

Bewegungsloses Hängen im Klettergurt kann zum Hängetrauma führen

Ursache: bewegungsloses Hängen im Klettergurt

Beim Hängetrauma wird durch bewegungsloses Hängen im Gurt der Rückfluss von Blut aus den Beinen beeinträchtigt. Besonders bei bewusstlosen, verletzten, erschöpften oder dehydrierten Kletterern kann innerhalb von wenigen Minuten (typischerweise nach ca. 20 Minuten, FACHAUSSCHUSS »ERSTE HILFE« 2008: 6) so viel Blut in den Beinen »versacken«, dass es zu einem Schock kommt. Der beste Schutz davor ist das Aktivieren der Beinmuskulatur, z. B. mithilfe einer Trittschlinge.

Muskelpumpe
Schnelle Kameradenrettung

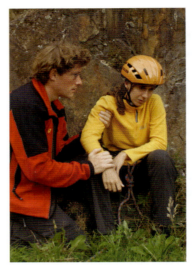

Eine schnelle Rettung ist die wichtigste Maßnahme. Daher sollte jeder Kletterer geeignete Rettungstechniken beherrschen. Lagere den Patienten nach der Rettung je nach Situation und in Abhängigkeit der erkennbaren Symptome (↔ 125), z. B. bringe einen Bewusstlosen in die Seitenlage. Bleibe bei ihm, falls sich sein Zustand plötzlich ändern sollte.

Zahlreiche Quellen (zusammengefasst von SEDDON 2002) warnen vor der Flachlagerung von Patienten mit Verdacht auf Hängetrauma und empfehlen, sie über einen Zeitraum von 20-40 Minuten mit erhöhtem Oberkörper in Hock- oder Kauerstellung sitzen zu lassen. Diese Empfehlungen sind allerdings durch LEE/PORTER 2007 und THOMASSEN 2009 infrage

Bild 44:
Nach der Rettung: Lagerung je nach Situation und Symptomen

gestellt worden, da die Autoren bei einem Literaturstudium keine gesicherten Nachweise für Schädigungen oder Todesfälle durch die Flachlagerung finden konnten. Zusammenfassend lässt sich leider nur feststellen, dass dieses Thema bisher unzureichend untersucht ist. Daher empfiehlt der Autor an dieser Stelle – analog zum aktuellen Bergwacht-Leitfaden – die symptom- und situationsgerechte Lagerung.

Bei allergischen Reaktionen helfen bestimmte Medikamente

Eine allergische Reaktion, z. B. auf einen Insektenstich oder ein Medikament, kann zu einem Schock führen (↔ 58: Infokasten). Im Gegensatz zum Blutungsschock ist diese Schockursache nicht immer auf den ersten Blick zu erkennen. Spätestens bei der Anamnese (↔ 97) findest du jedoch heraus, ob dein Patient Allergiker ist. Selbst wenn er bisher auf den betreffenden Stoff noch nicht allergisch reagiert hat, kann sich plötzlich eine lebensgefährliche Situation entwickeln.

Allergiemedikamente

Manche Allergiker haben bestimmte Notfallmedikamente dabei. Bei deren Einnahme darfst du ihnen behilflich sein. Schneller und besser wirken aber in jedem Fall von einem Arzt verabreichte Spritzen, da hier der Wirkstoff sofort in die Blutbahn gelangt.

Einstichstelle kühlen und ruhig stellen

Bei Insektenstichen u. Ä. kannst du zusätzlich die Aufnahme des Allergie auslösenden Stoffes verlangsamen, indem du die Einstichstelle kühlst und ruhig stellst. Die weithin bekannten Hausmittel gegen Juckreiz (Zwiebel, Aspirin, Honig usw.) helfen übrigens, wenn überhaupt, nur gegen den Juckreiz, nicht jedoch gegen einen Schock.

Ein Hitzeschock kann durch vernünftiges Trinken vermieden werden

Die am ehesten durch Prävention vermeidbare Schockursache ist der Flüssigkeitsverlust durch Schwitzen. Jeder sollte in der Lage sein, seine Wasserversorgung vernünftig zu planen. Dennoch sterben immer wieder Outdoorer an einem Hitzeschock. Besonders häufig tritt eine Dehydratation bei Kindern und bei unerfahrenen Outdoorern auf. Die Prävention ist beim Hitzeschock besonders wichtig, denn wenn sich der Schock erst einmal entwickelt hat, wird wegen des Adrenalins (↔ 58 und ↔ 41: Sympathikus) nur wenig Flüssigkeit über den Darm aufgenommen. Pro Tag solltest du mindestens drei bis vier Liter Trinkwasser einkalkulieren. Bei Anstrengung in großer Hitze kann auch das Doppelte notwendig sein. Am besten, du trinkst ganz gewöhnliches Wasser. Das Beimischen von »isotonischen Pulvern« oder Vitamintabletten sind medizinisch meist nicht nötig, verbessert aber insbesondere bei gefiltertem Wasser den Geschmack und sind daher unter Umständen sinnvoll.

Wer mit Jugendlichen unterwegs ist, kennt deren Bedürfnis nach »Energydrinks« (z. B. Red Bull®). Diese sind jedoch allesamt hyperton und enthalten zudem Koffein. Das bedeutet, dass sie dem Körper eher Flüssigkeit entziehen als zuführen.

Den besten Hinweis, ob du ausreichend hydriert bist, liefert dein Urin. Ist er hellgelb bis klar, dann ist alles in Ordnung. Ist er jedoch dunkelgelb, dann sofort ran an die Flasche! Dein Durst ist kein verlässlicher Indikator!

Ein 80 Kilogramm schwerer Mensch hat erst dann Durst, wenn ca. 400 Gramm Wasser fehlen (0,5 % des Körpergewichts). Diese Menge müsstest du folglich immer dann auffüllen, wenn sich Durst einstellt. Ab zwölf % Wasserverlust (also 9,6 Kilogramm) stirbt der Mensch.

Wenn es trotz aller Vorsicht zu einem Hitzeschock gekommen ist, wende die allgemeinen Maßnahmen zur Schockbekämpfung an (↔ 60/61).

Wasserversorgung planen

Auf Kinder und Outdoorneulinge achten!

Pro Tag drei bis vier Liter Wasser trinken

Urinfarbe als Indikator

> ### Info: Hitzschlag
>
> Hitzschlag und Hitzeschock werden oft durcheinandergewürfelt. Definitionsgemäß lassen sie sich zwar gut trennen, in der Praxis treten sie jedoch oft kombiniert auf. Beim Hitzschlag ist nicht der Flüssigkeitsverlust entscheidend. Es handelt sich stattdessen um eine Entzündungsreaktion des gesamten Körpers mit einer Körpertemperatur von über 40,6°C. Seine Haut ist heiß und rot. Die Wärmeabgabe durch Schwitzen war offenbar nicht erfolgreich. Je nachdem, ob dadurch gleichzeitig ein Flüssigkeitsmangel entstanden ist, schwitzt der Hitzschlagpatient mehr oder weniger stark. In Extremfällen ist die Haut völlig trocken.
>
>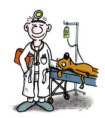
>
> Hilf dem Körper durch *sanfte* Abkühlung von außen: Schatten, kalte Tücher, Luft zufächeln usw. Achte dabei ständig auf den Kreislauf: Wenn sich Schockanzeichen einstellen, kommt ein gleichzeitig vorhandener Hitzeschock zum Tragen – sofort mit viel Flüssigkeit und Schockmaßnahmen gegensteuern!
>
> Als Faustregel für die Lagerung gilt die »o-i-Regel«:
> Kopf r**o**t (Hitzschlag) ⇨ Kopf h**o**ch; Kopf we**i**ß (Hitzeschock) ⇨ Kopf t**i**ef

Schock: Hängetrauma, Allergie, Hitze

Bei Vergiftungen muss das Gift entfernt oder seine Wirkung vermindert werden

Zum Erbrechen bringen — Bei einer Vergiftung durch Speisen, Getränke, Medikamente o. Ä. sollte dein Patient zunächst einmal erbrechen. Dies erreicht man am besten durch die vorsichtige Reizung der Rachenhinterwand mit dem Finger. Ausnahme: Bei Vergiftungen mit ätzenden Stoffen, Lösungsmitteln (z. B. Kocherbenzin) und Schaumbildnern solltest du kein Erbrechen herbeiführen.

Giftige Tierbisse und -stiche — Bei Bissen oder Stichen von giftigen Tieren (z. B. Schlange, Skorpion) wird in Abenteuerfilmen immer »abbinden«, »aussaugen« oder gar »aufschneiden« propagiert. Solche Maßnahmen schaden dem Patienten in der Regel – also bitte nicht anwenden!

Normalerweise kommt es zu solchen Bissen und Stichen nur, weil das Tier Angst hat bzw. zur Abwehr des Menschen. Manchmal sind sie gar nicht mit Giftinjektionen verbunden. Daher gilt es, zunächst Folgendes zu checken:

a) War es überhaupt ein giftiges Tier? Gibt es z. B. die für Giftschlangen typischen Einstichwunden (↔ Zeichnung)?
b) Wurde überhaupt Gift injiziert? Zeigt sich eine beginnende Giftwirkung?

Wenn ja, ist eine Ruhigstellung des betreffenden Körperteils bzw. des gesamten Patienten und schnellstmögliche Alarmierung des Rettungsdienstes in jedem Fall sinnvoll. Denn meist ist die Erfolg versprechendste Behandlung die Verabreichung eines spezifischen Gegenmittels. Häufig gibt es offizielle Empfehlungen von Nationalparkbehörden u. Ä. hinsichtlich der Ersten Hilfe, an denen man sich orientieren sollte. Im Fall von Schlangenbissen ist die nachfolgend beschriebene »Druckimmobilisierungsmethode« anzuwenden – am besten, so früh wie möglich!

Gegenmittel
Lokale Empfehlungen

Druckimmobilisierungsmethode

- Wickle eine breite, elastische Binde (notfalls in Streifen geschnittene Kleidung), auf die ganze Länge um die betroffene Extremität. Dafür sollte vorhandene Kleidung nicht entfernt werden, da dies mit Bewegung verbunden sein könnte.
- Die Bandage sollte etwas fester als bei einer Verstauchung angelegt werden und den Blut**zu**fluss nicht beeinträchtigen.
- Schiene die betroffene Extremität und immobilisiere am besten den gesamten Körper des Patienten.

Die Leitlinien der AHA 2010 empfehlen diese Methode grundsätzlich bei Schlangenbissen, nicht mehr nur für Schlangen mit neurotoxischen Giften. Der Druck sollte zwischen 40 und 70 mmHg an der oberen und 55 bis 70 mmHg an der unteren Extremität betragen.

Dadurch wird die Aufnahme des Giftes durch das Kapillarsystem und der Transport in den Lymphbahnen verringert sowie durch Ausschalten der Muskelpumpe die Aufnahme in den Kreislauf vermindert.

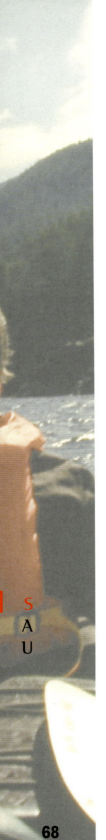
ungiftiger Schlangenbiss / giftiger Schlangenbiss / Bärenbiss (ungiftig)

Eine gute Quelle für Giftinfos ist die Informationszentrale für Vergiftungen in Berlin (030) 1 92 40 und das Internet.

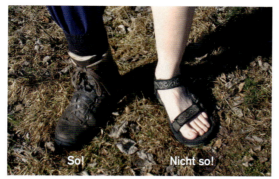

Bild 45:
Tipps für eine Wanderung in Schlangen- und Skorpionrevieren:
– Feste Schuhe
– Kräftig auftreten
– Schuhe und andere »Höhlen« nachts abdecken und vor dem Anziehen checken

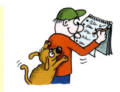

Checkliste: SAU – Schock

- Der Schock ist eine lebensbedrohliche Kreislaufstörung. Durch Blutungen, Flüssigkeitsmangel und andere Ursachen kommt es zu einer verringerten zirkulierenden Blutmenge und damit einem Blutdruckabfall, den der Körper durch Zentralisation des Blutkreislaufs auszugleichen versucht.

- Bei einer Entzündung treten durch die Freisetzung von Botenstoffen im betroffenen Bereich die Symptome Schmerz, Rötung, Schwellung, Überwärmung und Funktionseinschränkung auf. Bei Allergie und Sepsis können diese Vorgänge im gesamten Körper ablaufen und so einen Schock auslösen.

- Neben den entsprechenden Ursachen bestimmt die Zentralisation die Kennzeichen des Schocks: schneller, schwacher Puls; kalte, blasse Haut.

- Sonderfall allergischer Schock: rote, geschwollene Haut am ganzen Körper

- Schockbehandlung: 1. Ursachen bekämpfen, 2. Sauerstoffbedarf senken, 3. Zentralisation unterstützen

- Bedrohliche Blutungen nach außen: vorübergehend: hochhalten, abdrücken, aufpressen; endgültig: Druckverband

- Innere Blutungen: schnelle Evakuierung

- Hängetrauma: Schnelle Rettung! Lagerung situations- und symptomabhängig.

- Allergische Reaktionen: Schockmaßnahmen, schneller Notruf, vom Patienten mitgeführte Medikamente einnehmen lassen

- Hitzeschock: vorbeugen – Wasserversorgung planen, auf Kinder und Outdoorneulinge achten; Urinfarbe als Indikator; Lagerung: o-i-Regel

- Hitzschlag: sanftes Kühlen des Körpers zur Senkung der Körpertemperatur; eventuell Wadenwickel; Lagerung: o-i-Regel

- Vergiftung: Giftentfernung (z. B. durch Erbrechen), Notruf, ggf. Druckimmobilisierungsmethode

Schock: Vergiftungen

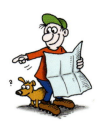

SAU: Atemstörungen

Wenn Umfeld, Unfallmechanismus (RUM) oder der BAP-Check einen Hinweis auf eine Atemstörung liefern, musst du diese vorrangig behandeln. Häufig wird das Vorliegen einer Atemstörung schon beim ersten Ansehen und Ansprechen deutlich.

Dieses Teilkapitel startet mit den Ursachen, Erkennungszeichen und dem »Teufelskreis« der Atemstörungen. Im zweiten Abschnitt geht es um allgemeine Maßnahmen. Anschließend werden spezielle Maßnahmen zur Ursachenbekämpfung besprochen, denen – wie beim Schock – bei Atemstörungen besondere Bedeutung zukommt.

3.4 Atemstörungen sind wegen des drohenden Sauerstoffmangels SAU-gefährlich

3.4.1 Verschiedene Ursachen führen zu Sauerstoffmangel, der durch Aufregung weiter verstärkt wird

In der Theorie muss zu den Atemstörungen nicht viel gesagt werden. Wichtig ist für dich, *jede* Atemstörung als etwas Bedrohliches zu erkennen, um dann intensiv und wirkungsvoll die Ursachen zu bekämpfen und parallel eine Rettung zu organisieren.

Viele Ursachen

Es gibt viele Ursachen für Atemstörungen. Hier eine Auswahl (mit Beispielen):
- Blockierung der Atemwege (Insektenstich, Beinahe-Ertrinken, Verschlucken)
- Schädigung des Atemzentrums (Gewalteinwirkung, Schädel-Hirn-Verletzungen, Sonnenstich)
- Asthma (z. B. als allergische Reaktion auf Insektenstiche, Pollen, Belastung ...)
- Vergiftung (Tier-/Pflanzengifte, Medikamente, Drogen)
- Brustkorbverletzung (Einklemmung, Schlag, Stoß)
- Lungenverletzung (Heißlufteinatmung (z. B. Brand), Messerstich)
- Erkrankung (Lungenentzündung, Herzschwäche)
- Veränderung der Luftzusammensetzung (Waldbrand, große Höhe (↔ 27))

Einfach zu erkennen:

Es ist nicht schwer, eine Atemstörung zu erkennen. Obwohl manche der Ursachen nicht auf den ersten Blick zu erkennen sind – das Problem »Patient bekommt schlecht Luft« bzw. »hat Atemnot« nimmst du meist sofort wahr. Immerhin ist deine zweite Frage an den Patienten ja: »Bekommst du gut Luft?« (↔ 43).

– Veränderte Atmung
- Veränderung von Frequenz, Tiefe und Regelmäßigkeit der Atmung (z. B. schnelle, flache Atmung; lange Atempausen; unregelmäßige Atmung); im Extremfall: Atemstillstand

– Zyanose
- Zyanose (Blaufärbung der Haut, vor allem an Lippen, Nagelbett und Ohrläppchen)

– Atemgeräusche
- Unnatürliche Atemgeräusche (Rasseln, Pfeifen, Brodeln)

- Sitzende Körperhaltung
- Schmerzen beim Atmen
- Speziell bei Brustkorbverletzungen: atemabhängige Schmerzen und »paradoxe Atmung« – bei der Einatmung fällt der Brustkorb zusammen, bei der Ausatmung wölbt er sich leicht auf.

Wenn der Körper durch eine Beeinträchtigung der Atmung nicht mehr ausreichend mit Sauerstoff versorgt wird, kommt es zu einer dramatischen Situation: Der Patient hat Atemnot. Besonders problematisch ist dabei oft die Aufregung, die viele Patienten auf eine Atemstörung hin entwickeln; denn diese steigert den Stoffwechsel und damit den Sauerstoffverbrauch – der Sauerstoffmangel wird also noch größer!

Unsere Ziele müssen also – ähnlich wie beim Schock – zum einen die Beseitigung der Ursache und zum anderen das Senken des Sauerstoffbedarfs durch Beruhigen und Warmhalten des Patienten sein. Das dritte Element bei den Maßnahmen ist – ebenfalls wie beim Schock – die Lagerung.

»Teufelskreis« der Atemstörung

Maßnahmen:
1. Ursache bekämpfen
2. Sauerstoffbedarf senken
3. Optimale Lagerung

3.4.2 Patienten mit gestörter Atmung sollten aufrecht sitzen und durch Atemanweisungen beruhigt werden

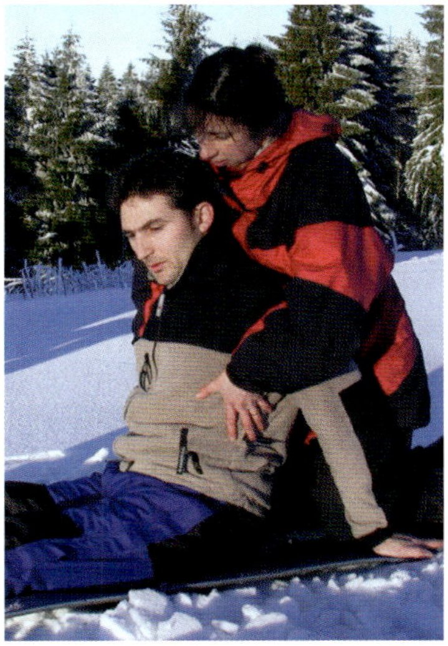

- Ursachen bekämpfen (↔ 72 ff.)
- Beruhigende Atemanweisungen mit Worten und Händen: Fasse von hinten über die Schultern des Patienten. Sage »Einatmen« und ziehe mit deinen Unterarmen die Schulter ein wenig nach hinten. Sage »Ausatmen« und drücke mit deinen Händen den Brustkorb ein wenig zusammen; wiederhole dies ständig.
- Halte den Patienten warm: Eine Isomatte und ein Schlafsack sind ideal dafür!
- Lagerung mit erhöhtem Oberkörper und nach hinten abgestützten Armen (Einsatz der Atemhilfsmuskulatur (↔ 39)!
- Bei Brustkorbverletzungen: Lagerung auf die verletzte Seite, jedoch nicht gegen den Willen des Patienten (↔ 74)!
- Der letzte Punkt ist dir bereits bekannt: bei Bewusstlosigkeit und nicht normaler Atmung: Wiederbelebung (↔ 48)!

Bild 46:
Beruhigende Atemanweisungen bei aufgerichtetem Oberkörper sind – zusammen mit der Ursachenbekämpfung – die wichtigsten Maßnahmen bei Atemstörungen.

Atemstörungen

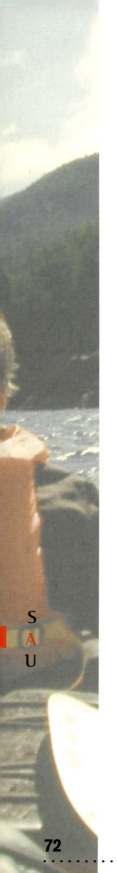

3.4.3 Atemstörungen können oft durch Bekämpfung der Ursache gelindert werden

Im letzten Teilkapitel (Schock) hast du bereits gelernt, dass die Ursachenbekämpfung der Schlüssel zu einer dauerhaft erfolgreichen Therapie ist. Dies gilt auch für einige Atemstörungen. Im Folgenden sollen diejenigen Atemstörungen näher besprochen werden, bei denen die Ursachenbekämpfung eine besondere Rolle spielt.

Bei einem Insektenstich im Rachenraum muss die Schwellung durch Kühlung vermindert werden

Gefahr auch für Nichtallergiker

Leider kommt es draußen manchmal vor, dass du beim Essen Gesellschaft hast: Bienen, Wespen und Co. Dann besteht die Gefahr, im Mund- oder Rachenraum gestochen zu werden. Da die Schleimhäute hier meist wesentlich stärker anschwellen als die normale Haut, kann eine solche Schwellung die Atmung behindern, ja sogar lebensbedrohlich werden – auch wenn du keine Allergie gegen das Insektengift hast.

Stiche häufig nur im Mundraum ◐ ungefährlich

Im Rachenraum: kritisch!

Glücklicherweise jedoch stechen die Insekten meist noch im Mundraum zu, was zwar sehr unangenehm ist, die Atmung aber kaum behindert – du kannst ja noch über die Nase atmen. Ist die Schwellung jedoch im Rachenraum, wird die Situation schnell kritisch: Die Atemwege können bereits nach wenigen Minuten völlig blockiert sein.

Handeln: kühlen!

Wie bei jeder anderen Schwellung hilft in diesem Fall das Kühlen (↔ 58: Infokasten Entzündung). Wenn der Patient bewusstseinsklar ist, sodass du ein Verschlucken ausschließen kannst, soll er kaltes Wasser trinken bzw. Schnee/Eis lutschen. Zusätzlich sollten von außen nasskalte Tücher von vorn auf den Hals gelegt werden. Bei Allergikern helfen eventuell die ärztlich verordneten Notfallmedikamente (↔ 66).

Bei Allergikern: Notfallmedikamente

Schneller Notruf!

Falls sich ein solcher Notfall im Bereich des »normalen« Rettungsdienstes ereignet, ist ein schneller Notruf die wichtigste lebensrettende Maßnahme. Im Outdoorbereich kannst du leider nur hoffen, dass die oben beschriebenen Maßnahmen ausreichen. Falls der Patient einen Atemstillstand bekommt, solltest du auf jeden Fall einen Beatmungsversuch unternehmen – irgendwann klingt die Schwellung wieder ab!

»Luftröhrenschnitt«? – Nein!

Ein »Luftröhrenschnitt« ist für den medizinischen Laien auch in Extremsituationen keine angemessene Maßnahme!

Hinweis für medizinisches Fachpersonal: In der wildnismedizinischen Literatur wird verschiedentlich als Ultima Ratio eine Koniotomie mithilfe einer Skalpellklinge und einer schräg abgeschnittenen Zwei-Milliliter-Spritze (als »Tubus«) beschrieben. Wegen der zu erwartenden massiven Komplikationen (lt. AUERBACH 2001 selbst bei **erfahrenen** Anwendern in 10 bis 40 % der Fälle) spricht der Autor hier keine entsprechende Empfehlung aus. Gleichwohl wird der vorgebildete Leser unter Umständen einen solchen Versuch dennoch unternehmen. Dafür wird das dilatierende Verfahren nach Seldinger empfohlen: 1. Das Lumen mit einer großlumigen Injektionsnadel auffinden. 2. Eine Führungshilfe einführen und die Nadel entfernen. 3. Die Inzision erweitern, möglichst mit einem vertikalen Schnitt. 4. Den endgültigen Tubus über die Führungshilfe stülpen.

Zu beachten ist weiterhin, dass das Lumen der in der »Survival-Literatur« immer wieder angeführten Kugelschreiberhülse für normale Atmung bei Weitem nicht ausreichend ist.

Verschluckte Fremdkörper müssen schnell entfernt werden

Im Unterschied zu einer Schwellung in den Atemwegen kann ein dort befindlicher Fremdkörper entfernt werden. Natürlicherweise geschieht dies durch Husten – und dieser Weg ist auch definitiv der beste.

Hat sich also dein Tourenkollege am frischen Rentierschenkel verschluckt, sollte er erst einmal versuchen, den Fremdkörper durch Husten zu entfernen. Ermutige ihn, soweit es geht, und klopfe ihm nicht auf den Rücken.

Husten ist am besten!

Bei einer schweren Atemwegsverlegung lehnst du den Patienten vornüber gegen deine Hand und schlägst ihm fünfmal kräftig mit dem Handballen zwischen die Schulterblätter. Zwischen den Schlägen prüfst du, ob ihr schon Erfolg hattet.

fünfmal kräftig zwischen die Schulterblätter klopfen

Haben auch diese Maßnahmen keinen Erfolg, dann versuche Folgendes: Greife von hinten um den Patienten und lege deine Faust zwischen Nabel und Brustbeinende in seinen Oberbauch (so genannter Heimlich-Handgriff). Dann ziehe kräftig nach innen und oben, um den »Korken« aus den Atemwegen herauszudrücken. Überprüfe den Erfolg und wiederhole die Aktion bis zu fünfmal. Wenn es immer noch nicht geklappt hat, dann fahre im Wechsel mit jeweils fünfmal »Rückenklopfen« und fünfmal »Brustkorbdrücken« fort.

fünfmal in den Oberbauch drücken

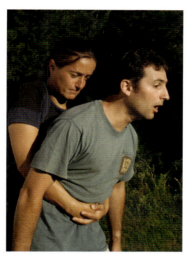

Bild 47 (links): fünfmal »Rückenklopfen«

Bild 48 (rechts): fünfmal »Oberbauch-Drücken«

Wenn dein Patient bewusstlos wird, solltest du ihn hinlegen, den Rettungsdienst rufen und dann genau wie bei der Wiederbelebung direkt auf den Brustkorb drücken (↔ 48). Schaue nach 30 Kompressionen in den Mund, entferne eventuelle Fremdkörper, überstrecke den Kopf und versuche eine Beatmung. Wenn dies nicht klappen sollte, dann probiere es maximal fünfmal, danach mache wieder mit den Kompressionen weiter.

Bei Bewusstlosigkeit: Wiederbelebung

Bitte beachte, dass die dargestellten Maßnahmen ein großes Risiko für mögliche Verletzungen von Bauchorganen darstellen. Daher sollte der Patient nach dieser Aktion auf jeden Fall ärztlich untersucht werden.

Atemstörungen: Insektenstich, Fremdkörper

Bei Rippenverletzungen den Patienten evtl. auf die verletzte Seite lagern

Geschlossene Brustkorbverletzungen

Bei stumpfer Gewalteinwirkung auf den Brustkorb (z. B. Sturz, Steinschlag etc.) können die Rippen verletzt werden. Die Gefahr besteht darin, dass Bruchstücke den Pleuraspalt verletzen. In der Folge kann Luft (»Pneumothorax«) oder Blut (»Hämatothorax«) im Pleuraspalt dazu führen, dass die Lunge den Kontakt zur Brustwand verliert und sie somit zusammenfällt (↔ 38). Ferner bereiten alle Arten von Brustkorbverletzungen Schmerzen beim Atmen, welche die Atmung einschränken können.

Achtung: Verletzung des Pleuraspaltes Pneumothorax

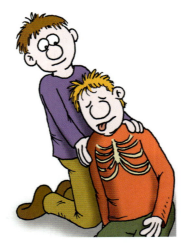

Neben den allgemeinen Maßnahmen bei Atemstörungen ist bei diesen Verletzungen eine ungewöhnliche Maßnahme sinnvoll: Lagere den Patienten auf die verletzte Brustkorbseite (bei aufgerichtetem Oberkörper). Dies hat drei Vorteile: eine gewisse Ruhigstellung der verletzten Rippen, eine Atemerleichterung für die unverletzte Seite und eine eventuell vorhandene innere Blutung breitet sich weniger stark auf die gesunde Seite aus. Die Umlagerung ist jedoch eventuell mit Schmerzen verbunden. Daher musst du deinem Patienten vorher den Sinn dieser Maßnahme erklären und er muss einverstanden sein.

Lagerung auf die verletzte Seite

Umlagerung vorher erklären
Bild 49:
Bei Brustkorbverletzungen den Patienten mit erhöhtem Oberkörper auf die verletzte Seite lagern

Eine Brustkorbverletzung ist aufgrund ihrer Gefahren für den Pleuraspalt und damit für die Atmung immer potenziell lebensbedrohlich. Außer in eindeutig unproblematischen Fällen solltest du auf jeden Fall eine Evakuierung in die Wege leiten.

Bei Brustkorbverletzung immer Evakuierung

Offene Brustkorbverletzungen

Bei spitzer Gewalteinwirkung auf den Brustkorb, z. B. durch einen Messerstich, kann der Pleuraspalt von außen zugänglich werden. Damit sich der dadurch entstehende »Pneumothorax« nicht weiter vergrößern kann, ist ein besonderer Verband sinnvoll:

- Direkt auf der Verletzung einen sterilen, luftdurchlässigen Wundverband (z. B. Kompresse) anlegen
- Darüber eine Plastikfolie legen, die an drei Seiten festgeklebt wird, an der vierten Seite jedoch offen bleibt

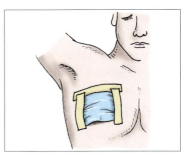

Bild 50:
Verband mit Plastikfolie; auf einer Seite offen

Bei der Einatmung (Unterdruck im Brustraum) wird nun keine zusätzliche Luft in den eröffneten Pleuraspalt gesaugt. Bei der Ausatmung (Überdruck im Brustraum) kann jedoch Blut und eventuell eine kleine Menge Luft aus dem Pleuraspalt hinausgelangen.

Ventilfunktion

Bei Asthma sind die Bronchien verengt, es hilft eventuell ein Medikament

Eine recht häufig auftretende Erkrankung der Atemwege ist das (Bronchial-)Asthma. Dabei handelt es sich um eine Verengung der Bronchien, wodurch die Atmung erschwert wird. Insbesondere das Ausatmen fällt den Patienten schwer.

Verengung der Bronchien

Asthma kann z. B. durch Anstrengung, Aufregung und bei Allergikern durch den Kontakt mit einem Allergie auslösenden Stoff auftreten. Bei einer starken Reaktion der Bronchien kann Asthma lebensbedrohlich sein.

Du erkennst einen Asthmaanfall neben den allgemeinen Anzeichen für eine Atemstörung (↔ 70/71) an einer verlängerten Ausatemphase, oft verbunden mit einem pfeifenden Atemgeräusch. In vielen Fällen sondern die Bronchien auch Schleim ab, den der Asthmatiker auszuhusten versucht.

Erschwerte Ausatmung, pfeifendes Atemgeräusch
Husten

Die Ursache kannst du hier in der Regel nur mit einem bestimmten Medikament bekämpfen, das der Asthmapatient oft mit sich führt. Es handelt sich dabei um einen Spray zum Inhalieren, der so früh wie möglich angewandt werden muss. Zwei bis vier Sprühstöße sind ausreichend, danach mindestens zehn bis fünfzehn Minuten Pause. Wenn die Bronchien bereits stark verengt sind, kommt das Medikament nicht an seinen Bestimmungsort und es hilft nur noch die Injektion eines entsprechenden Mittels durch einen Arzt. Wenn es sich um allergisches Asthma handelt, gibt es eventuell auch Möglichkeiten, den Kontakt mit dem Allergen zu stoppen. Außerdem hilft es vielen Asthmatikern, gegen eine »Lippenbremse« (Lippen zusammenpressen) auszuatmen. Schlag ihm das vor!

Asthmaspray
maximal zwei bis vier Sprühstöße

Lippenbremse

Die Hyperventilation kann meist durch Atemanweisungen beendet werden

Bei der Hyperventilation handelt es sich *nicht* um eine Mangelatmung, auch wenn die Patienten oft das Gefühl haben, nicht richtig Luft zu bekommen. »Hyper-« bedeutet »zu viel«. Die Hyperventilation ist normalerweise nicht lebensbedrohlich. Wenn also ein Patient eine schwere Verletzung, z. B. an der Wirbelsäule hat, hat bei dieser speziellen Atemstörung die Immobilisierung der Verletzung Vorrang gegenüber der halbsitzenden Haltung, wie sie bei Atemstörungen richtig ist.

Hyperventilation ist keine Mangelatmung und nicht lebensbedrohlich.

Durch psychische Belastung, Angst und andere Ursachen atmen die Patienten zu viel und/oder zu schnell. Zu viel Sauerstoff wird nicht aufgenommen, jedoch geht viel CO_2 verloren, wodurch das Säure-Basen-Gleichgewicht des Körpers gestört wird.

Die Folgen machen sich vor allem durch Muskelverkrampfungen bemerkbar:
- Kribbeln in den Fingern, eventuell »Pfötchenstellung« der Hände
- Ein »Karpfenmund« mit Kribbeln in den Lippen und dem Mund

Der Helfer sollte in erster Linie versuchen, zu beruhigen und auf diese Weise die Atmung in den Griff zu bekommen (↔ 71: Atemanweisungen).

Beruhigen,
Atemanweisungen

Sofern es ohne zusätzliche Aufregung möglich ist, kann eine »Rückatmung« in eine Plastiktüte versucht werden, um dem Körper wieder mehr Kohlendioxid zuzuführen. Alternativ kann man auch die hohlen Hände vor den Mund halten.

Plastiktüte verwenden, ohne zusätzliche Aufregung zu verursachen

Atemstörungen: Rippenverletzungen, Asthma, Hyperventilation

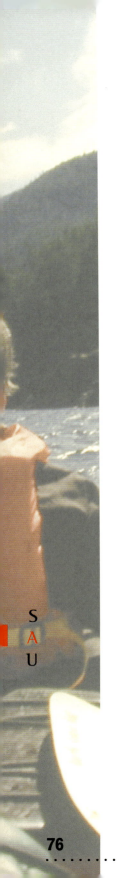

Bei der Lungenembolie verschließt ein Blutgerinnsel eine Arterie in der Lunge

Atemstörung durch Blutgerinnsel

Zu einer Lungenembolie kommt es, wenn sich ein Blutgerinnsel aus einer Körpervene, z. B. der Oberschenkel- oder Beckenvene, losreißt und durch das Herz in die Lunge gelangt. Dort verstopft es eine mehr oder weniger große Arterie (↔ 40). Dies hat eine plötzlich auftretende, in schweren Fällen sogar lebensbedrohliche Atemstörung zur Folge, bei der dein Patient heftige, oft stechende Brustschmerzen verspürt.

Fehlende Muskelpumpe

Das Blutgerinnsel bildet sich, wenn der Blutfluss in den Venen dauerhaft verlangsamt ist. Dies kommt outdoor am ehesten dann vor, wenn ein Verletzter über einige Tage hinweg liegen muss und sich aufgrund seiner Verletzung, z. B. eines gebrochenen Beines, nicht bewegt. Dadurch fehlt die so genannte Muskelpumpe: Die Muskulatur der Beine »quetscht« bei Bewegung sonst regelmäßig die Beinvenen aus und beugt somit der Entstehung von Blutgerinnseln vor.

Am besten: Bewegung

Aber auch wenn du bei schlechtem Wetter mehrere Tage liegend im Zelt verbringen musst oder lange Flugreisen unternimmst, solltest du einer Lungenembolie vorbeugen: Das Beste ist, sich gegenseitig durchzukitzeln, Gymnastik zu machen usw. (Im Flugzeug ist das besonders lustig!)

Eine Prävention mit ASS (Aspirin®) ist nicht hilfreich, auch wenn sie gelegentlich empfohlen wird.

Prävention ist wichtig! Denn wenn es zur Lungenembolie kommt, hast du außer den allgemeinen Maßnahmen (↔ 71) wenig Möglichkeiten, dem Patienten zu helfen.

Beinahe-Ertrinken: Auch nach erfolgreicher Rettung schnell ins Krankenhaus!

»Feuchtes« und »trockenes« Ertrinken

Fast alle Todesfälle im Wildwasser kommen durch Ertrinken zustande (AUERBACH 2001: 736). Zudem ist Ertrinken eine der häufigsten Todesursachen im Kindesalter. Es gibt zwei Formen des Ertrinkens: Beim feuchten Ertrinken (ca. 80 % der Fälle) gelangt Wasser in die Lungen. Beim trockenen Ertrinken (20 %) kommt es (wegen eines Stimmritzenkrampfes im Kehlkopf) zu einem Verschluss der Atemwege. Für deine Maßnahmen ist dieser theoretische Hintergrund jedoch nicht von Bedeutung.

Maßnahmen beim Beinahe-Ertrinken

Am Beispiel der Maßnahmen beim Beinahe-Ertrinken lässt sich der Sinn unseres Prioritätenschemas nochmals gut verdeutlichen:

Eigensicherung beachten!

- *Risiken:* Am sichersten ist es für den Retter, dem Betroffenen ein Seil oder einen schwimmenden Gegenstand zuzuwerfen, an dem er sich festhalten kann. Wenn er dafür zu aufgeregt ist oder keine entsprechenden Hilfsmittel zur Verfügung stehen, sollte ein Rettungsversuch unternommen werden. Aber Achtung: Ein Ertrinkender stellt für den Retter ein Risiko dar, er kann ihn unter Wasser ziehen. Daher musst du aus sicherer Entfernung Kontakt zu dem Betroffenen aufnehmen. Wenn er sich nicht beruhigen lässt, darfst du dich nicht weiter nähern! Warte in diesem Fall, bis dein Gegenüber untergeht, packe ihn dann und schleppe ihn an Land. Im Falle einer Umklammerung ist Abtauchen die beste Rettung, sofern du keine Befreiungsgriffe beherrschst. Zusätzlich zu dieser Gefahr wird die Gewalt fließenden Wassers oft unterschätzt, insbesondere im Bereich von Wehren und Schleusen.

- *Umfeld:* Gewinne einen Überblick über das Gewässer, die Wassertemperatur, eventuell weitere Betroffene, zusätzliche Risiken/Gefahren (s. o.) usw.

    Überblick gewinnen

- *Management:* Insbesondere bei Fließgewässern ist die effektive Koordination mehrerer Retter lebenswichtig! In jedem Fall sollten schon während der Rettung andere Helfer eine Isomatte vorbereiten, zusätzliche Hilfe organisieren, falls möglich sofort einen Notruf absetzen usw.

    Die Rettung koordinieren

- *BAP/SAU:* Der BAP-Check ist dir ja bestens bekannt. Auch die entsprechenden Maßnahmen sind bei Beinahe-Ertrunkenen nicht anders als bei anderen Patienten: Beim Bewusstlosen die Atemwege frei machen und ihn bei normaler Atmung in

    Vitalfunktionen checken, wiederherstellen und sichern

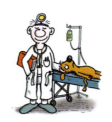

Info: Gefahren im kalten Wildwasser

Neben einer Blockierung der Atemwege kann das Untertauchen, insbesondere im kalten Wasser, noch andere Folgen haben:

Erstens kann es beim Eintauchen in kaltes Wasser zu Herzrhythmusstörungen kommen, im schlimmsten Fall zu einem Kreislaufstillstand.

Zweitens kann durch den Kältereiz eine Hyperventilation ausgelöst werden. Der plötzlich verstärkte Atemantrieb ist insbesondere für Kajakfahrer ein Problem, die ohnehin schon mit dem Wildwasser zu kämpfen haben und kräftig am Schnaufen sind. Wenn jetzt der Kopf unter Wasser kommt, ist es besonders schwer, die Luft anzuhalten. Doch der Drang zum Luftschnappen kann zur Einatmung eines Schwalls kalten Wassers führen, der einen Stimmritzenkrampf auslösen kann, der dann die Atemwege für eine Weile vollständig verschließt.

Drittens kann durch das kalte Wasser auch eine Unterkühlung verursacht werden. Dieses Problem wird jedoch weithin überschätzt. Selbst ohne Neopren kann ein Paddler im wild bewegten kalten Wasser (10 °C) locker 15 bis 20 Minuten seine Körpertemperatur halten. (AUERBACH 2001: 736), bei stillem Wasser sogar wesentlich länger (↔ 83: Infokasten: Auskühlungsraten). Die Unterkühlung selbst ist demnach praktisch nie der alleinige Grund für einen Tod im Wildwasser.

Viertens verursachen die gewaltigen Kräfte des strömenden Wassers unterschiedlichste Verletzungen (↔ Tabelle).

Alle vier Punkte sprechen für die konsequente Verwendung der »vollen Montur«: Neopren®, Helm und Schwimmweste!

Typische Verletzungen im Wildwasser	
Knochenbrüche	17,6 %
Schulterverrenkung	16,5 %
Beinahe-Ertrinken	12,9 %
Beinverletzungen	12,9 %
Risswunden	10,5 %
Tödliche Verletzungen	8,2 %
Kopf- und Wirbelsäulenverletzungen	7,0 %
Unterkühlung	4,7 %
(1980 – 1991, N = 85; AUERBACH 2001: 737)	

Atemstörungen: Lungenembolie, Ertrinken

die Seitenlage bringen, bei nicht normaler Atmung musst du ihn wiederbeleben (↔ 48). Hierzu muss man bei Paddlern meist das Neopren® aufschneiden, speziell das Latexbündchen am Hals kann die Atmung behindern. *(Ja, aufschneiden! Jetzt geht es um Leben oder Tod, nicht um 200 Euro für die hübsche Weste!)*

Verletzungen versorgen

- *DIWAN:* Neben Störungen der Vitalfunktionen sind insbesondere im Wildwasserbereich Verletzungen wie Knochenbrüche, Verrenkungen usw. zu erwarten. Also: genaue Detailuntersuchung, Immobilisierung und Wundversorgung.

Krankenhaus wegen »sekundärem Ertrinken«

- *DIWAN:* Eine Maßnahme ist auf jeden Fall erforderlich: Der Abtransport ins Krankenhaus! Denn auch wenn die Rettung erfolgreich war, kann es im Zeitraum von einigen Stunden bis wenigen Tagen nach dem Beinahe-Ertrinken zu einem »sekundären Ertrinken« kommen: Diese lebensbedrohliche Situation wird durch in die Lunge eingetretenes Wasser verursacht und muss ärztlich behandelt werden.

Warm einpacken, nicht allein lassen

- *DIWAN:* Es droht zwar nur selten eine Unterkühlung, aber wenn bis zum Eintreffen des Rettungsdienstes entsprechend viel Zeit vergeht, solltest du den Patienten umziehen und warm einpacken. Ferner darfst du ihn auf keinen Fall allein lassen.

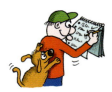

Checkliste: SAU – Atemstörungen

Erkennen:
veränderte Atmung, unnatürliche Atemgeräusche, Zyanose

Handeln:
1. Ursachen bekämpfen:
- Insektenstich ○ Kühlen von innen und außen
- Verschluckter Fremdkörper: Husten unterstützen; in schweren Fällen fünfmal »Rückenklopfen« und fünfmal »Bauchdrücken« im Wechsel
- Brustkorbverletzung: Lagerung mit erhöhtem Oberkörper auf verletzte Seite
- Offene Brustkorbverletzung: sterilen Verband anlegen, gegebenenfalls Ventilverband mit Plastikfolie bauen – aber keinen luftdichten Verband anlegen!
- Asthma: rechtzeitig Asthmaspray einnehmen lassen, Lippenbremse
- Hyperventilation: beruhigende Atemanweisungen
- Lungenembolie: Vorbeugen durch Gymnastik etc.
- Beinahe-Ertrinken: RUM und BAP beachten, unbedingt Notruf wegen Gefahr des sekundären Ertrinkens
2. Teufelskreis »*Sauerstoffmangel* ○ *Aufregung* ○ *Stoffwechselsteigerung* ○ *Sauerstoffmangel*« durchbrechen durch:
- Beruhigen
- Atemanweisungen mit Worten und Händen
3. Lagerung mit aufgerichtetem Oberkörper und abgestützten Armen

RUM   BAP ↔ SAU   DIWAN

> **SAU: Unterkühlung**
>
> Wenn du aus dem Unfallmechanismus (RUM) oder der Untersuchung der Vitalfunktionen (BAP) Hinweise auf eine *lebensbedrohliche* Unterkühlung feststellst, musst du diese vorrangig behandeln, also z. B. vor der Immobilisierung von Knochenbrüchen (DIWAN). Eine *leichte* Unterkühlung hat allerdings eine geringere Priorität, da sie (noch) nicht akut lebensbedrohlich ist.
>
> Dieses Teilkapitel startet mit Informationen über Auskühlungsmechanismen. Danach werden leichte und lebensbedrohliche Unterkühlungen voneinander abgegrenzt, um anschließend die jeweils richtigen Maßnahmen zu besprechen.

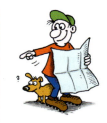

3.5 Die Unterkühlung ist eine der größten Outdoorgefahren

Die Unterkühlung ist eine Störung des Körperwärmehaushalts, bei der die Körperkerntemperatur unter 35 °C absinkt. In der normalen Ersten Hilfe spielt die Unterkühlung eine untergeordnete Rolle. In der »Wildnis«, ganz besonders im alpinen Bereich, stellt sie jedoch eine große Bedrohung für das Leben deines Patienten dar.

Definition: Körperkerntemperatur unter 35 °C

Die Leitlinien der IKAR MEDCOM 2001 definieren fünf Stadien der Unterkühlung (Bezeichnungen nach KOPP 2010): HT I, »mild«, 35-32° C; HT II, »moderat«, 32-28° C; HT III, »tief«, 24-28° C; HT IV, »tief ohne Kreislauf«, 24-15/9?° C; HT V, »irreversibler Kältetod«, <15/9?° C). Für Ersthelfer ist vor allem die Unterscheidung zwischen dem ersten und den übrigen Stadien der Hypothermie handlungsrelevant, denn Erkennungszeichen und insbesondere Maßnahmen sind hier geradezu gegensätzlich. Daher unterscheidet dieser Abschnitt vor allem die »leichte« und die »lebensbedrohliche« Unterkühlung. Der zweite Begriff fasst insbesondere die Stadien II bis IV zusammen. Zum Thema »Unterkühlung« wird intensiv geforscht, wodurch sich regelmäßig neue Erkenntnisse und Empfehlungen ergeben. Aktuelles z.B. unter www.ikar-cisa.org

Ursache für eine Unterkühlung ist ein Energieverlust, der durch verschiedene Mechanismen zustande kommen kann. Wird dieser Verlust nicht durch ausreichende Wärmeproduktion des Körpers ausgeglichen, weil der Mensch verletzt, überanstrengt oder in schlechter körperlicher Verfassung ist, kommt es zur Unterkühlung.

Ursachen

Damit unsere Vorbeugung gegen Unterkühlung und unsere Therapie effektiv sind, müssen wir uns ansehen, wie der Körper Wärme abgeben und aufnehmen kann.

3.5.1 Wärmeabgabe und -aufnahme erfolgen durch Konduktion, Konvektion, Verdunstung und Strahlung

Konduktion (Kontaktwärmeleitung)
Beim Liegen auf kaltem Boden ohne Isomatte verliert der Körper auf diese Art viel Wärme. Besonders hoch ist die Kontaktwärmeleitung in Verbindung mit Wasser: Wer mit nasser Kleidung auf nassem Boden liegt, verliert sehr schnell viel Energie. Auch

Bodenkälte
Nasse Kleidung, nasser Boden

Unterkühlung: Wärmegewinn und -verlust

ein Lawinenverschütteter kühlt stark aus: Er ist von allen Seiten vom fest verpresstem Schnee umgeben, der ihm Wärme entzieht.

»Biologische Wärmflasche«

Ein Wärmegewinn durch Konduktion ist mithilfe der »biologischen Wärmflasche« möglich: Zwei Schlafsäcke werden gekoppelt und zwei Helfer legen sich mit dem Patienten in der Mitte hinein (wie ein Sandwich). Bei dieser Technik ist allerdings zu beachten, dass sie zwar angenehm ist (zumindest wenn die letzte Dusche nicht allzu lange zurück liegt), in wissenschaftlichen Untersuchungen jedoch kein Effekt auf die Wiedererwärmungsgeschwindigkeit nachgewiesen werden konnte (AUERBACH 2001: 213).

Lagerung eines Patienten immer auf Isomatte

Die weit verbreiteten Silber/Gold-Rettungsfolien helfen übrigens nicht gegen die Konduktion (also z. B. gegen Bodenkälte), sondern reflektieren nur Strahlung und schützen vor Wind. Also: Lagere deinen Patienten immer auf eine Isomatte oder etwas anderes Isolierendes, z. B. einen leeren Rucksack.

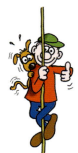

Praxistipp: Verhalten im kalten Wasser

Wenn du **im kalten Wasser auf Rettung warten** musst, dann sind folgende Positionen die einzig richtigen. Mach auf keinen Fall Schwimmbewegungen, es sei denn, ein Rettungsboot oder Land ist in unmittelbarer Nähe. Sonst verlierst du – via Konvektion – sehr viel Wärme.

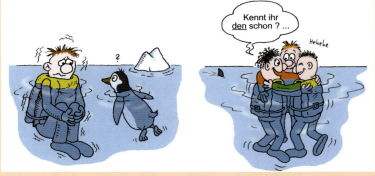

H.E.L.P (Heat Escape Lessening Posture) und »huddle« (Zusammendrängen)

Wenn du **ins Eis eingebrochen** bist, sind folgende Schritte empfehlenswert: Wenn du Skier oder Rucksack trägst, befreie dich davon. Drehe dich in die Richtung, aus der du gekommen bist, dort ist das Eis vermutlich am stärksten. Lehne dich weit hinaus, schlage einen harten Gegenstand (z. B. Skistock, Taschenmesser) ins Eis und ziehe dich daran langsam nach oben. (Eiskletterer wissen, dass ein Zentimeter Wassereis das gesamte Körpergewicht halten kann.) Ziehe nicht ruckartig und lasse das Wasser aus deiner Kleidung ablaufen. Rolle dich auf dem Eis von dem Loch weg, damit keine punktuelle Belastung auftritt.

Bild 51: H.E.L.P und »huddle«

Info: Windchill

Bei Wind kühlt der Körper wesentlich schneller aus als bei Windstille – das weiß jedes Kind. Wie bedeutend dieser Effekt ist, macht die folgende Tabelle deutlich:

Windgeschwindigkeit	Lufttemperatur / gefühlte Temperatur		
Windstille	2 °C / 2 °C	−12 °C / −12 °C	−23 °C / −23 °C
16 km/h	2 °C / −6 °C	−12 °C / −23 °C	−23 °C / −35 °C
32 km/h	2 °C / −11 °C	−12 °C / −31 °C	−23 °C / −47 °C
48 km/h	2 °C / −15 °C	−12 °C / −36 °C	−23 °C / −53 °C
64 km/h	2 °C / −17 °C	−12 °C / −38 °C	−23 °C / −56 °C

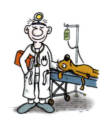

Konvektion (Strömungswärmeleitung)

Ein bewegtes Medium (Luft oder Wasser) nimmt Energie vom Körper auf und transportiert sie weg. Beispiele sind Eintauchen in bewegtes Wasser und starker Wind (↔ 81: Infokasten: Windchill). Einen (wenn auch geringen) Wärmegewinn durch Konvektion erreicht man beispielsweise durch Beatmung eines unterkühlten Patienten mit der eigenen (warmen) Ausatemluft. Dies ist auch sinnvoll, wenn der Patient noch selbst atmet.

Bewegendes Medium: fließendes Wasser, Wind

Wärmegewinn durch Beatmung

Besonders effektiv vor Wärmeverlust durch Konvektion schützt ein Biwaksack, ein wasser- und winddichter Sack, den alle Bergsteiger und Tourengeher bei sich tragen sollten. Am besten eignet sich ein Zwei-Personen-Sack, da man sich darin gegenseitig wärmen und den Sack auch wie eine Plane um einen Patienten herumwickeln kann. Eine leichtere und viel preisgünstigere Variante (z.B. für Wanderer geeignet) kann man aus zwei Rettungsfolien selbst herstellen, indem man sie an drei Seiten zu einem Sack zusammenklebt. Es gibt diese Säcke auch fertig zu kaufen, allerdings zu völlig übertriebenen Preisen. Die weit verbreitete Empfehlung, einen großen Müllsack mitzunehmen, ist zwar gut, jedoch medizinisch zweifelhaft, da man sich in einem Müllsack nie ausstrecken kann und er in seinen thermischen Eigenschaften hinter dem »Rettungssack« zurückbleibt.

Pflichtausstattung: Biwaksack

Improvisierter Rettungssack

Verdunstung

Wenn Wasser vom flüssigen in den gasförmigen Zustand (Wasserdampf) übertritt, spricht man von Verdunstung. Dabei nimmt es sehr viel Energie auf. Diesen Mechanismus macht sich der Körper beim Schwitzen zunutze.

Ist der Mensch wegen ungeeigneter Bekleidung nach einem Regenguss völlig durchnässt oder ist er ins Wasser gefallen, entzieht die Verdunstung dieses Wassers dem Körper ungeheuer viel Energie. Kommt Wind hinzu, verdunstet noch mehr Wasser und es wird richtig ungemütlich.

Verdunstung verbraucht viel Energie.
Besonders gefährlich: Wind

Bei einem frierenden Patienten (nicht jedoch bei einer lebensbedrohlichen Unterkühlung, ↔ 85) solltest du daher nasse Kleidung durch trockene ersetzen.

Nasse Kleidung ersetzen

Unterkühlung: Wärmegewinn und -verlust

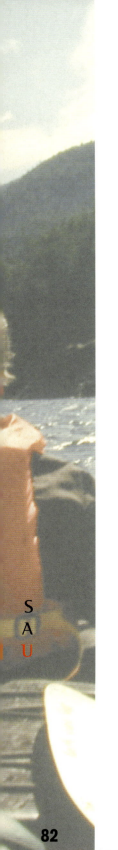

Strahlung

Strahlung von Sonne oder Feuer wärmt auf.

Jeder weiß, dass die Strahlung der Sonne oder eines Feuers dem Körper Wärme zuführt. Doch der Körper gibt auch Wärmestrahlung ab, ohne dass wir diese Strahlung sehen können.

Rettungsfolie reflektiert Strahlung.

Eine Silber/Gold-Rettungsfolie reflektiert diese Strahlung zum Körper und verringert dadurch den Energieverlust. Dieser Effekt ist ziemlich intensiv – man bekommt regelrecht das Gefühl, die Folie würde heizen. Welche Seite dabei zum Körper zeigt, ist – entgegen anders lautender Packungsbeilagen – nicht von Bedeutung.

3.5.2 Der wichtigste Regulationsmechanismus für die Körpertemperatur ist das Verhalten

Der Körper reagiert auf Hitze und Kälte in vielfältiger Weise. Folgende Vorstellung hilft beim Verständnis dieser Vorgänge: Vor allem die lebenswichtigen Organe (Herz, Lunge, Leber usw.) bilden den Körperkern, während die Extremitäten – Haut und Muskulatur – die Körperschale darstellen.

Körperkern, Körperschale

Temperaturregulation durch Wärmetransport zwischen Kern und Schale

Bei hoher Körpertemperatur versucht der Körper, durch verstärkte Durchblutung der Schale diese Wärme loszuwerden. Bei Kälte ist es umgekehrt: Die Schalendurchblutung wird reduziert, somit wirkt die Schale als zusätzliche Isolationsschicht. Sicher erkennst du die Parallele zur Zentralisation beim Schock (↔ 58): In der Tat wird auch die Zentralisation bei Kälte von den gleichen Hormonen bewirkt.

Stoffwechselaktivität bestimmt Wärmeproduktion

Durch den Sympathikus wird bei Kälte auch der Stoffwechsel insgesamt gesteigert. Der Mensch ist an eine Umgebungstemperatur von 28 °C optimal angepasst. Schon bei einem Absinken der Temperatur auf 20 °C verdoppelt sich der Energieverbrauch des Stoffwechsels. Dies ist der Grund, weshalb ein ausgehungerter, erschöpfter Mensch eher zu einer Unterkühlung neigt: Ihm fehlt die Energie für einen erhöhten Stoffwechsel.

Schwitzen Zittern, Gänsehaut

Weitere Regulationsmechanismen sind Schwitzen bei Hitze sowie Zittern und Gänsehaut bei Kälte.

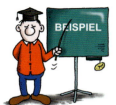

> Beispiele:
> - Während du rumwuselst, um das gebrochene Bein deines Patienten zu schienen und für den Abtransport zu sorgen, bewegt er sich keinen Millimeter, um seine Verletzung zu schonen. Somit produzieren seine Muskeln keine Wärme und er kühlt sehr schnell aus. Achte also besonders auf die Wärmeerhaltung!
> - Wenn du im Sommer im Gebirge in einen Wettersturz kommst und es nass und kalt wird, hast du vielleicht nur das Bedürfnis, dich klein unter einem Felsvorsprung zusammenzurollen. Viel effektiver wäre es jedoch, das nasse T-Shirt auszuziehen (»kurz mal bibbern«) und dich mit einer Rettungsfolie (die du immer dabeihaben solltest) einzuwickeln.

Info: Auskühlungsraten – Beispiele

Eine Unterkühlung entwickelt sich in der Regel über einen Zeitraum von mehreren Stunden oder Tagen. Die Geschwindigkeit hängt maßgeblich von der körperlichen Konstitution, den Umgebungsbedingungen und dem Verhalten ab. Beispiele:

Im August 2012 stürzt ein überdurchschnittlich fitter 70-Jähriger in eine Gletscherspalte, wo es 0° C kalt ist. Trotz eingeschränkter Bewegungsmöglichkeiten überlebt der Mann – eingewickelt in eine Rettungsdecke – sechs Tage lang und wird mit einer Kerntemperatur von 33,5 ° C – also »leicht unterkühlt« – gerettet.

Im Juli 2008 sterben beim Zugspitz-Extremberglauf zwei Männer, einer davon an Unterkühlung. Extreme Anstrengung und schlechtes Wetter führen innerhalb von weniger als drei Stunden zum Tod.

Im Mai 1999 stürzt Anna Bågenholm kopfüber in einen zugefrorenen Fluss und kann sich nicht wieder befreien. 40 Minuten lang kämpft sie erfolglos, dann wird sie bewusstlos. Nach 79 Minuten wird sie gerettet und erreicht das Krankenhaus mit einer Körperkerntemperatur von unglaublichen 13,7° C. Sie überlebt ohne gravierende Folgeschäden.

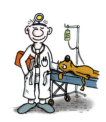

Der mit Abstand wichtigste Weg, auf Hitze und Kälte zu reagieren, ist jedoch das Verhalten. In seiner Effektivität schlägt es sämtliche anderen Mechanismen um Längen. Bei Hitze ziehen wir unsere Jacke aus, gehen in den Schatten und fächeln uns Luft zu. Bei Kälte ziehen wir mehr Klamotten an, suchen Windschutz oder kochen uns einen heißen Tee. Wir können sogar den Stoffwechsel durch unser Verhalten beeinflussen, wenn wir uns durch körperliche Aktivität aufwärmen. Diese Erkenntnisse erscheinen banal – du solltest aber bedenken, dass dein Patient manchmal nicht mit dem richtigen Verhalten reagieren *kann* oder durch psychische Belastung nicht das Richtige tut. Zum Beispiel ist das »paradoxe Entkleiden« (»Kälteidiotie«) vielen Leuten aus Presse und Fallberichten bekannt.

Besonders wichtig: Verhalten

paradoxes Entkleiden

3.5.3 Leichte und lebensbedrohliche Unterkühlungen unterscheidet man am (Nicht-)Zittern

Bei einer leichten Unterkühlung funktionieren die Regulationsmechanismen des Körpers noch prima. Der Stoffwechsel ist gesteigert, um viel Wärme zu produzieren: Allein ein starkes Zittern kann die Stoffwechselrate auf das Fünf- bis Sechsfache erhöhen. Die Erregungssteigerung ist somit das wichtigste Erkennungszeichen für eine leichte Unterkühlung (Körperkerntemperatur über ca. 32 °C):

- Kältezittern
- Kalte, blasse Haut (eventuell auch grau/bläulich)
- Beschleunigter Puls
- Schmerzen an den Extremitäten

Zittern erhöht Stoffwechsel
◯ Erregungssteigerung als Erkennungszeichen für leichte Unterkühlung

Unterkühlung: Faktor Verhalten, Erkennen

Energiereserven verbraucht
○ **Erregungsabnahme**
○ **Erkennungszeichen für lebensbedrohliche Unterkühlung**

Da die Energiereserven des Körpers begrenzt sind, kann der Körper die hohe Stoffwechselaktivität bei anhaltender Kälte nicht unendlich lange aufrechterhalten. Je nach Situation kommt es daher (meist nach einigen Stunden) zur Erschöpfung und einer Erregungsabnahme. Wenn die folgenden Anzeichen einer lebensbedrohlichen Unterkühlung auftreten, besteht akute Gefahr (Körperkerntemperatur unter 32 °C):

- Kein Zittern mehr, Muskelstarre, Nachlassen der Schmerzempfindung
- Patient wird teilnahmslos, schläfrig, ab ca. 28-30 °C: Bewusstlosigkeit
- Verlangsamung von Puls und Atmung; beides flach, eventuell unregelmäßig

Bei einer Kerntemperatur von ca. 24°C bricht der Kreislauf zusammen. Der Patient kann aber durch Wiederbelebung und spezielle, intensivmedizinische Aufwärmverfahren (↔ 87) noch gerettet werden. Kühlt der Kern um weitere ca. 10°C ab, ist der Patient richtig gehend »steif gefroren« und der Tod unumkehrbar.

3.5.4 Bei leichter Unterkühlung auf den gesunden Menschenverstand hören: Auskühlen vermeiden

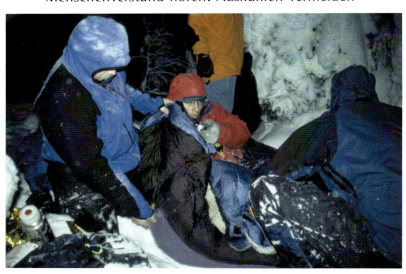

Bild 52:
Rettung eines Unterkühlten bei einem Erste-Hilfe-Seminar in Lappland

Handeln bei leichter Unterkühlung: gesunden Menschenverstand einsetzen

Wenn dein Patient ansprechbar und bewegungsfähig ist, er sich selbst hinsetzen und die Tasse mit dem heißen Tee (↔ 85) selbst halten kann, dann hat er »nur« eine leichte Unterkühlung. Sein Körper versucht noch, die Kälte abzuwehren. Dies ist erkennbar z. B. am Frösteln und an einem beschleunigten Puls. In dieser Phase kann sich der Patient prinzipiell durch Zittern selbst wieder aufwärmen. Um ihm dabei zu helfen, machst du am besten das, was dir der gesunde Menschenverstand sagt:

Weiteres Auskühlen vermeiden!
- Der Patient soll eventuell nasse Klamotten selbst ausziehen (im Windschatten!) und durch trockene ersetzen. Achtung: Wenn der Patient sich dafür »zu steif gefroren« fühlt, hat er eventuell schon eine lebensbedrohliche Unterkühlung. Dann wäre Bewegung höchst schädlich!
- Wenn der Patient fit genug und unverletzt ist, soll er sich so viel wie möglich selbst bewegen, also z.B. herumlaufen, Kniebeugen machen, usw.
- Packe ansonsten den Patienten in den wärmsten Schlafsack, den du hast.
- »Thermoskannenprinzip«: Wenn Rettungsfolie *und* Biwaksack zur Verfügung stehen, wickle die Rettungsfolie direkt um den Patienten (im Schlafsack) und stülpe den Biwaksack über den Schlafsack. Wenn du nur eine Rettungsfolie hast und sie als Windschutz brauchst, dann bildet diese die äußerste Schicht.
- Bei Wind sorgst du für einen zusätzlichen Windschutz (z. B. Zelt, Plane) oder bringst den Patienten in den Windschatten.
- Der Kopf ist besonders wichtig: Mütze aufsetzen und Kapuze benutzen. Ein beträchtlicher Teil des gesamten Körperwärmeverlustes können durch einen unbedeckten Kopf- und Nackenbereich zustande kommen.
- Übrigens: Achte auch darauf, dass du und deine Mithelfer nicht auskühlen!

Nasse Kleidung ausziehen

aktiv bewegen

Thermoskannenprinzip

Windschutz

Kopf bedecken

Energie zuführen!
- Feuer machen
- Heißen Tee mit viel Zucker kochen: Kohlenhydrate kann der Körper leicht in Wärme umwandeln. Auch eine Suppe ist prima.
- Wärmflasche auf Bauch und Brust legen: Ein Wassersack mit warmem Wasser eignet sich hervorragend. Aber Achtung: Verbrennungsgefahr wegen des reduzierten Schmerzempfindens! ○ Flasche nicht direkt auf die Haut legen!
- Besonders nützlich: feuchtheiße Wärmepackung nach HIBLER (↔ 87)
- Wärmepacks und Taschenwärmer haben zu wenig Energie, um eine entscheidende Wirkung zu erzielen. In den Achselhöhlen oder Leistenbeugen können sie jedoch ein wenig helfen.
- »Biologische Wärmflasche«: Ein oder zwei Personen legen sich zusammen mit dem Patienten in zwei aneinandergekoppelte Schlafsäcke (↔ 79).
- Motiviere den Patienten, wach und aktiv zu bleiben. Das Adrenalin ist wichtig für die Zentralisation der Körpertemperatur (↔ 82).
- Wichtig: Kein Alkohol! (Dieser verstärkt die Durchblutung der kalten Haut, wodurch noch mehr Körperwärme verloren wird.)

Energiereiche Nahrung und heiße Getränke

Wärme zuführen

Hinweis für Fachpersonal: AUERBACH 2001: 214 beschreibt Studien, nach denen die Funktion der arteriovenösen Anastomosen für ein schnelleres Aufwärmen von *leicht* unterkühlten Patienten (T = 34 °C) genutzt werden kann. Beim Eintauchen von Händen, Unterarmen, Füßen und Unterschenkeln in warmes Wasser öffnen sich diese Anastomosen und arterielles Blut fließt unter Umgehung der jeweiligen (kalten!) Kapillarbereiche zurück zum Körperkern. Die dänische Marine nutzt dieses Verfahren seit 1970 mit Erfolg.

Leichte Unterkühlung: Erkennen, Handeln

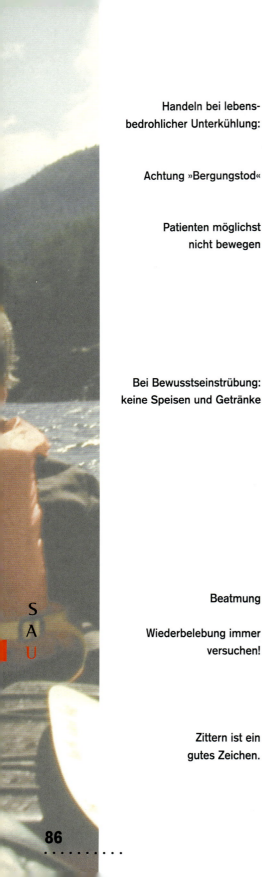

3.5.5 Bei lebensbedrohlicher Unterkühlung darf der Patient nur sehr schonend bewegt werden

Handeln bei lebensbedrohlicher Unterkühlung:

Wenn dein Patient dermaßen erschöpft ist, dass er nicht mehr zittert, schläfrig oder sogar bewusstlos ist, können mechanische Erschütterungen sehr schädlich für ihn sein: Bei einer lebensbedrohlichen Unterkühlung ist das Herz sehr empfindlich. Starke Bewegung kann dazu führen, dass es aufhört, normal zu schlagen. Die Folge ist ein Kreislaufstillstand. Dieses Phänomen wird als »Bergungstod« bezeichnet.

Achtung »Bergungstod«

Du solltest lebensbedrohlich unterkühte Patienten also »wie rohe Eier« behandeln:

Patienten möglichst nicht bewegen

- Nasse Klamotten *nicht* ausziehen, sondern Aufschneiden. Danach den Patienten vorsichtig wie bei einer leichten Unterkühlung warm einpacken: Thermoskannenprinzip, Windschatten usw. (↔ 84)
- Kein Transport, außer zur Rettung aus akuter Gefahr (z. B. Stein-/Eisschlag, Patient liegt mitten im kalten Wasser etc.). Wenn der Patient wegen langer Rettungszeit und schlechter Witterung in ein Zelt oder eine Schneehöhle gebracht werden muss, solltest du ihn super-schonend transportieren.
- Wende am besten Umlagerungstechniken für Wirbelsäulenverletzte an (↔ 123: »Walzentechnik«).

Bei Bewusstseinstrübung: keine Speisen und Getränke

- Bei eingetrübtem Bewusstsein keine Speisen oder Getränke verabreichen – Gefahr des Verschluckens! (Der Patient muss die Teetasse selbst halten können!)
- Bei langen Rettungszeiten solltest du versuchen, den Patienten aufzuwärmen: Eine gute Technik dafür ist die feuchtheiße Wärmepackung nach HIBLER (↔ rechte Seite). Bedenke, dass das Aufwärmen des Patienten mehrere Stunden dauert. Es ist also gute Planung erforderlich.

Früher wurde vor einem Aufwärmen des Patienten durch Ersthelfer gewarnt, weil der sog. »After-Drop-Effekt« befürchtet wurde. Es handelt sich dabei um ein physikalisches Phänomen, das bei schneller Erwärmung von Patienten an der Herz-Lungen-Maschine beobachtet werden kann. Bei Erwärmung von außen durch den Ersthelfer, z.B. mit der Hibler-Packung, erreicht man Aufwärmgeschwindigkeiten von maximal 1-2° C pro Stunde. In diesen Fällen können keine Probleme durch »After-Drop« entstehen (KOPP 2010, 2013).

Beatmung

- Einen zusätzlichen Erwärmungseffekt hat eine Beatmung, auch wenn der Patient selbst atmet. Stelle dich dabei auf die Atemgeschwindigkeit des Patienten ein.

Wiederbelebung immer versuchen!

- Bei Atem- oder Kreislaufstillstand unbedingt einen Wiederbelebungsversuch unternehmen! Es gilt der Spruch: »Nobody is dead, until he is warm and dead.« (Niemand wird für tot erklärt, bevor er nicht unter Reanimation aufgewärmt wurde und immer noch keine Lebenszeichen zeigt.) Allerdings soll die Wiederbelebung nur begonnen werden, wenn sie bis zum Eintreffen ins Krankenhaus durchgehalten werden kann (z.B. FORGEY 2001: 8).

Zittern ist ein gutes Zeichen.

- Wenn ein lebensbedrohlich unterkühlter Patient wieder mit dem Zittern beginnt, so ist das ein gutes Zeichen. Jetzt muss er allerdings etwas (Süßes) zu essen bekommen, denn seine Energiereserven sind ja völlig aufgebraucht.

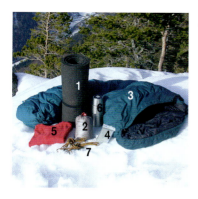

Aufwärmen mithilfe der Hibler-Packung!

1 Isomatte o. Ä. gegen die Bodenkälte
2 winddichte Hülle, z. B. Zwei-Personen-Biwaksack, Plane
3 Ein bis zwei Schlafsäcke oder mehrere Decken
4 Rettungsfolie
5 Wärmepolster aus Stoff, z. B. Handtuch
6 40 °C warmes Wasser
7 Schnur

Hibler-Packung

1. Material herrichten

Bild 53:
Materialien für die Hibler-Packung

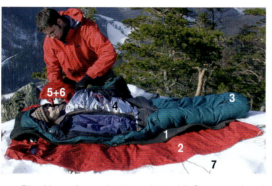

- Wasser auf 40 °C erwärmen (Fieberthermometer!).
- Isomatte, Schlafsack und Rettungsfolie neben dem Patienten richten und ihn *superschonend* hineinrollen oder -heben (↔ 123: Fotos).

2. Patienten verpacken

Bild 54:
Anlegen einer Hibler-Packung

- Die »Verpackung« fast komplett schließen, von oben her das Wärmepolster hineinschieben und auf die Brust legen. Nicht direkt auf die Haut legen – Unterwäsche als Schutz vor Verbrühung!
- Sorge für besonders gute Wärmeerhaltung von Kopf- und Halsbereich.
- Mit der Schnur kannst du die Packung schön eng, aber nicht zu eng, verschnüren.
- Achte beim regelmäßigen Wechsel des Wärmepolsters darauf, dass nicht zu viel Wärme verloren geht.

3. Wärmepolster auf die Brust legen

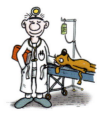

Info: Wiedererwärmung in der Klinik

Damit dir klar wird, dass unsere Feld-Wald-Wiesen-Wiedererwärmungstechnik »Hibler-Packung« ein wenig »behelfsmäßig« ist, werden hier professionelle, klinische Aufwärmtechniken aufgezählt (AUERBACH 2001: 154):

- Beatmung mit vorgewärmter Luft
- Vorgewärmte Infusionen
- Einleiten von warmer Kochsalzlösung in Magen, Darm, Bauch- und Brustraum
- Ableitung von Blut, das außerhalb des Körpers erwärmt und wieder infundiert wird

Lebensbedrohliche Unterkühlung: Handeln

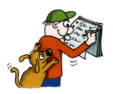

Checkliste: SAU – Unterkühlung

Definition
Eine Unterkühlung ist ein Abfallen der Körperkerntemperatur unter 35 °C.

Mechanismen der Wärmeabgabe, -aufnahme und -regulation beachten
- Konduktion = Kontaktwärmeleitung: Isomatte schützt gegen Bodenkälte, »biologische Wärmflasche« ist für den Patienten angenehm
- Konvektion ◐ Windchill: Patienten in Zelt, Schneehöhle, Biwaksack etc. bringen; im kalten Wasser: H.E.L.P. bzw. huddle
- Verdunstung: nasse Kleidung ersetzen, windgeschützten Platz aufsuchen
- Strahlung: Rettungsfolie reflektiert Wärmestrahlung, Feuer wärmt auf
- Wärmeregulation: Stoffwechselaktivität produziert Wärme. Besonders wichtig: Patienten zu sinnvollem Verhalten (Bewegung, richtige Bekleidung) anleiten!
- Alkohol stört die Wärmeregulation und verstärkt das Auskühlen.

Die Kenntnisse über diese Mechanismen zur Prävention einsetzen!

Leichte Unterkühlung: Patient zittert, Zustand ist nicht lebensbedrohlich
- Reaktion des Körpers: Stoffwechselsteigerung zur Wärmeproduktion
- Auskühlen vermeiden: trockene, warme Kleidung, verpacken nach dem Thermoskannenprinzip usw.
- Energie zuführen: von außen wärmen (z.B. Hibler-Packung), warme Speisen und Getränke geben

Lebensbedrohliche Unterkühlung: Patient zittert nicht, evtl. schläfrig/bewusstlos
- Energiereserven des Körpers sind verbraucht.
- Bergungstod vermeiden: Erschütterungen und Bewegung vermeiden
- Auskühlen vermeiden: wie bei leichter Unterkühlung, aber nicht bewegen!
- Hibler-Packung zum Aufwärmen
- Auch bei anscheinend toten Patienten Wiederbelebungsmaßnahmen durchführen.

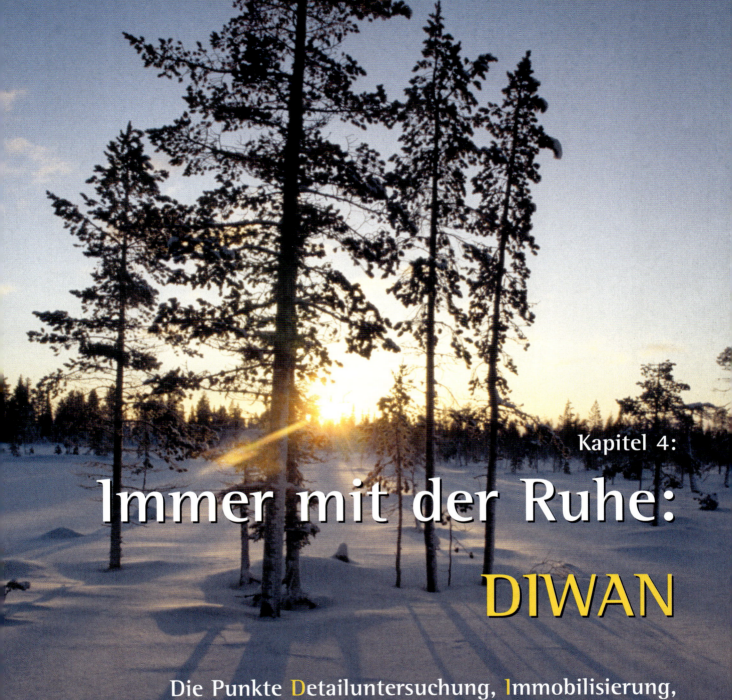

Kapitel 4:

Immer mit der Ruhe:

DIWAN

Die Punkte Detailuntersuchung, Immobilisierung, Wundversorgung, Abtransport organisieren und Notfallcamp einrichten erfordern ruhiges, sorgfältiges Handeln.

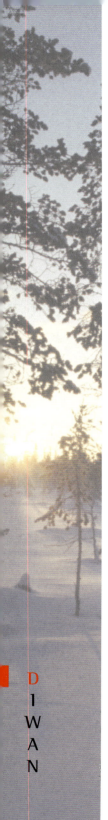

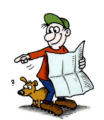

> **DIWAN: Detailuntersuchung**
>
> Dies ist der erste Punkt des **DIWAN**. Zu diesem Zeitpunkt der Rettung sind alle lebensbedrohlichen Störungen erkannt und behandelt. Du hast also viel Zeit, um in aller Ruhe eine detaillierte Untersuchung deines Patienten durchzuführen. Solltest du dabei jedoch einen Hinweis auf eine **SAU**-gefährliche Störung finden (z. B. durch Kleidung verdeckte bedrohliche Blutung), musst du natürlich sofort wieder zur **SAU** zurückgehen und die Blutung stillen – **SAU**-Gefährliches hat eine höhere Priorität als die **D**etailuntersuchung.

4.1 Die Detailuntersuchung liefert wichtige Infos für die weitere Versorgung des Patienten

In »normalen« Erste-Hilfe-Büchern steht meist wenig über Untersuchungstechniken; im Rahmen der »normalen« Ersten Hilfe ist an dieser Stelle längst der Rettungsdienst anwesend. Outdoor ist die Situation jedoch völlig anders: Nachdem lebensbedrohliche Störungen abgewendet sind, vergehen bis zur Evakuierung durch Profis oft noch Stunden oder gar Tage.

Bodycheck + S.A.M.M.E.L.N.
◊
Informationen
◊
Verdachtsdiagnose
◊
Behandlungsentscheidung

Die im Folgenden beschriebenen Techniken »Bodycheck« und »S.A.M.M.E.L.N.-Anamnese« (↔ 97) liefern dir eine ganze Menge an Informationen über den Zustand deines Patienten. Im Unterschied zu dem BAP-Schema (↔ 42 ff.) kann man hier jedoch keine Entscheidungswege (↔ 46/47) anlegen, die dir jede denkbare Möglichkeit vorzeichnen. Ferner ist eine sichere Diagnose ohne ausgiebige Untersuchungserfahrung, viel medizinisches Hintergrundwissen und ein Röntgengerät meist schwierig.

Im Zweifelsfall lieber übervorsichtig sein

Finde in Zusammenarbeit mit deinem Patienten eine Verdachtsdiagnose und treffe eine Behandlungsentscheidung. Teile beides deinen Mithelfern eindeutig mit. Im Zweifelsfall solltest du immer von der schwereren Verletzung ausgehen. Lieber ein unverletztes Körperteil ruhig stellen, als einen Knochenbruch unversorgt lassen.

Vertrauensverhältnis

Auch für die Psyche deines Patienten ist die Detailuntersuchung von großer Bedeutung. Du beschäftigst dich in aller Ruhe und sehr gewissenhaft mit seinen Beschwerden. Dies schafft ein Vertrauensverhältnis, das bis zur endgültigen Evakuierung sehr wichtig ist; denn dein Patient muss wissen, dass er dir von dem Kribbeln im kleinen Zeh bis zum Harndrang alles anvertrauen kann.

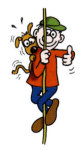

> **Praxistipp: Diagnostik-Übung**
>
> In diesem Abschnitt geht es sehr ausführlich um diagnostische Techniken. Wie alles in der Ersten Hilfe lernst du sie am besten durch Üben. Zum Beispiel so: Bitte einen Freund, dir eine Verletzung oder Erkrankung vorzuspielen, die er schon einmal hatte. Du versuchst durch Bodycheck und S.A.M.M.E.L.N. (↔ 97) herauszufinden, worum es sich handelt.

4.1.1 Mit dem Bodycheck kannst du Verletzungen erkennen

Die besten Hinweise liefern der Patient, deine Augen und deine Hände

Beim Bodycheck tastest du den gesamten Körper des Verletzten von Kopf bis Fuß ab, um einerseits verletzungs- oder erkrankungsbedingte Veränderungen zu erkennen, und um andererseits eindeutig gesunde bzw. unverletzte Körperteile zu identifizieren. Wichtig: Beziehe deinen Patienten mit in die Untersuchung ein: »Kannst du deinen linken Arm bewegen?« – »Tut es weh, wenn ich hier drücke?«

Patienten mit einbeziehen

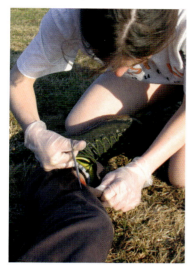

Ganz wichtig: Deine Untersuchung soll keine unnötigen Schmerzen verursachen. Gehe immer zunächst sehr behutsam vor. Wenn keine Symptome erkennbar sind, packst du kräftiger zu, um ganz sicher zu sein, dass der Patient an dieser Stelle unverletzt ist.

Keine unnötigen Schmerzen verursachen
Bei Symptomfreiheit kräftig zupacken

Vergleiche bei der gesamten Untersuchung immer die kranke bzw. verletzte Körperseite mit der gesunden. Ferner gilt: »Keine Diagnose durch die Hose!« Das bedeutet, dass du bei einem Hinweis auf eine Verletzung die entsprechende Stelle freilegen solltest. Wenn Ausziehen nicht ohne Schmerzen möglich ist, musst du die Kleidung aufschneiden.

Seitenvergleich

Bild 55:
»Keine Diagnose durch die Hose!«

Wenn du einen verletzten Bewusstlosen untersuchen möchtest, bringst du ihn natürlich zuerst in die Seitenlage (BAP vor DIWAN). Der Bodycheck selbst läuft im Grunde genauso ab wie beim wachen Patienten. Du musst jedoch viel aufmerksamer tasten und schon beim kleinsten Verletzungsverdacht die Kleidung entfernen.

Verletzter Bewusstloser

Bevor der Ablauf im Einzelnen besprochen wird, folgt hier eine Aufzählung von Punkten, denen du während des gesamten Bodychecks Beachtung schenken musst:

Allgemeine Beurteilung von Hautfarbe und -temperatur
- Blass und kaltschweißig ○ Schock?
- Haut, insbesondere Lippen, bläulich: Zyanose! ○ Atemstörung?
- Haut heiß und rot ○ Hitzschlag? Allergischer Schock?

Hautfarbe und -temperatur beachten

Schmerzäußerungen des Patienten
- Schmerzen in Ruhe? Veränderung der Schmerzen bei Bewegung?
- Druckschmerz, eventuell an einer ganz bestimmten Stelle?
- Stauchungsschmerz bzw. Schmerzlinderung durch Zug in der Längsachse? (○ Knochenbruch!)
- Selbsteinschätzung der Schmerzstärke durch den Patienten auf einer Skala von »0« (schmerzfrei) bis »10« (stärkste vorstellbare Schmerzen)

Schmerzen als »Wegweiser« zur Verletzung

Detailuntersuchung: Bodycheck

Befragen des Patienten

Befragen des Patienten
- Verletzungsmechanismus? (Beispielsweise führt ein plötzlicher Schlag eher zu einem Knochenbruch, langsames »Ausdrehen« eines Gelenkes eher zu einer Verstauchung bzw. Verrenkung.)
- Hat er etwas brechen oder »krachen« hören?
- Wie schätzt er selbst die Schwere der Verletzung ein?
- Wie beurteilt er die Notwendigkeit einer Evakuierung?

Knochenbrüche oder Gelenkverletzungen?

Allgemeine Hinweise auf Knochenbrüche und Gelenkverletzungen
- Deformierung, unnatürliche Lage?
- Abnorme Beweglichkeit oder Bewegungseinschränkung?
- Wunde, eventuell Knochen sichtbar?
- Schwellung?
- Verfärbungen, Bluterguss?
- Geräusch von aneinander reibenden Knochenbruchstücken hörbar?

Bei allen Extremitätenverletzungen Durchblutung, Gefühl, Bewegungsfähigkeit überprüfen!

Bei allen Verletzungen an Extremitäten musst du Durchblutung, Gefühl und Bewegungsfähigkeit auf der körperfernen Seite der Verletzung (Finger, Zehen) untersuchen. Wiederhole die Untersuchung regelmäßig, insbesondere nach dem Anlegen einer Schienung, und protokolliere das Ergebnis. Wenn diese Funktionen beeinträchtigt sind, ist eine schnelle Evakuierung nötig.

So funktioniert die Untersuchung von Durchblutung, Gefühl und Bewegungsfähigkeit auf der körperfernen Seite der Verletzung:

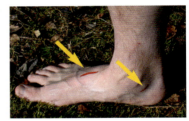

- Durchblutung: Hautfarbe, Hauttemperatur, Puls, Nagelbettprobe (↔ unten)?
- Gefühl: Empfindungsstörungen (Kribbeln, Taubheit)?
- Bewegungsfähigkeit ist beeinträchtigt? (Kann der Patient mit den Fingern bzw. den Zehen wackeln?)

Bild 56:
Pulsfühlen am Fuß: auf dem Fußrücken oder unter dem Innenknöchel

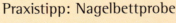

Praxistipp: Nagelbettprobe

Die Nagelbettprobe ermöglicht eine besonders genaue Überprüfung der (Kapillar-)Durchblutung:

Drücke auf den Fingernagel, damit er weiß wird, dann loslassen. Beobachte, wie lange es dauert, bis er wieder rosig wird: Dauert es länger als zwei Sekunden, dann ist die Durchblutung beeinträchtigt.

Bei Kälte ist dieser Test leider sehr ungenau. Bei erfrorenen Fingern funktioniert er natürlich gar nicht.

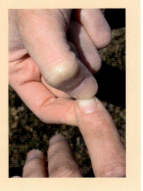

An jedem der »5 Bs« beherzt zupacken

In diesem Abschnitt geht es um konkrete Punkte, die bei der Untersuchung der jeweiligen Körperteile relevant sind. Auch wenn es in erster Linie um die Technik des Bodychecks geht, werden mögliche Verdachtsdiagnosen und die wichtigsten Behandlungsgrundsätze schon einmal kurz angesprochen. Damit der Abschnitt nicht »ausufert« müssen diese Querverweise jedoch leider unvollständig bleiben.

Die Untersuchungsreihenfolge merkst du dir am besten mithilfe der »5 Bs«:

Birne – Beide Arme – Brust – Bauch – Beide Beine.

»5 Bs«

Wenn dich der Patient auf eine bestimmte Verletzung (z. B. Knie verdreht) hinweist, dann kannst du natürlich zuerst das offensichtlich verletzte Körperteil untersuchen. Achte bei der Untersuchung auf die Mimik des Patienten – so kannst du auch bei übertrieben tapferen Patienten die schmerzhaften Stellen identifizieren.

»Birne« (Kopf und Hals)

Schädel-Hirn-Verletzungen (↔ 50) können zu lebensbedrohlichen Bewusstseinsstörungen führen, auch noch Stunden nach dem Unfall. Daher ist die Untersuchung des Kopfes besonders wichtig! Suche nach Wunden, Beulen und anderen Hinweisen von Gewalteinwirkung.

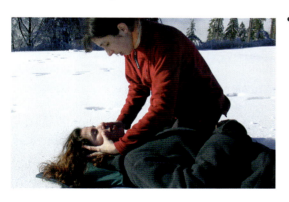

- Zuerst die Haare durchsuchen: Platzwunde? ○ Wenn ja, sieht sie meist schlimmer aus, als sie ist. Mache einen Verband, bei stärkerer Blutung einen Druckverband. Viel wichtiger ist, ob zusätzlich eine Gehirnverletzung vorliegt (↔ 50).
- Sind Schädeldecke und Gesichtsschädel stabil? Betaste diese Teile des Schädels zunächst vorsichtig, dann fester. Gibt es eine »Beule nach innen« oder das Geräusch von aneinander reibenden Knochenbruchstücken? ○ Bei Verdacht auf Schädelbruch schnellstmögliche Evakuierung!
- Sind die Pupillen gleich weit und zeigen beide eine prompte Reaktion auf Lichteinfall? ○ Wenn nein: eventuell Hirnblutung, Sauerstoffmangel oder Vergiftung! Schnellstmögliche Evakuierung!
- Hinweise auf Schädelbasisbruch: Austritt von Blut oder Gehirnflüssigkeit aus Nase oder Ohr (zum Teil wenig bzw. schlecht zu sehen); Bluterguss rund ums Auge ○ schnellstmögliche Evakuierung
- Nasenbluten? ○ meist unproblematisch ○ Kopf nach vorn, Nasenflügel zehn Minuten zusammenpressen, eventuell Nase und Nacken kühlen.

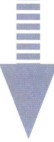

Achtung, Lebensgefahr!

Platzwunde?

BIRNE

Bild 57: »Birne« okay?

Schädelbruch?

Pupillencheck

Schädelbasisbruch?

Nasenbluten?

Detailuntersuchung: Bodycheck

Ausgeschlagene Zähne?
Blut im Mund?

BIRNE

- Alle Zähne noch drin? ◐ Wenn nicht, ausgeschlagene Zähne feucht und möglichst steril verpacken (↔ 141). Evakuierung.
- Wenn Blut aus dem Mund kommt: ◐ Zungenbiss? Nasenbluten?
- Kiefer schmerzfrei und normal beweglich?
- Kehlkopf verletzt?
- Halswirbelsäule vorsichtig betasten und auf Schmerzangaben achten; Bewegung ist nur dann erlaubt, wenn der Unfallhergang keine Hinweise auf eine Wirbelsäulenverletzung vermuten lässt!

Halswirbelsäule verletzt?

Abtasten, bei Schmerzfreiheit bewegen

BEIDE ARME

Beide Arme (inklusive Schultergürtel)
- Schultergürtel stabil? Schultern in die Hände nehmen: zusammendrücken, nach vorne ziehen und nach hinten drücken.
- Arme schmerzfrei und frei beweglich? Arme nacheinander abtasten, bei Schmerzfreiheit bewegen. Durchblutung, Gefühl, Bewegungsfähigkeit an den Händen checken.
- ◐ Bei Verletzungsverdacht: Immobilisieren, P.E.C.H. (↔ 111)

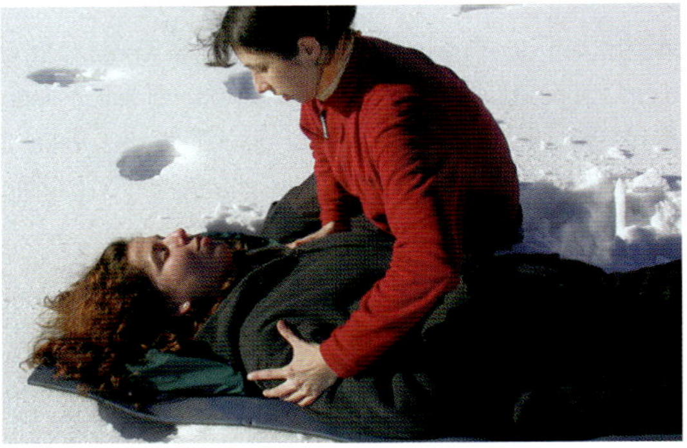

Bild 58:
Beide Arme okay?
Durchblutung, Gefühl, Bewegungsfähigkeit?

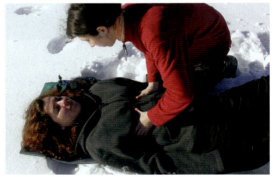

Brust (-korb)
Brustkorbverletzungen können zu Atemstörungen führen, daher ist die Untersuchung und Behandlung einer Verletzung in dieser Körperregion lebenswichtig!
- Alle Rippen stabil? Seitlich, von oben und von hinten auf den Brustkorb drücken. Wenn der Patient Schmerzen angibt, dann versuche durch genaues Anschauen und Betasten herauszufinden, ob eine oder mehrere Rippen gebrochen sind.
- Da durch Druck auf die Rippen auch eine Bewegung der Wirbelsäule verursacht wird, verzichte bei Verdacht auf eine Wirbelsäulenverletzung auf diese Untersuchung.
- Brustbein stabil?
- Rücken in Ordnung? Versuche, auf der Rückseite des Bauches den Rücken zu erreichen und ihn zu betasten. Bei Schmerzangabe Verdacht auf Wirbelsäulenverletzung!

Rippen gebrochen?

BRUST (-KORB)

Achtung: Wirbelsäulenverletzung
Bild 59:
Brust(-korb) okay?

Rücken verletzt?

Bauch

Bauchschmerzen sind ein Symptom, das bei zahlreichen Erkrankungen und Verletzungen auftreten kann. Selbst völlig gesunde Menschen haben manchmal Bauchschmerzen. Sie können jedoch auch ein Hinweis auf eine lebensbedrohliche Störung (z. B. Blutung im Bauchraum) sein. Daher im Zweifelsfall evakuieren!

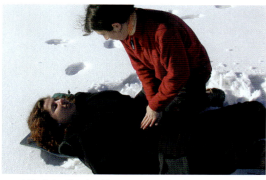

- Teile den Bauch gedanklich in vier Viertel (Quadranten).
- Betaste diese vorsichtig, dann kräftiger, indem du die ausgestreckten Finger beider Hände übereinanderlegst und in den entsprechenden Bereich hineindrückst.
- Mögliche Rückschlüsse → 96: Infokasten »Akute Bauchschmerzen«.

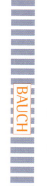

BAUCH

Vier Quadranten

Vorsichtig betasten

Bild 60:
Bauch okay?

Beide Beine (inklusive Beckengürtel)

- Becken stabil? Taste den Beckenkamm und drücke nach innen und nach unten. Bei Instabilität: ○ Beckenbruch? (Achtung: Innere Blutung möglich!)
- Bei der Untersuchung des Beckens fällt unter Umständen auf, dass der Patient eingenässt oder eingekotet ist. ○ Wirbelsäulenverletzung?

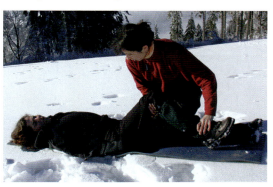

- Beine schmerzfrei und frei beweglich? Beine nacheinander abtasten, bei Schmerzfreiheit bewegen. Durchblutung, Gefühl, Bewegungsfähigkeit an den Füßen checken.
- ○ Bei Verletzungsverdacht immobilisieren, P.E.C.H. (→ 111)
- ○ Bei Verdacht auf Wirbelsäulenverletzung *keine* Bewegung der Beine – nur Durchblutung und Gefühl checken, maximal soll er versuchen, mit den Zehen zu wackeln.

BEIDE BEINE

Beckenbruch?
Patient eingenässt?

Abtasten, bei Schmerzfreiheit bewegen

Durchblutung, Gefühl, Bewegungsfähigkeit

Bild 61:
Beide Beine okay?

Nochmal der Hinweis: Halte bei der gesamten Untersuchung Blickkontakt mit dem Patienten. Dann merkst du sofort, wo es ihm weh tut.

Blickkontakt

Detailuntersuchung: Bodycheck

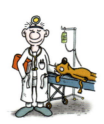

Info: Akute Bauchschmerzen

Die Ursachen für akute Bauchschmerzen sind vielfältig. Manchmal lässt die Lokalisation gewisse Rückschlüsse auf die Ursache zu. Weitere Hinweise liefert das Ergebnis von S.A.M.M.E.L.N.

Unabhängig davon, ob die Ursache eingegrenzt werden kann oder nicht, sollte ein Patient in folgenden Fällen evakuiert werden:
- Bauchschmerzen, die länger als einige Stunden andauern; insbesondere wiederkehrende, krampfartige, starke Schmerzen (Koliken)
- Abwehrspannung (Bauchmuskulatur ist unwillkürlich hart angespannt)
- Dauerndes oder schwallartiges Erbrechen, insbesondere wenn Blut enthalten ist oder das Erbrochene kaffeesatzartig aussieht
- Begleitendes Fieber ○ Infektion
- Bluthaltiger und/oder schwarzer Stuhl (»Teerstuhl«) ○ Darm-/Magenblutung

Ursachen für akute Bauchschmerzen und typische Stellen mit Druckschmerz:

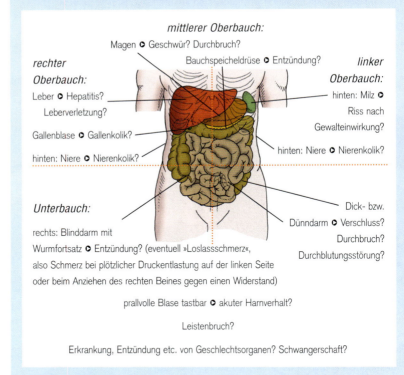

mittlerer Oberbauch:
Magen ○ Geschwür? Durchbruch?
Bauchspeicheldrüse ○ Entzündung?

rechter Oberbauch:
Leber ○ Hepatitis? Leberverletzung?
Gallenblase ○ Gallenkolik?
hinten: Niere ○ Nierenkolik?

linker Oberbauch:
hinten: Milz ○ Riss nach Gewalteinwirkung?
hinten: Niere ○ Nierenkolik?

Dick- bzw. Dünndarm ○ Verschluss? Durchbruch? Durchblutungsstörung?

Unterbauch:
rechts: Blinddarm mit Wurmfortsatz ○ Entzündung? (eventuell »Loslassschmerz«, also Schmerz bei plötzlicher Druckentlastung auf der linken Seite oder beim Anziehen des rechten Beines gegen einen Widerstand)

prallvolle Blase tastbar ○ akuter Harnverhalt?

Leistenbruch?

Erkrankung, Entzündung etc. von Geschlechtsorganen? Schwangerschaft?

Handeln:
- Möglichst schmerzarme Lagerung, meist ist die »Embryohaltung« am besten
- Bei Infektionen können Antibiotika helfen (↔ 131)
- Vorläufig keine Speisen und Getränke, v. a. bei geplanter Evakuierung

4.1.2 Bei der Anamnese muss man Hinweise aus der Vorgeschichte S.A.M.M.E.L.N.

Eine richtig gute Anamneseerhebung braucht neben einer ausführlichen medizinischen Ausbildung auch viel Erfahrung und Übung. Für die Erste Hilfe gilt: Je mehr du über die Erkrankung oder Verletzung des Patienten herausfindest, desto wahrscheinlicher ist es, dass deine Diagnose und Behandlung richtig sind.

Möglichst viele Hinweise S.A.M.M.E.L.N.

Das Ziel einer möglichst umfassenden Anamnese erreichst du mit der Merkhilfe »Hinweise S.A.M.M.E.L.N.«. Sie hilft dir einerseits beim Strukturieren des Gesprächs und lässt dich andererseits überprüfen, ob du die wichtigsten Aspekte abgefragt hast. Denke daran, deine Untersuchungsergebnisse schriftlich zu protokollieren, damit du eine vollständige Übergabe an die professionellen Retter machen kannst.

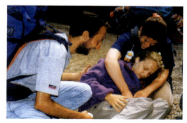

Bild 62:
Ursachensuche bei akuten Bauchschmerzen

Symptome
- Welche Beschwerden bzw. Schmerzen hast du? Seit wann?
- Wie haben die Beschwerden angefangen? Wie war der Verlauf?
- Beschreibe den Charakter der Beschwerden bzw. Schmerzen.

Allergien
- Hast du Allergien? Wenn ja, welche?
- Wie äußern sich die Allergien sonst und was hilft dir?

Medizinische Vorgeschichte
- Welche Vor- bzw. Grunderkrankungen hast du? Diabetes? Epilepsie? Asthma? Herz-Kreislauf-Erkrankungen?
- Operationen gehabt? Blinddarm noch drin?
- Akute Verletzungen in den letzten Tagen?

Medikamente
- Welche Medikamente nimmst du (regelmäßig) ein? (Packungsbeilage lesen!)
- Hast du neuerdings deine Medikation verändert?

Essen und Trinken
- Wann und was hast du zuletzt gegessen? Verdorbenes?
- Wann und was hast du zuletzt getrunken? Ausreichend viel?

Letzte Ausscheidungen
- Wann warst du zuletzt auf der Toilette? Waren Stuhl oder Urin ungewöhnlich?
- Musstest du dich übergeben?

Neuartige Beschwerden
- Sind ähnliche Anzeichen schon einmal aufgetreten? Wenn ja: Vergleiche!

Detailuntersuchung: Anamnese

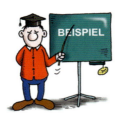

Beispiele für Untersuchungsergebnisse bei der Anamnese:

- Der »Blinddarm« (genauer: Wurmfortsatz des Blinddarms) des Patienten ist bereits entfernt worden. ○ Die Bauchschmerzen können also nicht von einer Wurmfortsatzentzündung (Appendizitis) kommen.
- Dein Tourenkollege ist Diabetiker und fühlt sich nicht wohl. ○ Bringe ihn dazu, seinen Blutzucker zu testen.
- Der Patient hat ein Medikament eingenommen, mit dem er bisher noch keine Erfahrungen gesammelt hat. ○ Nebenwirkungen?
- Dein Freund hat einheimische Speisen zu sich genommen, die eventuell nicht ganz gar gekocht waren, und er hat Fieber. ○ Magen-Darm-Infektion?
- Er hat wenig getrunken und einen dunkel gefärbten (oder keinen) Urin festgestellt. ○ Flüssigkeitsmangel? Harnverhalt?
- Er hat seit drei Tagen keinen Stuhlgang mehr gehabt. ○ Verstopfung? Darmverschluss?
- Er muss häufiger als normalerweise pinkeln und hat Schmerzen beim Wasserlassen. ○ Blasenentzündung?
- ... überlege selbst weitere Beispiele!

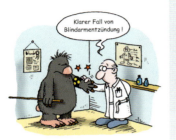

Checkliste: DIWAN – Detailuntersuchung

Beziehe den Patienten bei der gesamten Untersuchung mit ein. Finde gemeinsam mit ihm eine Verdachtsdiagnose und triff eine Behandlungsentscheidung. Teile beides deinen Mithelfern eindeutig mit.

Die »5 Bs« mit allen Sinnen gewissenhaft untersuchen:
- **B**irne
- **B**eide Arme
- **B**rust
- **B**auch
- **B**eide Beine

Beim Anamnesegespräch möglichst viele Hinweise S.A.M.M.E.L.N.:
- **S**ymptome
- **A**llergien
- **M**edizinische Vorgeschichte
- **M**edikamente
- **E**ssen und Trinken
- **L**etzte Ausscheidungen
- **N**euartige Beschwerden

Alle Untersuchungsergebnisse schriftlich dokumentieren. Eine vollständige Übergabe an das professionelle Rettungsteam machen.

> **DIWAN: Immobilisierung**
>
> In der **D**etailuntersuchung hast du herausgefunden, welche Verletzungen dein Patient hat. Wenn es Knochenbrüche, Gelenk- oder Muskelverletzungen sind, müssen sie **i**mmobilisiert werden.
>
> In den ersten drei Abschnitten des Teilkapitels 4.2 geht es um diese Verletzungsarten, deren Kennzeichen und ihre Behandlung. Im Abschnitt 4.2.4 werden verschiedene Techniken zur Ruhigstellung und Schienung besprochen.

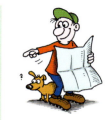

4.2 Bei Knochenbrüchen, Gelenk- und Muskelverletzungen ist Immobilisierung die wichtigste Maßnahme

Der Stütz- und Bewegungsapparat ermöglicht uns die aufrechte Bewegung, und er schützt wichtige innere Organe (z. B. Gehirn, Bauchorgane). Die Muskeln sind zudem ein wichtiger Wärmelieferant (↔ 82: Regulation der Körpertemperatur).

Funktion des Stütz- und Bewegungsapparats

Folgende Hauptbestandteile werden zum Stütz- und Bewegungsapparat gerechnet: Knochen, Knorpel, Muskeln, Sehnen (über diese sind Muskeln mit Knochen verbunden), Gelenke (bewegliche Verbindung zweier Knochen) und Bänder (meist zur Verstärkung von Gelenken). Entgegen der landläufigen Meinung sind also Sehnen etwas anderes als Bänder.

Bestandteile

Bevor du in die Details eintauchst, gibt es hier noch drei einleitende Hinweise:
Erstens: Ein solides Wissen über Anatomie und Physiologie des Stütz- und Bewegungsapparats ist für eine erfolgreiche Untersuchung und Behandlung von großem Vorteil. Eine detaillierte Darstellung dieser Themen würde jedoch den Rahmen dieses Buches sprengen, daher werden nur einige Beispiele genannt. Am besten du ziehst ein entsprechendes Lehrbuch zu Rate (↔ 187: Literaturverzeichnis).

Anatomiekenntnisse sind wichtig.

Zweitens: Eine sichere Diagnose eines Bänderrisses, Knochenbruches, o. Ä. ist ohne Röntgenbild oft schwierig bis unmöglich. Entscheidend ist jedoch auch weniger die Frage, ob das Band gerissen oder der Knochen gebrochen ist. Viel wichtiger ist: »Kann der Patient mit dieser Verletzung die Tour fortsetzen, kann er sich selbst evakuieren oder muss er ausgeflogen werden?« Bei Diagnostik, Immobilisierung und weiterer Behandlung sollte dieser Frage mehr Raum gegeben werden als der Spekulation über die genaue Diagnose. Letztendlich kann nur der Patient entscheiden, wie er wieder nach Hause kommt. Unterstütze den Patienten dabei, diese Entscheidung aufgrund möglichst vieler, gut abgewogener Informationen zu treffen. Dieser Abschnitt liefert das nötige Hintergrundwissen.

Genaue Diagnose ist schwierig – Evakuierungsentscheidung ist wichtiger.

Patient entscheidet selbst über seine Evakuierung.

Drittens: Denke bei der Untersuchung der offensichtlichen Verletzung (z. B. Knie verdreht) immer daran, dass der Patient auch noch weitere Verletzungen (z. B. am Kopf) haben könnte. Diese sind unter Umständen sogar SAU-gefährlich. Mache daher bei *jedem* ernsthaft verletzten Patienten einen vollständigen Bodycheck!

Immer kompletter Bodycheck!

Knochenbrüche, Gelenk- und Muskelverletzungen

4.2.1 Knochenbrüche verletzen die empfindliche Knochenhaut

Die Knochen des Menschen sind von einer sehr empfindlichen Haut bedeckt: der Knochenhaut. Wird sie durch einen Knochenbruch oder eine Prellung verletzt, tut es unheimlich weh.

Offener Knochenbruch

Wenn es bei einem Knochenbruch zusätzlich eine Wunde im Bereich der Bruchstelle gibt, spricht man von einem offenen Knochenbruch. Dabei ist es für die Begrifflichkeit unerheblich, ob eine Verbindung von außen zum Bruchspalt besteht oder nicht. Die Infektionsgefahr ist bei einer solchen Verbindung natürlich erheblich größer.

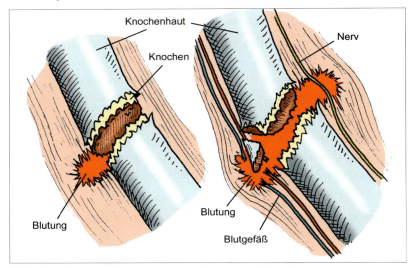

Bild 63:
Einfacher und komplizierter Knochenbruch

Gefahren

Gefahren von Knochenbrüchen
- Blutverlust (↔ 65: Bild 43) ◐ Schock
- Fettembolie (↔ 101: Infokasten)
- Verletzung und Beeinträchtigung von Blutgefäßen, Nerven, Muskeln und Bindegewebe im Bruchbereich; dadurch können Schäden entstehen, die erst Stunden später gravierend werden – also frühzeitig darauf achten!
- Wundinfektion bei offenen Brüchen, insbesondere eine Knocheninfektion, ist extrem gefährlich, da sie große Probleme verursachen kann.

Erkennen von Knochenbrüchen

Sichere Erkennungszeichen

Beim Vorliegen sicherer Erkennungszeichen wie sichtbarer Knochenenden, Beweglichkeit gelenkfreier Knochenabschnitte, Deformierung, Stufenbildung usw. kannst du auch als Laie einen Knochenbruch sicher diagnostizieren. Wenn lediglich unsichere Erkennungszeichen wie Schmerzen, Schwellung, Bluterguss etc. festzustellen sind, ist eine verlässliche Diagnose meist nicht möglich.

Unsichere Erkennungszeichen

Prellung der Knochenhaut?

Insbesondere eine Differenzierung zu einer Prellung der Knochenhaut ist ein problematisches Unterfangen. Doch genau für dieses Problem gibt es ein für die Outdoor-

Info: Fettembolie

Die Fettembolie kann bei Brüchen von großen Röhrenknochen (z. B. Oberschenkel) auftreten. Dabei gelangen Fetttröpfchen, die auf verschiedene Arten entstanden sein können, über die Venen und durch die rechte Herzkammer in die Lunge. Dort bleibt das Fett hängen, weil es wegen seiner großen Oberflächenspannung die kleinen Blutgefäße nicht wie Blut durchfließen kann.

Diese Verstopfung bezeichnet man als Lungenembolie (↔ 76). Der Patient bekommt plötzlich einen starken, oft stechenden Brustschmerz und heftige Atemnot. Der Zustand ist lebensbedrohlich. Durch richtige Ruhigstellung bzw. Schienung und ruhigen Transport kann die Gefahr einer Fettembolie verringert werden.

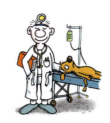

rettung sehr hilfreiches zusätzliches Anzeichen: den »Stauchungsschmerz«. Stauche bei der Untersuchung den vermutlich verletzten Knochen in Längsrichtung. Beispielsweise kannst du beim Verdacht auf einen Beinbruch von unten her vorsichtig gegen die Ferse klopfen. Wenn das keine zusätzlichen Schmerzen verursacht, kannst du den Fuß in die Hand nehmen und das Bein kräftiger in Längsrichtung stauchen. Wenn der Patient dann einen deutlichen, eventuell stechenden zusätzlichen Schmerz verspürt, musst du von einem Knochenbruch ausgehen. Ferner lindert ein Längszug in der Regel die Schmerzen. Bei einer Prellung der Knochenhaut, die am Ort der Prellung ebenso schmerzhaft wie ein Bruch sein kann, bereitet die Stauchung keine besonderen Schmerzen.

Stauchungsschmerz bei Knochenbrüchen

Hintergrund des beschriebenen Effekts ist, dass ein Zusammenpressen der verletzten Knochenenden die empfindliche Knochenhaut reizt, ein Längszug sie jedoch entlastet.

Je nachdem, wie stark das umliegende Gewebe mitbetroffen ist, »funktioniert« diese Art der Untersuchung mehr oder weniger gut.

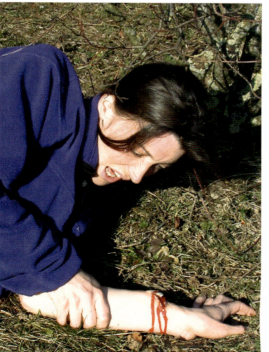

Bild 64:
Hier ist keine aufwändige Diagnostik nötig: offener Knochenbruch!

Knochenbrüche

Handeln bei Knochenbrüchen

Vorübergehende Immobilisierung

Jeder Knochenbruch muss immobilisiert werden. Zur vorübergehenden Immobilisierung und in der Straßen-Erste-Hilfe eignet sich eine ruhige, gepolsterte Lagerung des verletzten Körperteils, beispielsweise auf einen Schlafsack, zwischen zwei Rucksäcken oder Ähnlichem.

Achsengerechter Längszug

Wenn du bei der Diagnostik festgestellt hast, dass ein achsengerechter Längszug die Schmerzen lindert, kannst du ihn auch zur Behandlung anwenden. Vor allem bei kleineren Umlagerungsaktionen kann diese Technik dem Patienten helfen. Zusätzlich achte beim Umlagern natürlich darauf, den Knochenbruch gewissenhaft zu unterstützen:

Achtung beim Umlagern

Am besten, es kümmert sich ein Helfer *nur* um die Ruhigstellung des Bruches.

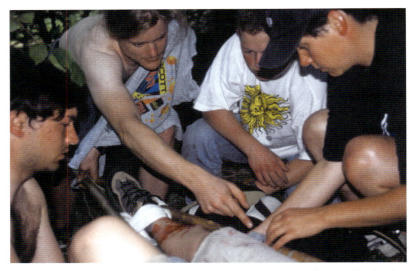

Bild 65:
Die Versorgung eines Patienten mit Knochenbruch erfordert höchste Aufmerksamkeit von allen Beteiligten.

Endgültige Immobilisierung: Schienung

Dauert die Rettung jedoch länger oder muss der Patient transportiert werden, ist eine endgültige Immobilisierung mithilfe einer Schienung angesagt (↔ 113ff.).

Offene Knochenbrüche: Wundversorgung

Bei offenen Brüchen musst du die Wunde schnellstmöglich (also vor der Schienung) steril bedecken. (Dies ist die einzige Ausnahme von der DIWAN-Regel, die eigentlich eine Wundversorgung nach der Immobilisierung vorsieht.) Bei offenen Knochenbrüchen darf keine Wunddesinfektion durchgeführt werden.

Problematische Fehlstellung wieder einrichten

Insbesondere wenn bei fehlgestellten Knochenbrüchen Durchblutung, Gefühl oder Bewegungsfähigkeit beeinträchtigt sind *und* ärztliche Hilfe mehrere Stunden oder gar Tage entfernt ist, solltest du versuchen, den Bruch durch achsengerechten Längszug einzurichten. Vorher sollte der Patient ein Schmerzmittel einnehmen. Auch mit stark verschmutzten Knochenbrüchen sollte so verfahren werden (TRÜBENBACH 2000). Nach dem Einrichten muss die Extremität natürlich geschient werden, vorzugsweise mit einer Streckschiene (↔ 118ff.).

Durch die unnatürliche Lage bei fehlgestellten Knochenbrüchen oder bei Verrenkungen kann Gewebe geschädigt werden. Es können z. B. Nerven und Blutgefäße eingeklemmt werden. Daher sollten fehlgestellte Brüche und Verrenkungen möglichst schnell wieder eingerichtet (reponiert) werden.

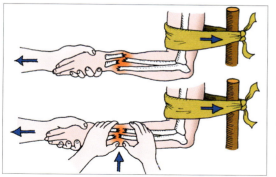

Bild 66:
Einrichten fehlgestellter Brüche nur in Extremsituationen!

Aber: Diese Maßnahme ist dem Arzt vorbehalten, da sie – falsch ausgeführt – zu weiteren schlimmen Schäden führen kann. Ein fehlgeschlagener Repositionsversuch führt zu stärkeren Schmerzen, eventuell zu eingeklemmten Nerven oder Blutgefäßen und macht den nächsten Versuch noch schwieriger. Der Autor will dich daher nicht zu einer generellen Anwendung dieser Maßnahme ermuntern – sie sollte nur in Extremsituationen durchgeführt werden. Am besten, du erlernst sie unter ärztlicher Anleitung, z. B. bei einem Krankenhauspraktikum.

4.2.2 Gelenkverletzungen kann man durch Schmerzangaben des Patienten voneinander unterscheiden

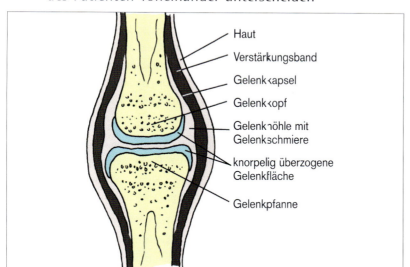

Bild 67:
Gelenkaufbau (schematisch)

Ein Gelenk ist die bewegliche Verbindung zweier Knochen. Durch die Form der Knochen (z. B. Gelenkkopf und -pfanne) wird eine gewisse Form und Führung vorgegeben, doch ohne Knorpel und Bindegewebe wäre das Gelenk wohl kaum funktionstüchtig. Durch den Knorpelüberzug und die Gelenkschmiere wird das Gelenk leichtgängig. Stabilisiert wird es durch eine Kapsel aus festem Bindegewebe, die an

Knochenbrüche, Gelenkverletzungen

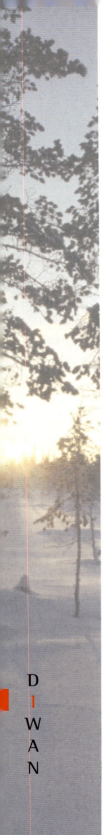

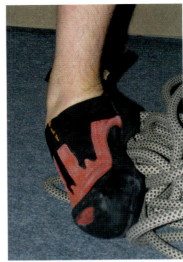

Verstauchung: kurzzeitige Lageveränderung

Blutergüsse, Schwellungen Kapsel- und Bänderrisse

Bild 68: Typischer Verletzungsmechanismus für einen verstauchten Fuß

bestimmten Stellen durch Bänder verstärkt wird.

Bei einer Verstauchung wird das Gelenk kurzzeitig aus seiner normalen Lage gebracht. Dabei treten durch das Zerreißen kleiner Blutgefäße und die Verletzung des Gewebes fast immer mehr oder weniger große Blutergüsse und Schwellungen auf, in schwereren Fällen auch Risse der Gelenkkapsel oder Bänderrisse.

Verrenkung: bleibende Lageveränderung

Eine Verrenkung ist eine bleibende Lageveränderung der gelenkbildenden Knochen, auf Deutsch: »Der Gelenkkopf hüpft aus der Gelenkpfanne und bleibt draußen.« Dieser Zustand wird oft dadurch stabilisiert, dass sich die umgebende Muskulatur zusammenzieht. Auch hier treten Schwellung, Blutergüsse sowie Kapsel- und Bänderrisse auf.

Erkennen: Schmerzen bei bestimmten Bewegungen

Erkennen von Bänderrissen (bei Verstauchungen)
Eine Bänderverletzung kann man manchmal dadurch erkennen, dass man das Gelenk in Richtung des vermutlich verletzten Bandes belastet (also den Verletzungsmechanismus »wiederholt«). Wenn ein plötzlicher, eventuell stechender Schmerz dabei auftritt, ist eine Bänderverletzung wahrscheinlich. Ein mehr diffuser Schmerz wird eher vom Bluterguss bzw. der Schwellung verursacht. Diese Unterscheidung ist jedoch auch für Erfahrene schwierig. Nutze diese Technik also weniger zum Erkennen, als vielmehr zum Ausschließen eines Bänderrisses. Das bedeutet: Bevor dein Kollege wieder auf die Füße springt, dehne das vermutlich unverletzte Band kräftig. Wenn dies heftige Schmerzen verursacht, solltet ihr doch über eine Immobilisierung nachdenken.

Abwarten schadet nicht.

Wenn du dir bei deiner Diagnose unsicher bist, gilt bei Extremitätenverletzungen folgende Regel: Sofern Durchblutung, Gefühl und Bewegungsfähigkeit nicht eingeschränkt sind, schadet es nicht, eine Nacht abzuwarten und die Evakuierungsentscheidung auf den nächsten Tag zu verschieben.

Erkennen von Verrenkungen
Verrenkungen sind leichter zu diagnostizieren als Bänderrisse. Das Gelenk zeigt meist eine deutliche Deformierung und eine Bewegungseinschränkung. Ein leichtes Bewegen ist jedoch verhältnismäßig schmerzarm möglich. In der Fachsprache wird dies oft bildhaft als »federnde Beweglichkeit« bezeichnet. Diese Regel gilt leider nicht generell: Es gibt auch Verrenkungen, die dem Patienten höllisch weh tun.

»Federnde Beweglichkeit«

Beispiel: »Verknackster Fuß« – Das am häufigsten verletzte Gelenk des Körpers

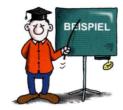

Das »Fußgelenk« besteht aus mehreren Teilgelenken, von denen für uns das obere Sprunggelenk am wichtigsten ist. Es ist das am häufigsten verletzte Gelenk des Körpers. Die »übliche Verletzung« ist eine Verstauchung. Aber auch Verrenkungsbrüche kommen vor (sehr schmerzhaft und problematisch!). Bei der Verstauchung nach außen sind die folgenden beiden Bänder am häufigsten betroffen:

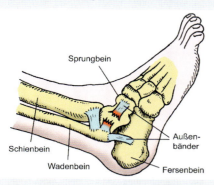

1. Das Ligamentum talofibulare anterius, also das vordere der Bänder vom Sprungbein (Talus) zum Wadenbein (Fibula): Bei 70 % der Bänderverletzungen des Knöchels ist dieses Band isoliert betroffen. Es ist das am häufigsten verletzte Band des Körpers. Es reißt vor allem bei einem Abknicken des Fußes nach vorne außen.

2. Das Ligamentum calcaneofibulare, zwischen Fersenbein (Calcaneus) und Wadenbein (Fibula): Bei 20 % der Bänderverletzungen des Knöchels ist dieses Band (gemeinsam mit dem Lig. talofibulare anterius) betroffen.

Um bei einem »verknacksten Fuß« einen Bänderriss auszuschließen, kannst du den Fuß unterhalb und oberhalb des Gelenkes fest in die Hände nehmen und das Fußgelenk nach vorn bzw. nach außen abknicken. Wenn dabei kein Schmerz auftritt, ist eine Bandverletzung eher unwahrscheinlich. 100 %ige Sicherheit bietet diese Untersuchungstechnik jedoch nicht. Wenn du Gewissheit haben willst, muss der Patient ins Krankenhaus.

Unterscheidung von Verrenkungen und Brüchen im Gelenkbereich
Das wichtigste Unterscheidungsmerkmal ist der Bewegungsschmerz: Weil sich die im Gelenkbereich natürlich sehr mobilen Bruchstücke besonders stark bewegen, sind solche Brüche bereits bei der kleinsten Bewegung äußerst schmerzhaft. Ferner sind manchmal aneinander reibende Knochenbruchstücke fühl- oder hörbar.

Achtung, Verwechslungsgefahr: Verrenkungsbruch

Hier muss noch einmal an den Grundsatz aus Abschnitt 4.1.1 (↔ 91) erinnert werden: Deine Untersuchung soll keine *unnötigen* Schmerzen verursachen! Eine schmerzhafte Untersuchung ist nur dann gerechtfertigt, wenn du ohne sie eine Entscheidung nicht treffen kannst, die jedoch für das weitere Vorgehen (Evakuierung etc.) unbedingt erforderlich ist.

Gelenkverletzungen

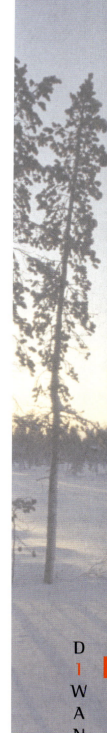

Handeln bei Gelenkverletzungen
Auch bei Gelenkverletzungen ist die Immobilisierung die wichtigste Maßnahme.

Analog zum Einrichten von fehlgestellten Knochenbrüchen gilt bei Verrenkungen folgende Regel: Wenn durch die Verrenkung Durchblutung, Gefühl oder Bewegungsfähigkeit beeinträchtigt sind *und* ärztliche Hilfe mehrere Stunden oder gar Tage entfernt ist, solltest du versuchen, das Gelenk einzurenken. Auch diese Maßnahme ist dem Arzt vorbehalten und darf daher nur in Extremsituationen von Laien durchgeführt werden. Insbesondere ist es wichtig, vorher einen Bruch im Gelenkbereich auszuschließen, da in diesem Fall ein Einrenkversuch erheblichen Schaden verursachen kann.

Nur in Extremsituationen: Einrenkversuch unternehmen

Einrenken geschieht meist durch einen Längszug, der die gelenkbildenden Knochen voneinander entfernt. Dabei ist es ungemein wichtig, dass der Patient seine Muskulatur entspannt. Ist dies erfolgt oder hat lange andauernder Zug die Muskeln ermüdet, renkt sich das Gelenk normalerweise bei Zugentlastung wieder »von selbst« ein. Dabei kann man durch bestimmte Bewegungen etwas »nachhelfen«. Die Abbildung zeigt dieses Prinzip für eine Fingerverrenkung.

Längszug ○ entspannen ○ einrenken

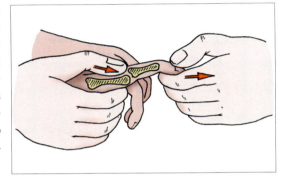

Bild 69: Einrenken einer Fingerverrenkung

Erfolgreiches Einrenken schafft sichtbare Erleichterung.

Eine erfolgreiche Einrenkung bemerkt man manchmal durch ein entsprechendes Geräusch oder durch die plötzliche Entspannung der Gesichtszüge des Patienten.

Beispiel: Schulterverrenkung

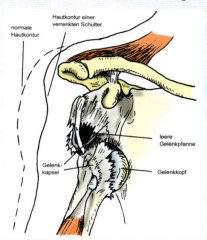

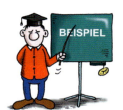

Da der Arm weit in alle Richtungen beweglich sein muss, ist das Schultergelenk ein Kugelgelenk mit einer sehr flachen Gelenkpfanne. Es wird hauptsächlich von Muskulatur und der Gelenkkapsel in Position gehalten. Da ist es verständlich, dass Verrenkungen der Schulter relativ oft vorkommen; einem Bewusstlosen kann man sogar ohne großen Kraftaufwand den Arm auskugeln – also Vorsicht bei der Seitenlage!

Eine verrenkte Schulter erkennt man an folgenden Anzeichen:
- Deformierung: oberer Rand der leeren Gelenkpfanne als Kante tastbar
- Patient kann den Arm nicht auf dem Brustkorb ablegen
- Unfallmechanismus: meist Ausdrehen des Schultergelenks nach hinten oben

Auch beim Einrenken von Schulterverrenkungen gilt: Wenn eine ärztliche Versorgung in wenigen Stunden erreicht werden kann, solltest du das verrenkte Gelenk ruhig stellen und eine Evakuierung einleiten. Andernfalls ist schnelles Einrenken angezeigt: Es gilt der Grundsatz »Längszug ⊙ Entspannen ⊙ Einrenken«. Zuvor musst du dir jedoch sicher sein, dass kein Knochenbruch vorliegt!

Nebenstehende Technik nach WEISS 1997 ist besonders schonend und auch mit nur einem Helfer oder gar in Selbstbehandlung durchführbar.

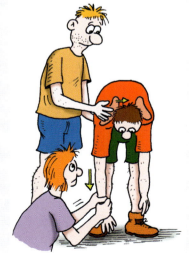

Der Patient beugt sich vornüber und lässt seinen Arm entspannt hängen. Helfer A sollte den Patienten stützen. Helfer B dreht die Handfläche nach vorn und baut einen Zug von ca. vier bis sieben Kilo auf. Dann bewegt er den Arm *sehr langsam* nach vorn. Helfer A kann mit dem Daumen das Schulterblatt nach innen drücken, damit der Oberarmknochen die Gelenkpfanne besser »findet«. Nach dem Einrenken ist unbedingt eine Ruhigstellung und Evakuierung erforderlich.

Gelenkverletzungen

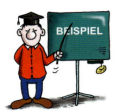

Beispiel: Knieverletzungen

Das Kniegelenk bereitet leider vielen Outdoorern immer wieder Probleme. Am häufigsten treten Überlastungsschäden auf. Diese werden meistens nur durch konsequentes Schonen wieder besser. Für die Erste Hilfe sind vor allem Verletzungen relevant. Typische Verletzungen des Kniegelenkes betreffen die Menisken (vor allem Innenmenisken), die Kreuzbänder sowie die Kniescheibe.

Die Menisken sind normalerweise für eine gute Führung der Gelenkköpfe des Oberschenkelknochens und für das Puffern von senkrechten Stößen auf das Kniegelenk zuständig. Ein Meniskusriss tritt typischerweise bei einer Drehung des Kniegelenkes nach außen auf. Oft haben die Patienten bei dieser Verletzung das Gefühl, ihr Knie nicht richtig strecken zu können, sie spüren einen Widerstand, der von einem falsch liegenden Stück des zerrissenen Meniskus herrührt.

Ein Kreuzbandriss tritt beispielsweise auf, wenn das Gelenk unter Belastung überstreckt wird. Dies kann recht leicht beim Bergabgehen mit Gepäck passieren. Die Untersuchung besteht darin, beim sitzenden Patienten (Knie 90° angewinkelt) den Schienbeinkopf mit beiden Händen zu greifen und nach vorn »herauszuziehen« (so genannte vordere Schublade) bzw. nach hinten wegzudrücken (so genannte hintere Schublade). Im Vergleich mit dem gesunden Knie kannst du beurteilen, ob der erreichte »Schubladenauszug« unnatürlich groß ist (zwei bis drei Zentimeter), was für eine Kreuzbandverletzung spricht.

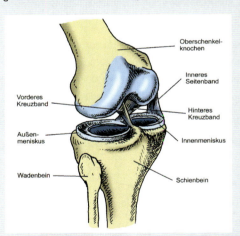

Die häufigste Verletzung der Kniescheibe ist deren Verrenkung. Meistens ist die Kniescheibe nach außen verschoben, und das Knie wird zur Schonung gebeugt gehalten. Eine solche Verletzung ist oft wiederkehrend und tritt bei Drehbewegungen mit leicht angewinkeltem Knie auf.

Die Verrenkung ist leicht zu erkennen – die Kniescheibe sitzt einfach nicht an ihrem Platz. Auch hier ist das Einrenken eigentlich Arztsache. In extremen Outdoorsituationen kannst du versuchen, das Bein bei angewinkelter Hüfte vorsichtig zu strecken und die Kniescheibe an ihren Platz zu schieben. Auch hier musst du dich zuvor vergewissern, dass kein Knochenbruch vorliegt. Danach sollte das Kniegelenk ruhig gestellt und der Patient evakuiert werden.

4.2.3 Muskel- und Sehnenverletzungen schmerzen bewegungsabhängig

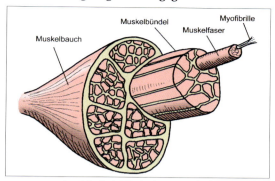

Bei einer Muskelkontraktion arbeiten viele fadenförmige Muskelfibrillen koordiniert zusammen. Sie sind zu Bündeln von Muskelfasern gepackt, diese wiederum zu noch größeren Bündeln, so genannten Faszikeln. Von diesen ergeben mehrere zusammen den Muskel. Die bekannten, ineinander geschachtelten russischen Holzpuppen (Matrjoschka) sind eine gute Veranschaulichung für den Muskelaufbau.

Bild 70: Muskelaufbau

Da sich ein Muskel aktiv nur verkürzen kann, gehört zu jedem Muskel ein (oder mehrere) Gegenspieler.

Muskelfaserrisse, so genannte Muskelzerrungen und Muskelrisse treten vor allem bei plötzlicher Belastung des Muskels auf. Besonders anfällig ist ein kalter Muskel, der zum Zeitpunkt dieser Belastung unter Sauerstoffmangel leidet (↔ 40: kleiner Text).

Verletzung bei plötzlicher Belastung

Wichtigstes Erkennungszeichen aller Muskel- und Sehnenverletzungen ist natürlich der bewegungsabhängige Schmerz.

Bewegungsabhängiger Schmerz

Bei einer verhältnismäßig geringen Zahl gerissener Fasern ist der Muskel noch »einsatzfähig«, tut mäßig weh und muss nur etwas geschont werden. Der Patient kann normalerweise selbst entscheiden, was ihm guttut und wann er den verletzten Muskel wieder belasten will. Sinnvoll ist eine Behandlung nach dem P.E.C.H.-Prinzip (↔ 111).

Schonen

Ist der Muskel komplett durchgerissen, kann man das von außen ertasten, und er ist nicht mehr zu gebrauchen, bevor er wieder angenäht wurde. Es kann auch passieren, dass die Sehne reißt, über die der Muskel am Knochen festgewachsen ist, oder dass die Sehne mitsamt einem Stück vom Knochen abreißt. Ein typisches Erkennungszeichen für derartige Muskel- und Sehnenrisse ist eine Aufwölbung, die beim Anziehen des Muskels entsteht. Eine Immobilisierung und Evakuierung ist in diesen Fällen natürlich unumgänglich.

Schwere Muskel- und Sehnenverletzungen

Der gefürchtete Muskelkater entsteht bei Überlastung eines (zu) wenig trainierten Muskels. Vor allem die Dehnung eines angespannten Muskels, z. B. beim Bergabgehen, führt zu Problemen (so genannte exzentrische Belastung). Die Entstehung ist noch nicht bis ins Detail geklärt. Sicher ist allerdings, dass der Muskelkater mit der häufig als Ursache genannten »Ansammlung von Milchsäure« nichts zu tun hat. Diese erreicht noch während der Belastung ihr Maximum und ist nach wenigen Stunden

Muskelkater

Muskel- und Sehnenverletzungen

wieder verschwunden. Der Muskelkater tritt jedoch erst am Folgetag auf. Möglicherweise sorgen kleinste Verletzungen im Muskel für die Schmerzen.

Prävention Zur Prävention hilft nur umfangreiches Training, gutes Aufwärmen und die Vermeidung exzentrischer Belastung. Letzteres ist z. B. bei Bergtouren natürlich schwierig – es sei denn, du machst den Abstieg immer mit einem Paraglider. Trekkingstöcke können aber immerhin eine gewisse Entlastung schaffen.

Behandlung Wenn du Muskelkater hast, helfen Schonung bzw. leichte Belastung, sanfte Massagen oder Warm-Kalt-Wechselbäder am besten.

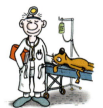

Info: Taping, Stützverbände mit elastischer Binde

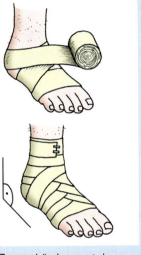

Als Ersatz für die Immobilisierung eines ernsthaft verletzten Körperteiles sind diese Maßnahmen nicht sinnvoll. Dennoch vermitteln sie dem Patienten gerade bei leichteren Verletzungen den Eindruck zusätzlicher Stabilität. Insbesondere das Tapen kann bei richtiger Anwendung sogar eine gewisse Verletzungsprophylaxe leisten. (Nicht jedoch das weit verbreitete »Abtapen« der Finger beim Klettern – die Ringbänder werden nicht entlastet!)

Beachte bei jedem Tape- und Stützverband folgende Punkte:

1. Für Tapeverbände musst du ausgebildet und erfahren sein.
2. Funktionsstellung beachten (↔ 113).
3. Durchblutung nicht beeinträchtigen: nicht zu fest wickeln, keine zirkulären Tape-Wicklungen, regelmäßige Nagelbettprobe – auch noch einige Stunden danach (Schwellung!).

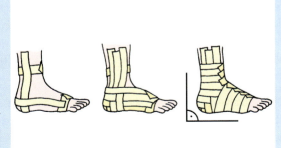

Info: P.E.C.H. hilft gegen Schwellung und Bluterguss

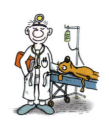

Bei allen Knochenbrüchen, Gelenk- und Muskelverletzungen entsteht durch entzündliche Prozesse eine Schwellung (↔ 58: Info: Entzündungen). Häufig bildet sich darüber hinaus durch Zerreißen kleiner Gefäße ein Bluterguss. Außerdem sind diese Verletzungen schmerzhaft – selbst wenn sie klein sind.

Um diesen Problemen entgegenzuwirken, hilft eine Kombination aus Maßnahmen, die man sich mit dem Kürzel »P.E.C.H.« merken kann – es ist ja auch ein ganz schönes Pech, sich z. B. den Fuß zu verstauchen!

Pause!
Den betroffenen Körperteil nicht weiter belasten, oft ist eine Ruhigstellung sinnvoll. Dazu eignet sich z. B. eine elastische Binde oder der SAM Splint® (↔ 116).

Eis!
Kälte verringert die Durchblutung des verletzten Gewebes. Zu Hause kannst du einen Eisbeutel oder ein Kältepack (↔ Abbildung) verwenden, aber auch das Nassmachen der Binde (s. u.) mit kaltem Wasser (am besten mit Alkohol versetzt) hilft ganz gut, wenn man den Kühleffekt durch Zufächeln von Luft verstärkt. Durch die Kälteanwendung werden zudem die Schmerzen gelindert.

Achtung – zu viel Kälte kann schaden: Unter den Eisbeutel solltest du auf jeden Fall einen Kälteschutz (z. B. Handtuch) legen, um die Haut nicht zu schädigen. Von Kältespray ist abzuraten: Die schmerzstillende Wirkung beruht auf einer Kältebetäubung der Haut. Wenn man so lange sprüht, dass die Kälte in die Tiefe dringt, verursacht man Erfrierungen.

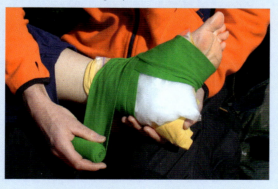

Compression!
Ein fester Verband mit einer elastischen Binde verringert Schwellung und Bluterguss weiter. Achte darauf, dass du die Durchblutung nicht so stark behinderst, dass der Patient ein taubes Gefühl oder ein Kribbeln bekommt. Und denke daran, Gelenke in Funktionsstellung zu verbinden (↔ 113: Grundregeln der Ruhigstellung). Ferner sollte der Verband alle 15 bis 20 Minuten für einige Minuten gelockert werden.

Hochlagern!
Bei Verletzungen an den Extremitäten hilft es, die Verletzung hochzulagern. Das ist dem Patienten meist angenehm und verringert die Blutergussentstehung.

Taping, Stützverbände, P.E.C.H.

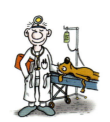

Info: »Sportsalben« nicht in der Akutphase!

Sportsalben, z. B. Heparin-, Salicylat- und Hirudinsalben (Etrat®, Mobilat®, Exhirud® u. a.), haben das Ziel, *vorhandene* Schwellungen und Blutergüsse schnell *abzubauen*. Dabei hilft vor allem auch das Einreiben an sich, weil es durchblutungsfördernd ist. In der Akutphase haben »Sportsalben« allerdings nichts zu suchen. In den ersten Stunden nach der Verletzung *verstärken* das Einreiben und viele dieser Salben die *Entstehung* von Schwellungen und Blutergüssen.

Also: In den ersten Stunden nur P.E.C.H., ab dem zweiten Tag kannst du zusätzlich Sportsalben anwenden, wenn sie vom Arzt verordnet wurden (↔ 174ff.).

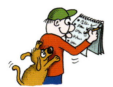

Checkliste: Knochenbrüche, Gelenk-, Muskelverletzungen

- Beim Erkennen von Knochenbrüchen, Gelenk- und Muskelverletzungen ist ein genauer Bodycheck und das Fragen nach dem Unfallhergang wichtig. Vor allem die Frage nach der Notwendigkeit einer Evakuierung im Auge behalten!

- Knochenbrüche: Neben sicheren Erkennungszeichen wie z. B. sichtbaren Knochenenden, sind vor allem Stauchungsschmerz und hörbares Aneinanderreiben von Knochenbruchstücken (Krepitation) von Bedeutung.

- Verstauchung: Vorübergehende Lageveränderung der gelenkbildenden Knochen. Sie ist erkennbar an Schwellung, Bluterguss und Schmerzen, insbesondere bei »Wiederholung« des Verstauchungsvorganges. Bei unsicherer Diagnose ist Abwarten in der Regel unproblematisch.

- Verrenkung: Dauerhafte Lageveränderung der gelenkbildenden Knochen. Erkennbar durch Fehlstellung des Gelenkes, eventuell »federnde Beweglichkeit«. Achtung, Verwechslungsgefahr: Bruch im Gelenkbereich ○ sehr schmerzhaft bei kleinster Bewegung, evtl. reibende Knochenbruchstücke hörbar. Nicht einrenken!

- Immer untersuchen: Durchblutung, Gefühl, Bewegungsfähigkeit

- Alle Knochenbrüche, Gelenk- und Muskelverletzungen immobilisieren!

- Offene Brüche: steril bedecken, keine Desinfektion des Knochens!

- Bei Fehlstellung (Verrenkung, Knochenbruch) *und* wenn kein Arzt verfügbar ist: Einrichten durch achsengerechten Längszug, danach immobilisieren.

- Tape- und Stützverbände vermitteln dem Patienten bei leichteren Verletzungen den Eindruck zusätzlicher Stabilität. Beachten: vorher üben, Funktionsstellung des Gelenks, Durchblutung nicht beeinträchtigen.

- Mit P.E.C.H. kann man Schmerzen, Schwellung und Bluterguss bekämpfen.

4.2.4 Die Immobilisierung vermindert Schmerzen und weiter gehende Gewebsschädigungen

Alle Verletzungen des Stütz- und Bewegungsapparates sind schmerzhaft. Die Schmerzen können durch eine Ruhigstellung oder Schienung verringert werden. Ferner wird dadurch eine weitere Schädigung des Gewebes vermindert.

Bei Ruhigstellung und Schienung musst du einige Grundregeln beachten

Vor der Ruhigstellung ist es wichtig, dass du Durchblutung, Gefühl und Bewegungsfähigkeit (↔ 92) überprüfst:

- Puls fühlen, Nagelbettprobe machen und Hautfarbe/-temperatur beurteilen
- Spürt der Patient Berührungen an Fingern bzw. Zehen?
- Kann er mit den Fingern bzw. Zehen wackeln?

Diese Überprüfungen musst du auch nach der Ruhigstellung ständig wiederholen.

Durchblutung, Gefühl, Bewegungsfähigkeit checken

Beachte zudem beim Anlegen der Ruhigstellung bzw. Schienung folgende Regeln:

- Bei Knochenbrüchen beide angrenzenden Gelenke ruhig stellen.
- Bei Gelenkverletzungen beide angrenzenden Gliedmaßenabschnitte ruhig stellen.
- Eine Ruhigstellung bzw. Schiene darf nie drücken oder Schmerzen verursachen. Gerade dann, wenn die Schiene längere Zeit angelegt bleiben muss, verstärken sich kleinste Probleme spätestens nach einigen Stunden!
- Zusätzlich zur schmerzlindernden Wirkung einer Ruhigstellung bzw. Schiene kann der Patient entsprechende Medikamente einnehmen (↔ 179).
- Gelenke immer in der so genannten »Funktionsstellung« ruhig stellen, denn diese ist oft Voraussetzung für eine optimale Durchblutung und nervliche Versorgung:
    - Fuß: 90° angewinkelt
    - Knie: leicht angewinkelt
    - Hand: ein wenig nach oben angewinkelt
    - Ellenbogen: 90° angewinkelt

Ruhigstellungsregeln

Angrenzende Gelenke ruhig stellen

Schmerzmedikamente

Funktionsstellung

Arme, Beine und Wirbelsäule kann man behelfsmäßig ruhig stellen

Auf den Seiten 114 bis 121 lernst du zwei »professionelle« Schienungstechniken kennen. Diese erfordern jedoch bestimmtes Material oder viel Aufwand. In manchen Situationen muss man sich daher mit einer improvisierten Lösung zufriedengeben.

Improvisieren!

Stabilisiere die Extremität mit Jacken, Schlafsäcken, Rucksäcken oder von Hand in der vorgefundenen Lage, damit sich der Patient besser entspannen kann. Durch das Entspannen der Muskeln werden die Bruchenden weniger fest ineinandergedrückt und die Schmerzen werden gelindert.

Stabilisieren in der vorgefundenen Lage

Die Abbildungen auf der nächsten Seite zeigen besonders ausgefeilte behelfsmäßige Ruhigstellungstechniken.

Hinweis: Leider finden sich in zahlreichen deutschsprachigen Publikationen immer wieder Techniken, die zwar auf dem Bild nett aussehen, aber von den jeweiligen Autoren offenbar nie ernsthaft ausprobiert wurden. Die folgenden Techniken wurden von der Outdoorschule Süd e.V. getestet und für gut befunden.

Immobilisierung: Grundregeln, Ruhigstellung

Bild 71:
Ruhigstellung des Armes mithilfe eines Armtragetuchs

Diese Technik ist z. B. nach einer eingerenkten Schulterverrenkung auch als endgültige Ruhigstellung geeignet. Wenn keine Dreiecktücher verfügbar sind, kannst du sie aus einem T-Shirt zurechtschneiden.

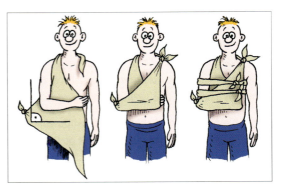

Bild 72:
Ruhigstellung des Armes ohne Dreiecktücher

Die Sicherheitsnadeln sind auf dem rechten Bild mithilfe eines Mastwurfes (kleines Bild) und eines kleinen Steinchens ersetzt. Diese Technik funktioniert natürlich nicht bei allen Arten von Oberbekleidung.

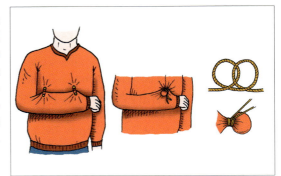

Bild 73:
Ruhigstellungstechniken für den Fuß

Der Fantasie sind keine Grenzen gesetzt. Doch so gut diese Bilder auch aussehen, ein SAM Splint® (↔ 116) ist viel besser. Wenn du unsicher bist, ob eine Schienungstechnik sinnvoll ist, kannst du zunächst an dir selbst ausprobieren.

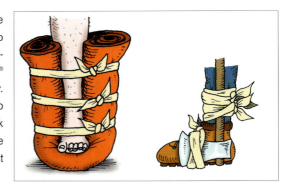

Bild 74:
Ruhigstellung des Unterschenkels mit zwei Brettern

Auch wenn im Outdoorbereich Bretter recht selten sind, darf diese Technik nicht fehlen. Sie funktioniert nämlich prima und ist sehr einfach anzuwenden. Die Bretter sollten ca. 15 Zentimeter breit und 1 Meter lang sein. Knie leicht anwinkeln!

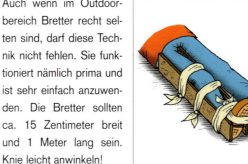

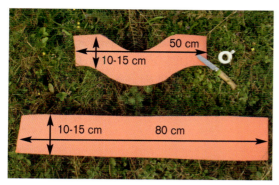

Wenn kein SAM Splint® (↔ 116) verfügbar ist, ist diese Methode eine gute Alternative: Schneide aus der Isomatte deines Patienten wie dargestellt zwei Stücke heraus. Lass einen anderen Helfer den Kopf stabilisieren, während du die improvisierte Halskrause bastelst: Lege das gebogene Stück unter dem Kinn an (Achtung: Kopf nicht überstrecken, sonst wird die Halswirbelsäule ungleichmäßig belastet!) und klebe es mit Tape gut gespannt unter dem Hinterkopf zusammen. Klebe dann das zweite Teil wie dargestellt von hinten nach vorn.

Bild 75:
Statt SAM Splint®: Halskrause aus speziell zugeschnittenen Isomattenstücken

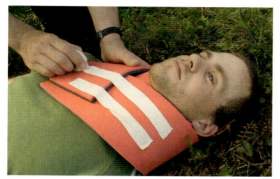

Bild 76:
Beim Anlegen den Kopf nicht überstrecken

Wenn du ein körperlanges, breites Brett auftreiben kannst, ist diese Technik super. Das so genannte *back board* (»Rückenbrett«) wird auch im regulären Rettungsdienst verwendet.

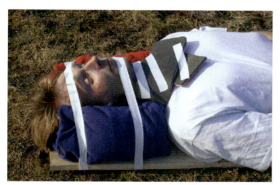

Bild 77:
Ruhigstellung der Wirbelsäule durch ein *back board*

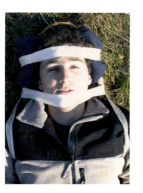
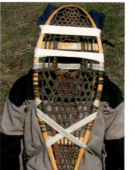

Einer der Vorteile von alten Schneeschuhmodellen liegt darin, dass man mit ihnen ein *back board* improvisieren kann.

Bild 78:
Back-board-Improvisation mit einem Schneeschuh

Immobilisierung: Ruhigstellung

Mit dem SAM Splint® kannst du eine gute Schienung erreichen

Eine leichte Universalschiene

Der SAM Splint® ist eine professionelle Schiene, die wegen ihrer universellen Einsetzbarkeit und ihres geringen Gewichtes (125 Gramm) für den Outdooreinsatz sehr gut geeignet ist. Der SAM Splint® kann prima als Rolle oder flach gelegt im Rucksack mitgenommen werden. Es handelt sich um ein Stück Aluminiumblech, das beiderseits mit Schaumstoff gepolstert ist. Die blaue Seite ist weicher, daher immer diese Seite zum Körper hin legen. Die Festigkeit erhält die Schiene vor allem durch das Biegen zu einer Rinne. Zur optimalen Kraftübertragung sollte sich kleine Kleidung zwischen SAM Splint und Haut befinden.

Blaue Seite zum Körper hin

Schienen von Unterarm und Handgelenk:
1. Falte den SAM Splint® in der Mitte und forme mit beiden Daumen eine u-förmige Rinne.

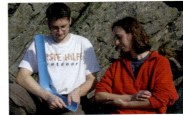

Bild 79:
Durch diese Biegungen wird der SAM Splint® stabil.

2. Passe die Schiene an deinem eigenen Arm bzw. dem eines Mithelfers an. Das klappt natürlich am besten, wenn »Modell« und Patient in etwa die gleiche Größe haben.

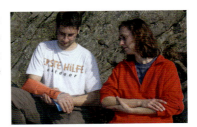

Bild 80:
Zuerst am eigenen Körper anpassen

3. Erst dann legst du vorsichtig den Arm des Patienten hinein.

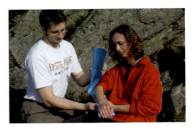

Bild 81:
Vorsichtig anlegen

4. Fixiere die Schiene zum Schluss mit einer Binde oder mit Tapestreifen.

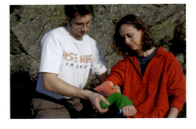

Bild 82:
Mit Binde oder Tape fixieren

5. Stelle das Ellenbogengelenk mit einem Armtragetuch ruhig (↔ 114).

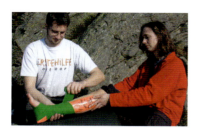

Analog dazu funktioniert die Ruhigstellung des Fußgelenks (Funktionsstellung von 90° beachten!).

Bild 83:
Ruhigstellung des Fußgelenks

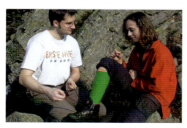

Wenn man sich nun einen festen Schuh überzieht, hat man eine sehr stabile Schienung.

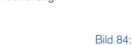

Bild 84:
Wenn nötig, Schuh überziehen und weiterwandern

Auch bei Wirbelsäulenverletzungen ist der SAM Splint® von Nutzen:

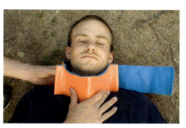

Diese Technik klappt am besten mit zwei Helfern, wobei einer den Kopf ruhig hält, während der andere mit dem SAM Splint® arbeitet. Achtung: Kopf nicht überstrecken. Zur besseren Übersicht wird hier die Technik mit einem Helfer gezeigt.

Bilder 85-88:
Fixierung der Halswirbelsäule ...

1. Bereite den Splint wie gezeigt vor. Je größer dein Patient ist, desto größer müssen die Abstände zwischen den Knicken sein.

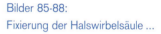

... und mehr

2. Der Knick kommt unter das Kinn, die seitlichen »Pfosten« unter die Ohren. Bei kurzem Hals musst du ggf. den Rand unter dem Unterkiefer umbiegen.

3. Wickle die Schiene eng um den Hals, ohne ihn dabei zu bewegen. Wenn der Patient liegt, musst du sie vorsichtig unterschieben.

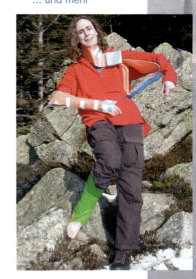

4. Verdopple mit der herumgezogenen Schiene zuerst den »Pfosten« unter dem Ohr, dann den Knick unter dem Kinn. Dadurch wird die Halskrause fest. Bei langen Hälsen kannst du die Schiene schräg nach unten führen und dadurch den Knick unter dem Kinn verlängern.

5. Fixiere die Schiene am Ende mit einem Tapestreifen, damit sie in Position bleibt.

Immobilisierung: SAM Splint®

Eine gute Beinschiene soll schienen und den Bruch unter Zug nehmen

Fixierung und achsen-gerechter Längszug
Grundidee der hier vorgestellten Schiene ist, das verletzte Bein unbeweglich zu fixieren und dabei gleichzeitig einen achsengerechten Zug in Längsrichtung auszuüben. Dadurch werden die Bruchenden auseinander- und in die richtige Linie gezogen. So werden die Schmerzen und die Gefahr zusätzlicher Schäden minimiert.

Bevor du anfängst

Schmerzmittel?
Frage den Patienten, ob er ein Schmerzmittel einnehmen möchte. Die fertig angelegte Schiene verschafft zwar Schmerzlinderung, aber das Anlegen selbst kann unter Umständen Schmerzen verursachen.

Offene Brüche verbinden
Außerdem musst du die Wunde eines offenen Bruches vorher verbinden (↔ 135).

Material
Folgendes Material solltest du vorbereiten.
- Mindestens sechs Dreiecktücher, Halstücher, Handtücher, Stoffstreifen o. Ä.
- Viel Polsterungsmaterial, z. B. eine in Streifen geschnittene Isomatte
- Zwei Schnürsenkel o. Ä.
- Zwei Spanngurte
- Zwei Stöcke, einer so lang wie die Strecke Fuß–Schulter, der andere so lang wie die Strecke Fuß–Brustwarze. Die beiden Stöcke müssen absolut gerade, vollständig entastet und glatt ein. Du kannst auch Ski- bzw. Trekkingstöcke, Paddel, Skier o. Ä. verwenden.

Des Weiteren solltest du den Kreuzknoten und den Prusikknoten beherrschen.

Mit dem Kreuzknoten kannst du die Enden der Tücher so verknoten, dass sich der Knoten nicht aufziehen kann.

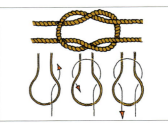

Bild 89: Kreuzknoten

Der Prusikknoten ermöglicht die sichere und einfache Befestigung einer Schnur an deinen Stöcken.

Mache ihn zur Vorbereitung kurz vor dem Ende jedes Stockes und verknote die beiden Enden, sodass eine Schlinge entsteht.

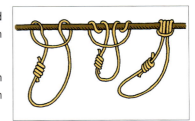

Bild 90: Prusikknoten, Prusikschlinge

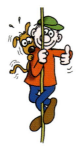

Praxistipp: Beinschiene ausprobieren

Die Beinschiene ist die komplizierteste Einzelmaßnahme dieses Buches. Ohne vorheriges Ausprobieren wirst du sie im Ernstfall nicht korrekt anwenden können. Also: unbedingt ausprobieren! Vielleicht auf dem nächsten Wochenendausflug? Die Tüftelei kann richtig viel Spaß machen!

RUM   BAP ↔ SAU   DIWAN

Das Vorgehen im Detail

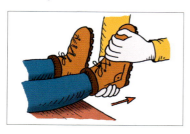

1. Dein Mithelfer kniet am Fußende des Patienten, umfasst dessen Ferse und Vorderfuß und übt einen Zug in Längsrichtung aus. Der Patient muss sich mit dem anderen Fuß abstützen (z. B. am Knie des Helfers), damit er nicht weggezogen wird.

Bild 91:
Achsengerechter Längszug

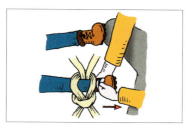

2. Du selbst bastelst mit zwei Dreiecktüchern eine Verankerung am Fuß. Wenn der Patient keine festen Schuhe anhat, muss eventuell gepolstert werden (Isomattenstreifen), damit später die Blutzirkulation nicht leidet (alternative Befestigungsmöglichkeiten ↔ 121).

Bild 92:
Verankerung am Fuß

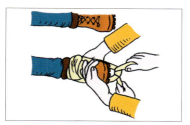

3. Die Enden der Tücher werden mittels Kreuzknoten fest unter der Schuhsohle verknotet. Achte darauf, alle Enden zu erwischen.

Bild 93:
Fixieren mit dem Kreuzknoten

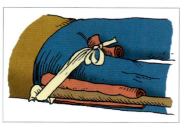

4. Lege eine Polsterung in den Schritt und seitlich an die Hüfte des verletzten Beines. Lege an die Außenseite den längeren der beiden Stöcke (Prusikschlinge am Fußende). Dieser wird jetzt mithilfe eines Dreiecktuchs im Schritt verankert (Tuch um den Stock wickeln). Polsterung mit einbinden!

Bild 94:
Verankerung des äußeren Stockes

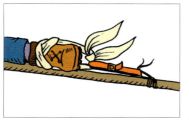

5. Fädele einen Spanngurt durch die Prusikschlinge am Fußende des Stockes und durch die Dreiecktuchverankerung am Fuß.

Durch Zuziehen des Spanngurtes wird jetzt der Zug von dem Stock übernommen: Dein Mithelfer kann langsam loslassen, du ziehst den Gurt fest. Der Zug soll so kräftig sein,

Bild 95:
Der erste Teil der Schiene ist fertig und übernimmt den Längszug.

dass der Patient eine deutliche Schmerzerleichterung verspürt. Nun werden durch den Längszug die Bruchenden auseinandergezogen, doch das Bein ist noch nicht geschient. Dies ist aber nur im Falle eines Transportes notwendig.

Immobilisierung: Beinschiene

Wenn der Patient nicht transportiert werden muss und sich mit der »halben« Schiene wohl fühlt, könnt ihr an dieser Stelle aufhören. Nur der Zug muss eventuell öfter nachreguliert werden, da die Muskeln mit der Zeit länger werden.

Die »richtige« Schiene ist aber erst nach folgender Prozedur fertig:

6. Der zweite Stock wird in das Polster im Schritt gedrückt und mit einem Spannriemen – genau wie der erste – am Fuß fixiert. Nun ist der Zug perfekt gleichmäßig. Erst jetzt beginnt die eigentliche Schienung.

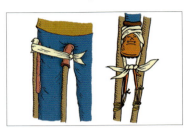

Bild 96:
Fixierung des inneren Stockes

7. Zuerst das Knieband: Es sorgt für eine leichte Anwinkelung des Knies. (Das ist wichtig für die Durchblutung und den Komfort.)

Zuerst machst du eine Art Hängematte für das Bein zwischen den Stöcken, dann formst du ein »Z«, indem du die Enden jeweils unter dem Bein durchziehst und zwischen Bein und Stock hervorholst. Als Letztes legst du ein Ende unter beiden Stöcken hindurch und verknotest es mit dem anderen auf der gegenüberliegenden Seite auf dem Stock.

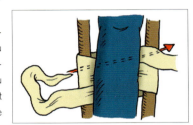

Bild 97:
Damit die Funktionsstellung erhalten bleibt: Knieband

8. Dann kommen dicht oberhalb und unterhalb der Bruchstelle zwei Bruchbänder. Sie fixieren die Bruchenden für den Fall, dass das verletzte Bein beim Abtransport bewegt wird. Wichtig: Sie dürfen keine Schmerzen verursachen!

Die Bruchbänder sind dem Knieband sehr ähnlich, aber etwas einfacher: Du ziehst beim »Z« die Enden komplett unter Bein und Stock durch und legst das Band dann von der Stockaußenseite her über das Bein. Der Knoten kommt wieder auf den Stock.

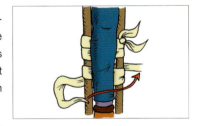

Bild 98:
Bruchbänder zur Fixierung der Bruchenden

9. Mit einem oder mehreren Dreiecktüchern kannst du die Schiene weiter am Bein fixieren, damit sich diese nicht ungewollt bewegen kann. Bild 99 zeigt Knieband und Bruchbänder in ihrer Endposition.

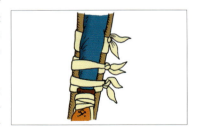

Bild 99:
Knieband und Bruchbänder

10. Lagere den Patienten so, dass er sich möglichst wohl fühlt. Wenn sich das geschiente Bein nach außen wegdrehen sollte, kannst du beide Füße zusammenbinden.

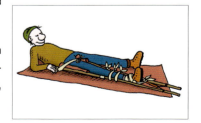

Bild 100:
Lagerung nach Wunsch des Patienten

Gratulation! Wenn alles geklappt hat, hast du eine sehr professionelle Beinschiene angelegt, die deinem Patienten sehr helfen wird.

Achte ab jetzt regelmäßig auf die Durchblutung des Fußes. Bitte den Patienten darum, bei Kribbeln, Hitze- oder Kältegefühl sofort Alarm zu schlagen. Du kannst auch die Kappe des Schuhs aufschneiden und so die Fußspitze freilegen (↔ s. u.). Zudem musst du immer wieder den Zug checken und gegebenenfalls die Gurte nachspannen, da sich die Muskulatur unter dem Zug verlängert.

Alternativen

Über die Jahre haben wir in den Seminaren und in der Literatur immer wieder neue Alternativen gefunden – Möglichkeiten, wie man das eine oder andere Detail anders und vielleicht noch besser machen kann. Einige sollen hier vorgestellt werden.

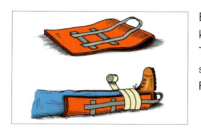

Ein Isomattenstück wird um das Bein gewickelt. Nun wird ein U aus Klebeband (Duct Tape) darumgelegt und fixiert. Somit verteilt sich die Kraft des Zuges auf eine größere Fläche.

Bild 101:
Fußfixierung mit Isomatte und Duct Tape ...

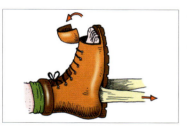

Auch diese Technik ist schonender für die Durchblutung des Fußes. Schneide aber bitte nicht in den Fuß des Patienten hinein!

Bild 102:
... und durch intelligente Nutzung des Wanderschuhs

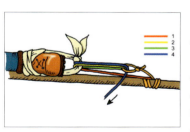

Es geht auch ganz ohne Spanngurte: Nimm eine gut einen Meter lange Reepschnur und lege die Schlinge so, dass ein Ende kurz und das andere lang ist. Knote eine Schlaufe in das kurze Ende. Ziehe das lange Ende durch die Dreiecktuchverankerung und durch die Schlaufe am kurzen Ende. Nun hast du einen

Bild 103:
Flaschenzug

prima Flaschenzug! Wenn du das Ende ein zweites Mal durch die Verankerung und die Schlaufe ziehst, dann hat der Flaschenzug sogar eine Rücklaufsperre! (Sicherungsschlag nicht vergessen.)

Die Entwicklung dieser Schienungstechnik war sehr aufwändig. Ohne den unermüdlichen Einsatz von Kalle Strosing, dem übrigen Team der Outdoorschule Süd e.V. und unzähligen Tüftlern unter unseren Seminarteilnehmern wäre die Schiene nicht so funktionell und dennoch einfach anzulegen. Daher allen Beteiligten ein herzliches Dankeschön.

Immobilisierung: Beinschiene

Ganzkörperimmobilisierung bei Wirbelsäulenverletzungen

Ursachen

Beispiele für Ursachen

- Sturz auf den Rücken aus größerer Höhe (Klettern, zwei bis drei Meter können schon zu viel sein!) oder bei hoher Geschwindigkeit (Mountainbike, Motorrad)
- Kopfsprung (in unerwartet flaches Gewässer)
- Herabfallende Steine o. Ä.
- Beim Klettern kann auch ein Sturz ins Seil gefährlich sein: unkontrollierte Stürze, Stürze mit großer Fallhöhe und Stürze ohne Brustgurt.
- »Nur« eine Weichteilverletzung im Bereich der Halswirbelsäule: Ein »Schleudertrauma« entsteht durch eine plötzliche, sehr starke Beugung und Überstreckung des Kopfes, z. B. bei Stürzen oder Verkehrsunfällen.

Erkennen:
- **Unfallmechanismus**
- **Schmerzen**

- **Querschnittszeichen**

Erkennungszeichen

- Wichtigstes Erkennungszeichen ist der Unfallmechanismus (vergleiche: Ursachen)
- Schmerzen im Rücken, hart verspannte Rückenmuskeln
- Patient kann sich nicht aufrichten / hat Schmerzen dabei (nicht dazu ermutigen!).
- Zeichen einer Querschnittslähmung (↔ Infokasten): Lähmungserscheinungen und Empfindungsstörungen, vor allem in den Beinen; Einnässen und Einkoten (selten)

Unfallhergang ist *die* Entscheidungshilfe.

Manchmal sind die Erkennungszeichen weniger deutlich. Daher halte dich an folgende Regel: Sobald der Unfallhergang einen Hinweis auf eine Wirbelsäulenverletzung liefert, darf der Patient nur noch »wie ein rohes Ei« behandelt werden!

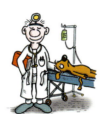

Info: Querschnittslähmung

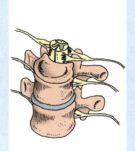

Ebenso wichtig, wie der Schädel zum Schutz des Gehirns ist, so wichtig ist die Wirbelsäule mit dem Wirbelkanal für das Rückenmark. Folglich droht bei Verletzung der Wirbelsäule immer eine Schädigung des Rückenmarks. Diese kann durch verschobene oder gebrochene Wirbelkörper oder durch den Druck einer Blutung oder Schwellung ausgelöst sein.

Da das Rückenmark der »Hauptverteilerstrang« des zentralen Nervensystems ist, sind die Nervenfunktionen fußwärts der Rückenmarksverletzung beeinträchtigt oder ausgefallen. Das nennt man Querschnittslähmung. Neben der Lähmung sind auch Sensibilitätsstörungen vorhanden.

Ein wichtiger Aspekt bei Wirbelsäulenverletzungen ist die psychische Verfassung des Verletzten. Wie bereits beschrieben (↔ 31ff.: Aufgaben des Kontakters), solltest du bei der Betreuung versuchen, die Gedanken des Patienten in das »Hier und Jetzt« zu holen. Die akute Situation hat nur geringe Aussagekraft im Hinblick auf die spätere Genesung.

Handeln

- Keine Umlagerung, außer wenn es zur Abwendung SAU-gefährlicher Probleme notwendig ist. Das heißt: Bei Bewusstlosigkeit trotzdem Seitenlage, bei drohender (mittel-)schwerer Unterkühlung trotzdem Umlagerung auf eine Isomatte usw.
- Umlagerung zur Wärmeerhaltung nur per »Walzentechnik« (↔ s. u.)
- Den ganzen Körper, wenigstens die Halswirbelsäule, stabilisieren (↔ 114–117)
- Dringend Hubschrauberevakuierung anfordern
- Gute psychische Betreuung ist extrem wichtig!

Umlagern nur bei Lebensgefahr

Die Ganzkörperimmobilisierung ist auch bei anderen Verletzungen sinnvoll:

- Beckenbrüche
- Oberschenkelbrüche (zusätzlich Beinschiene anlegen, ↔ 118)
- (mittel-)schwere Unterkühlung (↔ 85 ff.)

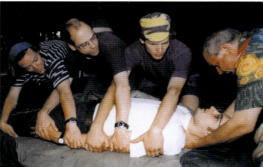

Bild 104:
»Walzentechnik« zur Umlagerung von Wirbelsäulenverletzten: Der Patient wird als Ganzes, wie eine Walze, zur Seite gerollt.

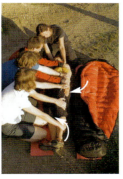 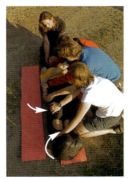 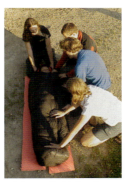

Bilder 105–107:
Schlafsack bzw. Isomatte schonend unterlegen

Walzentechnik: Eine halbe Isomatte und einmal im Zickzack gefalteten Schlafsack vorbereiten; den Patienten gemeinsam (Hände in Reißverschlussanordnung) wie eine Walze zur Seite rollen, Schlafsack und Isomatte heranschieben, zurückrollen. Danach Wiederholung von der anderen Seite mit der zweiten Isomattenhälfte.

Zuzeltechnik: Mithilfe eines Erste-Hilfe-Handschuhs oder einer Plastiktüte mit Loch kann ein Patient trinken, ohne sich aufrichten zu müssen.

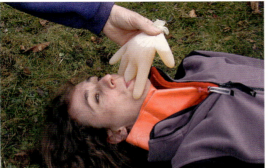

Bild 108:
»Zuzeltechnik«

Immobilisierung: Wirbelsäulenverletzungen

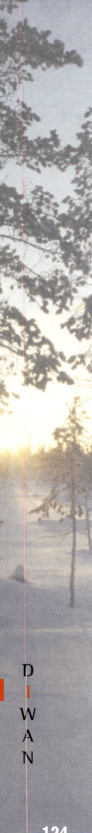

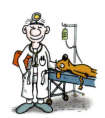

Info: Bandscheibenvorfall

Eine Bandscheibe ist ein Knorpelpolster zwischen zwei Wirbelkörpern. Sie dämpft senkrechte Stöße auf die Wirbelsäule.

Unglücklicherweise belasten viele Menschen durch schlechte Körperhaltung, falsches Sitzen und falsches Heben ihre Bandscheiben sehr stark. Dadurch kann eine Bandscheibe einreißen. Sie drückt dann oft auf das Rückenmark oder eine Nervenwurzel, wodurch Schmerzen ausgelöst werden. Diese Schmerzen können auch in die Beine ausstrahlen. Manchmal ist eine Operation notwendig, immer jedoch sehr intensive Physiotherapie.

Im Akutfall ist die für den Patienten schmerzärmste Position die beste. Oft ist dies die Rückenlage mit auf einem Rucksack aufgelegten Unterschenkeln. Bei starken Schmerzen kann der Patient Schmerzmittel, entzündungshemmende Medikamente und Muskelrelaxanzien einnehmen (↔ 178: Reiseapotheke).

Halte dich zur Vorbeugung gegen Rückenprobleme an diese Tipps:
- Den Rucksack immer aus den Knien und mit geradem Rücken hochheben!
- Zum Aufsetzen stellst du ihn am besten auf einen Stein oder Baumstumpf, gehst in die Knie, ziehst dann die Träger über und hebst das Monstrum mit geradem Rücken hoch.
- Tourenpartner sollten sich beim Aufsetzen gegenseitig helfen (vor allem der stärkere dem schwächeren).

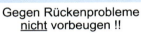

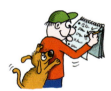

Checkliste: DIWAN – Immobilisierung

- Bei Gelenkverletzungen beide angrenzenden Gliedmaßenabschnitte, bei Brüchen beide angrenzenden Gelenke immobilisieren.
- Immer in Funktionsstellung immobilisieren!
- Gegebenenfalls schmerzstillende Medikamente einsetzen.
- Bei der Ruhigstellung kann man mit improvisierten Techniken viel erreichen.
- Eine Schiene muss komfortabel sein und darf nicht drücken!
- Unterarm, Fuß und Halswirbelsäule lassen sich besonders gut mit dem SAM Splint® schienen.
- Eine gute Beinschiene soll neben der Immobilisierung auch eine Entlastung der Bruchstelle bewirken, indem sie den Bruch unter Zug nimmt.
- Bei Verdacht auf Wirbelsäulenverletzung: Ganzkörperimmobilisierung, Bewegen nur bei akuter Lebensgefahr (Bewusstlosigkeit, (mittel-)schwere Unterkühlung, Steinschlag …) und nur mittels »Walzentechnik«

Checkliste: Lagerung von Patienten im Überblick

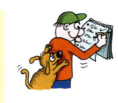

Jetzt sind wir an dem Punkt angelangt, an dem wir eine der wichtigsten Erste-Hilfe-Maßnahmen im Überblick darstellen können: die Lagerung. Bei den einzelnen Notfallbildern wurde sie immer wieder angesprochen, aber den richtigen Durchblick hast du vielleicht noch nicht. Daher die folgende Übersicht.

Alle bewusstlosen oder bewusstseinsgetrübten Patienten mit normaler Atmung gehören in die Seitenlage!

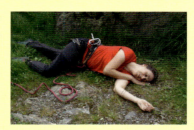

Wenn ein Bewusstloser nicht normal atmet, muss er wiederbelebt werden, beides geschieht in der Rückenlage mit überstrecktem Kopf.

Für Schockpatienten (blass, schneller, schwacher Puls) ist grundsätzlich die Schocklage sinnvoll.

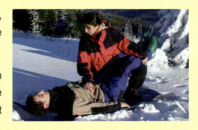

Da die Schocklage jedoch bei manchen Verletzungen nachteilig sein kann, sollte sie in folgenden Fällen nicht angewandt werden:

- Atemstörung (Schocklage schränkt die Atmung ein!)
- Unterkühlung
- (Vermutete) Schädel-Hirn-Verletzung (Schädelinnendruck!)
- (Vermutete) Wirbelsäulenverletzung (Immobilisieren geht vor!)
- (Vermutete) Blutung im Bauchraum
- Knochenbrüche und andere Verletzungen an den Beinen, deren Bewegung Schmerzen verursachen würde
- und immer dann, wenn der Patient etwas dagegen hat

Patienten, die bei Bewusstsein sind und Atemnot haben, werden mit aufgerichtetem Oberkörper gelagert. Auch bei allen anderen »Problemen in der Brust« (z. B. Herzinfarkt) ist diese Lagerung die richtige.

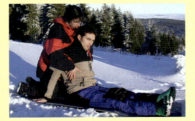

Bei Rippenbrüchen sollte der Patient auf die verletzte Seite umgelagert werden.

Lagerungsarten

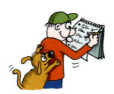

Lagerung von Patienten im Überblick (Fortsetzung)

Wache Patienten mit Schädel-Hirn-Verletzungen oder einem Sonnenstich, zur Senkung des Schädelinnendrucks: Rückenlage mit erhöhtem Kopf-Schulter-Bereich.

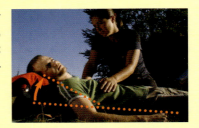

Patienten mit Wirbelsäulen-, Becken- und Oberschenkelverletzungen möglichst nicht bewegen. ○ Ganzkörperimmobilisierung, ggf. auf einem Brett

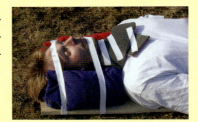

In allen anderen Notfallsituationen ist diejenige Lagerung die richtige, in der sich der Patient am wohlsten fühlt.

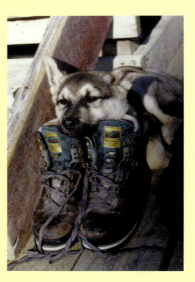

> ### DIWAN: Wundversorgung
>
> Mit der **D**etailuntersuchung hast du die Verletzungen des Patienten gefunden. Nach der **I**mmobilisierung von Knochenbrüchen und Gelenkverletzungen steht die **W**undversorgung auf dem Programm.
>
> Unter Wundversorgung verstehen wir hier *nicht* die Stillung bedrohlicher Blutungen. Diese sind **SAU**-gefährlich und wurden bereits besprochen (↔ 62)
>
> Auch wenn Wunden meist eine alarmierende Wirkung auf Ersthelfer haben: Denke daran, dass die meisten anderen Maßnahmen eine höhere Priorität haben als ein einfacher Verband. Dennoch: Die Wundversorgung ist diejenige Erste-Hilfe-Maßnahme, die du am häufigsten anwenden wirst.
>
> In diesem Abschnitt geht es zunächst um »normale« Wunden, deren Reinigung, Desinfektion und Pflege sowie um die Anwendung von Verbandmaterialien. Danach erfährst du mehr über die Behandlung »spezieller« Wunden wie Verbrennungen, Erfrierungen oder Marschblasen.

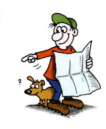

4.3 Wundversorgung ist die häufigste Erste-Hilfe-Maßnahme

Der Wundversorgung kommt in der Ersten Hilfe von jeher eine große Bedeutung zu. Sie verfolgt eine ganze Reihe von Zielen. Eine richtige Wundversorgung …

Ziele

- … kann eine Wundinfektion verhindern bzw. bekämpfen. Du musst immer davon ausgehen, dass Schmutz und damit auch Krankheitserreger in die Wunde gekommen sind. Die »natürliche Wundreinigung«, die Blutung, spült diese zu einem gewissen Maße heraus. Damit sich die Wunde nicht entzündet und schnell heilen kann, reinige die Wunde, das Wundumfeld und halte beides sauber.

  Wundinfektion bekämpfen

- … kann die Psyche des Patienten stärken. Ein schöner weißer Verband sieht für den Patienten weniger bedrohlich aus als eine blutende, eventuell verunreinigte Wunde. Bei Kindern sagen viele: »Pflaster drauf und schon ist's wieder gut.« Ein bisschen stimmt das auch für erwachsene Patienten. Ferner macht eine gewissenhafte Wundversorgung deutlich, dass sich der Helfer um den Patienten kümmert und dessen Zustand verbessern will.

  Psyche stärken

- … kann die Heilung beschleunigen. Eine gut versorgte Wunde heilt schneller, problemloser und weniger narbig als eine nicht oder schlecht versorgte Wunde. Sie entzündet sich meist nicht und die Heilungsprozesse können ungestört ablaufen.

  Heilung beschleunigen

- Funktionalität wiederherstellen! Selbst kleinere Hautschäden, z. B. Blasen, beeinträchtigen oft die Fähigkeit, das verletzte Körperteil einzusetzen. Durch die Wundversorgung, z. B. Blasenpflaster, kannst du dies zum Teil ausgleichen.

  Funktionalität wiederherstellen

Ziele der Wundversorgung

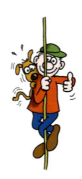

Praxistipp: Grundregeln der Wundversorgung

- *Patienten hinsetzen oder hinlegen!* Wird dem Patienten bei der Versorgung plötzlich schwarz vor Augen, kannst du ihn meist nicht mehr auffangen und er landet mitsamt der Wunde im Dreck, wobei er sich zusätzlich verletzen kann.

- *Schutzhandschuhe tragen!* Die Handschuhe aus deinem Erste-Hilfe-Set sind auf jeden Fall sauberer als deine Hände. Außerdem schützen sie dich vor Infektionen.

- *Wunde reinigen, eventuell desinfizieren!* Durch Schmutz in die Wunde eingeschleppte Infektionen können die Wundheilung behindern und sind zum Teil lebensbedrohlich. Ausnahme: Keine Reinigung bzw. Desinfektion durchführen, wenn die Wunde kurz darauf von einem Arzt versorgt wird (städtischer Bereich) und bei offenen Knochenbrüchen (↔ 102). In diesem Fall soll die Wunde wie vorgefunden verbunden werden, damit der Arzt das ursprüngliche Wundbild beurteilen kann.

- *Verband regelmäßig wechseln!* Sofern ausreichend Verbandmaterial verfügbar ist, sollte der Verband täglich gewechselt werden. Dies gilt nicht, wenn ein Verbandwechsel der Wunde schaden kann: Blasenpflaster (↔ 147/148) und Wundnahtstreifen (↔ 137) werden nicht gewechselt, bevor sie sich von selbst lösen. Ausnahme: entzündete Wunden (↔ 131: Info Antibiotika).

- *Impfschutz erfragen!* Bei allen Verletzungen draußen sollte der Patient einen aktuellen Tetanusimpfschutz haben, der weniger als acht bis zehn Jahre alt ist.

- *Für die ganz Wilden:* Bei Bisswunden, Blutergüssen und Schwellungen darfst du keinen »Entlastungsschnitt« mit dem Taschenmesser durchführen oder sie aussaugen. Das führt nämlich nicht zu einer schnelleren Genesung, sondern nur zu einer Anzeige wegen vorsätzlicher Körperverletzung.

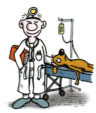

Info: Tollwut

Bei Tierbissen, insbesondere wenn das Tier nicht provoziert wurde, musst du mit einer Tollwut-Infektion rechnen. Diese Erkrankung verläuft so gut wie immer tödlich. Es gibt aber Maßnahmen, die dich gegen die Erreger schützen:

Zur Reinigung von Bisswunden solltest du dem Wasser Seife zusetzen. Tollwuterreger lassen sich, zumindest im Reagenzglas, auf diese Weise unschädlich machen.

Zusätzlich ist eine nachträgliche Tollwutimpfung unbedingt notwendig. Diese muss so schnell wie möglich verabreicht werden (Tour sofort abbrechen!). Dann hat sie bei Bissen an Armen und Beinen eine Schutzrate von 100% (RKI 2013).

4.3.1 Die Wundversorgung beginnt mit der Reinigung und Desinfektion der Wunde und des Wundumfelds

»Outdoorwunden« sind oft verschmutzt. Schmutzpartikel sind mit Krankheitserregern geradezu übersät und können die Heilung stark behindern. Durch die Blutung werden sie teilweise aus der Wunde herausgespült. Du solltest diesen Prozess unterstützen.

Blutung spült Schmutzpartikel aus der Wunde

Zum einen kannst du festsitzende Schmutzpartikel wie z. B. kleine Steinchen vorsichtig mit einer Pinzette entfernen. Die Pinzette solltest du vorher mit einem Alkoholtupfer desinfizieren.

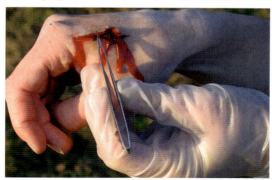

Bild 109 a:
Festsitzende Schmutzpartikel mit einer desinfizierten Pinzette entfernen

Zum anderen solltest du die Wunde mit reichlich Wasser ausspülen. Verwende dazu eine Spritze oder eine saubere Plastiktüte, bei der du eine kleine Ecke abschneidest. Spritze so lange Wasser in die Wunde, bis sie vollständig gesäubert ist. Eine geeignete Tüte ist z. B. die Verpackung der Rettungsdecke in deinem Erste-Hilfe-Set. Beim Wasser sollte es sich um Trinkwasser handeln.

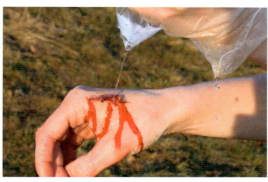

Bild 109 b:
Wunde mit reichlich Trinkwasser ausspülen

Nach der Reinigung der Wunde steht die Säuberung und Desinfektion des Wundumfeldes auf dem Programm. Denn eine spätere Wundinfektion entsteht häufig dadurch, dass Keime aus dem Wundumfeld in die Wunde »einwandern«. Für diesen Schritt benutzt du Wasser und Seife sowie ein sauberes Taschentuch bzw. eine Kompresse.

Wenn sich viele Haare im Wundumfeld befinden, solltest du sie mit einer Schere kurz schneiden (nicht abrasieren!). Achte dabei besonders darauf, dass keine Haare in die Wunde gelangen. Nach

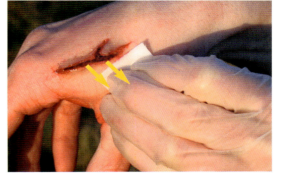

Haare kurz schneiden

Bild 110:
Desinfektion des Wundumfeldes: immer von der Wunde weg arbeiten

Wundreinigung, Desinfektion des Wundumfeldes

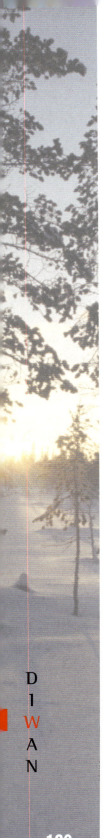

Alkoholtupfer	der Säuberung benutzt du am besten einen Alkoholtupfer, um das Wundumfeld zu desinfizieren. Wische dabei immer von der Wunde weg.
Wunddesinfektionsmittel sind Arzneimittel: vor der Anwendung Arzt fragen!	Der nächste Schritt ist die Desinfektion der Wunde selbst. Dabei muss dir jedoch klar sein, dass alle Wunddesinfektionsmittel Arzneimittel sind. Somit sollten sie nicht ohne vorherige Konsultation eines Arztes angewendet werden. Da das in der Realität oft schwierig ist, erhältst du hier folgende Empfehlung:
Im städtischen Bereich keine Wunddesinfektion	Wenn eine Wunde in überschaubarer Zeit einem Arzt gezeigt werden kann, z. B. im städtischen Bereich, dann verbinde sie einfach nur steril, ohne vorherige Desinfektion. Ist dies nicht der Fall, verwende nur Desinfektionsmittel, mit denen der Patient Erfahrung hat bzw. deren Anwendung von seinem Arzt befürwortet wurde. Wenn dieses Kriterium nicht erfüllt werden kann, dann belasse es bei der Desinfektion des Wundumfeldes. Diese ist meist ohnehin ausreichend für eine schnelle Heilung.
Patient muss Erfahrung mit dem Präparat haben.	
Wunddesinfektionsmittel	Im Folgenden erfährst du etwas über die gängigsten Wunddesinfektionsmittel. Diese Zusammenfassung kann jedoch ein Beratungsgespräch nicht ersetzen. Du kennst das ja: »Bei riesigen Nebenwirkungen essen Sie die Packungsbeilage und verklagen Sie Ihren Arzt oder Apotheker …«
Betaisodona®	*Polyvidon-Jod-Präparate (Betaisodona®, Braunol® u. a.)* • Auf eine Wundauflage geben oder direkt in die Wunde träufeln • Erreicht gute Tiefenwirkung, vor allem bei nässenden Wunden • Nicht anwenden bei bekannter Unverträglichkeit oder Schilddrüsenüberfunktion • Hinweis: Betaisodona® gibt's auch als Salbe. Bewertung: Ein solches Präparat ist ein sinnvolles Desinfektionsmittel für die »Wildnisapotheke«.
Octenisept®, Merfen® farblos	*Octenisept®, Merfen® farblos, u.Ä.* • Farblos • Auch als Spray verfügbar • tlw. nicht apothekenpflichtig • Sehr gut verträglich, keine Störungen der Wundheilung Bewertung: Speziell für Schürfwunden und bei bekannter Unverträglichkeit gegenüber PVP Jod ein sinnvolles Präparat.
Alkohol	*Alkoholische Desinfektionsmittel* Alkohol desinfiziert zwar prima und erzeugt keine Allergien, doch diese Desinfektionsmittel brennen ganz fürchterlich! Sie sind in erster Linie zur Desinfektion der Haut vor Injektionen oder chirurgischen Eingriffen gedacht. (Das machst du aber nicht, ja?!) Praktisch sind jedoch Alkoholtupfer zur Desinfektion des Wundumfeldes (s.o.) Bewertung: Einige Alkoholtupfer sollten in jedem Wildnisverbandset dabei sein. Mehr ist jedoch nicht sinnvoll.
Nicht für Wunden geeignet, nur für das Wundumfeld	

Antibiotische Salben

Zur Wunddesinfektion werden sie nicht verwendet, bei späteren Verbandwechseln sind sie jedoch zum Teil empfehlenswert, insbesondere bei stark verschmutzten oder entzündeten Wunden und bei Bissen. In Deutschland sind sie verschreibungspflichtig, daher unbedingt zuvor einen Arzt befragen.

Antibiotische Salben für entzündete Wunden

Bewertung: Eine kleine Tube mit antibiotischer Salbe sollte auf keiner Tour fehlen.

Anwendungshinweis: Salben sollten aus der Tube zunächst auf die Wundauflage oder einen Spatel aufgebracht werden, um die Tube nicht zu verunreinigen.

Mit einem Spatel auftragen

> ### Info: Antibiotika
>
> Antibiotika sind Medikamente, die in der Lage sind, Bakterien abzutöten.
>
> Bei größeren, stark infektionsgefährdeten Verletzungen ist es sinnvoll, vorbeugend antibiotische Tabletten zu schlucken, sofern kein Arzt erreichbar ist (z. B. extreme Wildnis, auf hoher See). Voraussetzung ist, dass der Patient dieses Antibiotikum von einem Arzt verschrieben bekommen hat (hohes Allergierisko, z. B. bei Penicillin!). Die folgenden Fälle sind generelle Indikationen für antibiotische Prophylaxe (FORGEY 2001):
>
> - Deutlich verschmutzte Wunden, die intensive Säuberung und Schmutzentfernung erfordern (insbesondere bei Patienten mit Herzklappenfehlern, Gelenkprothesen oder Abwehrschwäche)
> - (Mit-)Verletzung von Knorpel, Gelenkspalten, Sehnen oder Knochen
> - Quetschungswunden mit hohen Potenzial für Gewebeverlust
> - Bisse durch Säugetiere
>
>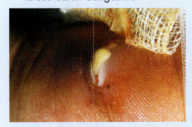
>
> Manchmal wird eine Wunde erst nach einigen Tagen zum Problem: Sie entzündet sich, wird rot, geschwollen und schmerzhaft oder beginnt zu eitern. In diesem Fall solltest du die Wunde mit einer antibiotischen Salbe behandeln.
>
> Breitet sich eine Infektion von einer Wunde ausgehend über den Körper aus, kann sich eine Sepsis (↔ 58 Infokasten) entwickeln. Der Patient bekommt Fieber, Atmung und Puls beschleunigen sich und die Lymphknoten schwellen ggf. an (so genannte »Blutvergiftung«). In diesem Fall sollte der Patient ein Antibiotikum einnehmen und schnellstmöglich evakuiert werden (Lebensgefahr!).
>
> Grundsätzlich kannst du dir merken: Wenn eine solche Keule wie ein Antibiotikum notwendig wird, muss der Patient auf jeden Fall zu einem Arzt.

Wunddesinfektion, Antibiotika

4.3.2 Gesäuberte Wunden kann man mit unterschiedlichen Materialien steril und funktionell verbinden

Dein Erste-Hilfe-Set enthält (hoffentlich!) eine Vielzahl von Verbandmitteln zur Wundversorgung, die alle ihre spezifischen Vor- und Nachteile haben. Meist kann man eine Wunde auf verschiedene Arten verbinden.

Ziel ist immer ein gut sitzender Verband, der den Patienten nicht behindert und die Wunde vor weiterer Verunreinigung schützt. Die Wundauflage nimmt Wundsekrete auf und beschleunigt somit die Heilung, für die ein Stofftransport von innen nach außen notwendig ist. Daher sollte die Wundauflage gewechselt werden, wenn sie sich vollgesogen hat, mindestens jedoch täglich.

Wundauflage sorgt für den Stofftransport von innen nach außen.

Im Folgenden werden die Eigenschaften verschiedener Verbandmaterialien beschrieben und typische Anwendungsmöglichkeiten vorgestellt. Zunächst lernst du die »klassischen« Verbandmittel kennen, die in vielen Erste-Hilfe-Sets zu finden sind. Im Anschluss findest du Informationen über moderne Verbandmaterialien, die zwar teurer, aber häufig besser geeignet sind. Spezielle Materialien zur Versorgung von Marschblasen werden später besprochen (↔ 146). Im Anhang findest du Vorschläge zur Zusammenstellung von Erste-Hilfe-Sets für Outdoorunternehmungen (↔ 171).

Wundschnellverband ist praktisch für kleinste Wunden

Wundschnellverband (»Pflaster«) gibt es in allen erdenklichen Variationen: wasserfest, mit Dino-Motiven, hypoallergen, fertig zugeschnitten, farblich sortiert usw.

Am universellsten ist die klassische, sechs Zentimeter breite Version, die man selbst zurechtschneiden kann. Bild 111 zeigt die Anwendung an drei typischen »Problemstellen«.

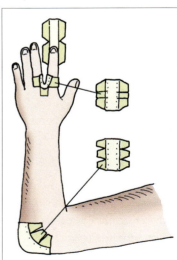

Kleine Schnittwunden

Besonders geeignet ist der Wundschnellverband für kleine Schnittwunden in der Fingerkuppe, die man sich bevorzugt mit dem nagelneuen Taschenmesser beim Zwiebelschneiden zuzieht. Schneide für diesen Verband ein ausreichend langes Stück (sechs bis acht Zentimeter) Wundschnellverband ab und achte darauf, dass der Einschnitt ein Stückchen oberhalb der Fingerkuppe zu liegen kommt (↔ Bild 111). Beim Herunterklappen sind dann beide »Hälften« gleich lang.

Bild 111:
Typische Anwendungsbeispiele für Wundschnellverband

Und noch ein Tipp für alle »Pflaster«: Ziehe immer zuerst alle Schutzfolien ab, bevor du den Verband auf die Wunde klebst.

Verbandpäckchen sind universell und sehr einfach anzuwenden

Das Verbandpäckchen ist wohl das praktischste Verbandmittel für die Versorgung mittelgroßer Wunden und ist in drei Größen erhältlich. Es besteht aus einer Mullbinde, an der eine sterile Wundauflage bereits gebrauchsfertig befestigt ist. Achte beim Kauf darauf, dass es sich um eine nicht haftende Wundauflage und eine elastische Mullbinde handelt.

Drei Größen
nicht haftende, sterile Wundauflage

Die Anwendung ist sehr einfach: Das Verbandpäckchen wird aufgerissen, die Wundauflage – ohne sie zu berühren – auf die Wunde gelegt und mithilfe der Binde befestigt.

Sehr einfache Anwendung

Leider gibt es in vielen fertig gepackten Erste-Hilfe-Sets immer noch ein Verbandmittel, das dem Verbandpäckchen auf den ersten Blick sehr ähnlich sieht, jedoch weit schlechter für die Wundversorgung geeignet ist: die Mullbinde. Sie ist nicht steril und darf daher die Wunde nicht berühren. Man braucht also zusätzlich eine Wundauflage, die man beim Wickeln gleichzeitig irgendwie festhalten muss. Wer – wie die meisten Helfer – keine *drei* Hände hat, braucht also entweder einen »fitten« Patienten, einen zweiten Helfer oder er lässt die Mullbinde einfach zu Hause und kauft sich stattdessen ein Verbandpäckchen!

Mullbinden sind ungeeignet!

Der Abschluss des Verbandes mit einem Verbandpäckchen ist auf der Abbildung gezeigt:

Variante 1: Schneide das Bindenende ein und verknote die Enden in entgegengesetzter Richtung.

Variante 2: Wechsle die Richtung und verknote die Schlaufe mit dem Ende.

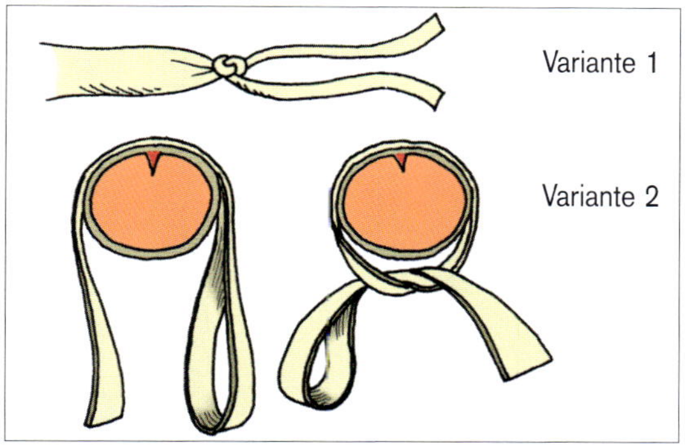

Bild 112:
Abschluss eines Verbands

Übrigens: Wenn der Verband rutschen sollte, z. B. am Bein, kann man mit Tape bzw. Rollenpflaster »Hosenträger« daran festkleben.

Da vielen Leuten das Verbinden einer Hand schwer fällt, hier eine Anleitung.

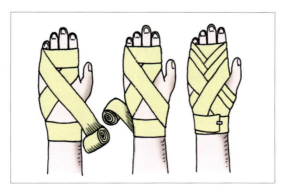

Bild 113:
Handverband

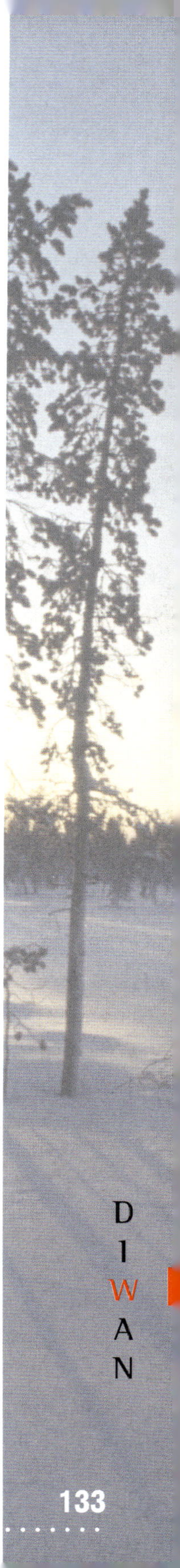

Verbandmaterialien

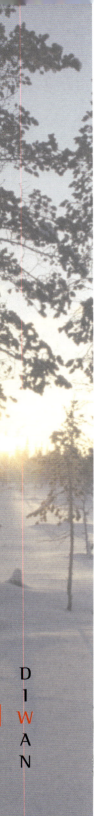

Dreiecktuchverbände lassen sich gut improvisieren

Nicht nur zum Verbinden geeignet

Mit dem Dreiecktuch kann man nahezu alle Körperteile verbinden. Zudem kann man sie auch als Tragering (↔ 25), als Armtragetuch (↔ 114) oder beim Bauen der Beinschiene (↔ 118 ff.) verwenden.

Improvisieren

Der Vorteil für den Outdoor-Bereich liegt auf der Hand: Ein Dreiecktuch lässt sich prima aus einem Halstuch oder Handtuch improvisieren. Wichtig ist jedoch, dass du zuvor auf die Wunde eine sterile Wundauflage auflegst, also eine Kompresse oder ein Verbandtuch.

Wundauflage nicht vergessen

Achte beim Kauf von Dreiecktüchern darauf, keine Vliestücher zu kaufen, da diese leicht reißen können und schlecht handzuhaben sind. Besser eignen sich Viskosedreiecktücher, also solche aus »richtigem« Stoff.

Handhabung schwieriger

Da alle Dreiecktücher unelastisch sind, müssen sie recht kunstvoll angelegt werden und dennoch verrutschen sie ziemlich leicht. Am besten, du probierst einfach aus, ob Dreiecktücher etwas für dich sind oder nicht.

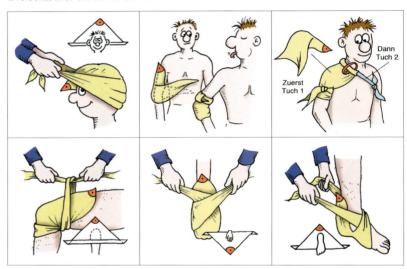

Bilder 114–119: Dreiecktuchverbände

Die obigen Abbildungen zeigen Beispiele für Verbände mit dem Dreiecktuch. Probiere es einfach einmal aus, sie nachzubauen! Das ist eine prima Unterhaltung an Schlechtwettertagen. Und wenn du einmal das Grundprinzip verstanden hast, kannst du auch Verbände für andere Körperteile improvisieren:

- Für die Hüfte eignet sich eine Variation des Schulterverbandes.
- Den Vorderfuß kannst du so verbinden wie die Hand.
- ... und wie wäre es mit einem »Dreiecktuch-Bikini«?!

Verbandtücher eignen sich zum druckfreien Abdecken großer Wunden

Das Verbandtuch eignet sich zur sterilen und druckfreien Abdeckung großflächiger Verletzungen, z. B. Verbrennungen, Erfrierungen, Bisse der Grizzly-Mama o. Ä. Üblich sind Größen zwischen 40 x 60 und 80 x 120 Zentimeter. Ferner wird es zum Abdecken von austretenden Darmschlingen, offenen Knochenbrüchen usw. verwendet.

Für großflächige Wunden

Bei all diesen Verletzungen ist eine druckfreie Wundversorgung wichtig. Daher sollte das Verbandtuch nur am Rand mit einer Binde oder mit Tapestreifen befestigt werden. Keine Binde direkt über die Verletzung wickeln!

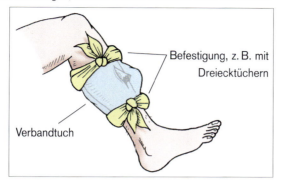

Bild 120:
Versorgung eines offenen Knochenbruches mit dem Verbandtuch

Rollenpflaster und Tape bieten unzählige Verwendungsmöglichkeiten

Mit den medizinischen und nicht medizinischen Anwendungsmöglichkeiten für Klebeband könnte man wohl ein ganzes Buch füllen: Wundauflagen befestigen, Marschblasen vorbeugen, Wundnahtstreifen improvisieren, Finger schienen, Zeltstangen und Regenjacken reparieren, bissigen Krokodilen die Schnauze zukleben und vieles mehr ...

Tape ist sehr vielseitig.

Daher muss in jedes Erste-Hilfe-Set ein möglichst hochwertiges Klebeband. Für die medizinischen Anwendungen empfiehlt sich »richtiges« Sporttape, da es sich im Vergleich zu normalem Rollenpflaster leichter abreißen lässt und besser klebt.

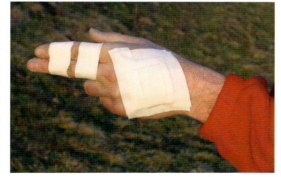

Bild 121:
Befestigung einer Wundauflage, Ruhigstellung verletzter Finger

Für nicht medizinische Anwendungen ist Duct Tape® am besten geeignet. Wenn du die ziemlich große Rolle nicht mitschleppen willst, kannst du eine kleine Menge um einen Bleistift wickeln.

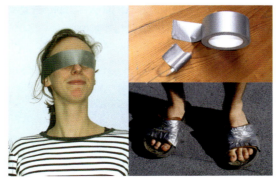

Bild 122 (links):
Behelfsmäßige Sonnenbrille aus fein durchlöchertem, gedoppeltem Duct Tape®

Bild 123 (rechts oben):
»Tourenration« auf einen Bleistift aufwickeln

Bild 124:
Kein Kommentar!

Verbandmaterialien

Nicht haftende, sterile Wundkompressen sind heutzutage Standard

Klassischerweise werden Wunden meist mit sterilen Zellstoff-Mull-Kompressen bedeckt. Leider verklebt der Mull sehr leicht mit der Wunde. Besser geeignet sind sterile Kompressen, die mit einer Kunststoff- oder Metallbeschichtung versehen sind und daher nicht auf der Wunde haften. Üblich ist die Größe 10 x 10 Zentimeter.

Steril und nicht haftend

Meist ist es sinnvoll, die Kompresse zurechtzuschneiden, sodass sie nur ein wenig größer ist als die Wunde. Belasse die Kompresse beim Zuschneiden in der Verpackung, dann wird sie nicht unnötig berührt und bleibt steril.

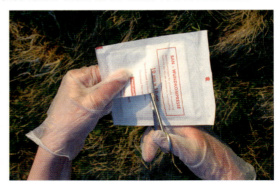

Bild 125: Kompressen in der Packung zurechtschneiden

Elastisches, selbstklebendes Breitfixierpflaster ist besonders outdoor-tauglich

Dieses in der Ersten Hilfe sonst weniger übliche Verbandmittel (z. B. Fixomull®) hat für die Outdoorwundversorgung entscheidende Vorteile: Es verschließt den Zugang zur Wunde für Keime absolut zuverlässig, verrutscht nicht und ist luftdurchlässig.

Viele Vorteile im Outdooreinsatz

Schneide zunächst eine sterile Wundauflage, dann das Breitfixierpflaster zu (↔ Bild 125). Es sollte an allen Seiten wenigstens einen Zentimeter über die Wundauflage hinausragen.

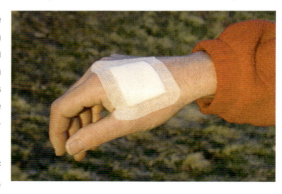

Lege die Kompresse auf die Wunde und fixiere sie

Bild 126: Breitfixierpflaster im Einsatz

mit dem Pflaster. Alternativ kannst du die Kompresse auch auf das Fixierpflaster legen, nachdem du das Trägerpapier abgezogen hast. Aber Achtung: Die Seite der Wundauflage, die später die Wunde berühren wird, darfst du nicht anfassen.

Intensive Behaarung im Wundumfeld abschneiden

Hoffentlich hast du vorher daran gedacht, intensive Körperbehaarung im Wundumfeld abzuschneiden (↔ 129), sonst wird dich der Patient spätestens beim ersten Verbandwechsel ziemlich anmeckern.

Mit Wundnahtstreifen kann man klaffende Wunden verschließen

Tief gehende, klaffende Wunden heilen oft schlecht zusammen, weil sie immer wieder aufreißen. Und wenn sie dann heilen, gibt es oft unansehnliche Narben. Daher werden solche Wunden normalerweise genäht. Dabei handelt es sich jedoch um eine ärztliche Maßnahme.

Wenn du in der Wildnis aber gerade einmal keinen Arzt mit chirurgischer Ausrüstung zur Hand hast, kannst du auf Wundnahtstreifen (z. B. Steri-Strip®, Leukostrip®) zurückgreifen. Die Anwendung dieses Verbandmittels ist für den Laien unter Outdoor-Bedingungen die beste Lösung.

»Statt Wundnaht«

Zur Versorgung klaffender Wunden durch Laien

Es gibt jedoch Ausnahmen: Alle Wunden, in denen sich eine Höhle oder Tasche mit Krankheitserregern gebildet haben könnte, dürfen nicht verschlossen werden. Dazu gehören z. B. tiefe Stich- und Schnittwunden, schwere Quetschungen und Bisswunden. Wenn du solche Wunden verschließt, sperrst du die Infektion sozusagen ein, wodurch sie erst richtig schlimm wird.

Ausnahmen

Wenn du eine Wunde verschließen willst, gehe folgendermaßen vor:

- Sorge zunächst für eine möglichst saubere, windstille Umgebung.
- Reinige und desinfiziere die Wunde und das Wundumfeld (↔ 129).
- Mit einer kleinen, spitzen Schere, die du vorher über einer Flamme sterilisiert hast, schneidest du tote Hautstücke weg. Bei glatten Schnittwunden ist dieser Schritt meist nicht nötig.
- Um die Klebewirkung der Streifen zu erhöhen, kannst du Benzoe-Tinktur (↔ 138: Praxistipp) dort auftragen, wo du sie hinkleben wirst.
- Beginne an einem Wundende: Klebe jeweils zwei Streifen gleichzeitig auf gegenüberliegenden Wundseiten fest und ziehe mit ihrer Hilfe die Wundränder zusammen, jedoch ohne sie zu stauchen.
- Wenn du fertig bist, klebe zur Sicherheit noch einen Tapestreifen über die Enden der Wundnahtstreifen, damit sich diese nicht ablösen können.
- Jetzt kannst du, z. B. mit einer Kompresse und selbstklebendem Mullverband, die Wunde über deiner »Naht« verbinden.
- Wechsle diesen Verband täglich und achte auf Anzeichen für eine Infektion (↔ 131: Info: Antibiotika).

Desinfektion

Wunde säubern

Benzoe-Tinktur

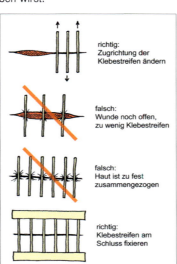

Mit Tape »sichern«

Über der »Naht«: Wundversorgung und Verbandwechsel

Bild 127: Anwendungshinweise

Verbandmaterialien

Wundnahtstreifen bei Entzündung entfernen

- Ist die Wunde entzündet und vereitert, musst du die Wundnahtstreifen entfernen, die Wunde erneut desinfizieren und mit antibiotischer Salbe behandeln. Nach dem Abklingen der Infektion fängst du wieder von vorn an.

- Ansonsten bleiben die Wundnahtstreifen drauf, bis sie ein Arzt entfernt oder die Wunde sicher verheilt ist. Eine »richtige« Wundnaht entfernt ja auch der Arzt! Normalerweise ist die Wunde nach gut einer Woche ausreichend verheilt. An Stellen, die stärker belastet werden oder schlecht durchblutet sind, kann dies auch mal zwei Wochen dauern.

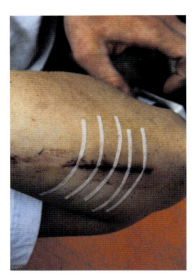

Bild 128: Wundnahtstreifen im Einsatz

Des Öfteren wird in der Literatur empfohlen, Wundnahtstreifen mithilfe von schmetterlingsförmig geschnittenem Wundschnellverband zu improvisieren. Da dies keine allgemein anerkannte Technik ist, wird sie hier nicht empfohlen. Gleiches gilt für die nur vereinzelt ausgesprochene Empfehlung, Wunden punktförmig mit Sekundenkleber zu verschließen.

Praxistipp: Benzoe-Tinktur

»Benzoe« ist ein Harz, »Tinktur« bedeutet »in Alkohol gelöst«. Eigentlich ist es ein desinfizierendes und zugleich schleimlösendes Mittel, z. B. für Mundwasser und zur Inhalation. Bei Erste Hilfe Outdoor erfüllt es einen weiteren Zweck: Es erhöht die Klebekraft von (Blasen-)Pflastern, Tape und Wundnahtstreifen ganz erheblich.

Es ist allerdings entscheidend, die Tinktur vor dem Anbringen des Pflasters *vollständig* antrocknen zu lassen. Das dauert unter Umständen mehrere Minuten. Sonst *verringert* der enthaltene Alkohol die Klebewirkung!

Benzoe-Tinktur ist also ein universelles Mittelchen, das in keiner Outdoorapotheke fehlen sollte. Du bekommst es rezeptfrei in den meisten Apotheken. Frage nach der unverdünnten Tinktur.

Wenn der Apothekter die Stirn runzelt, kann das zwei Gründe haben: Entweder liegt es daran, dass fast nie jemand danach verlangt, oder er hat »Benzol« verstanden, welches hochgradig krebserregend ist. (Das ist dem Autor tatsächlich einmal passiert ...)

4.3.3 Besondere Wunden – besondere Wundversorgung

Die meisten Wunden musst du nur reinigen und verbinden. In diesem Abschnitt geht es um Fremdkörper in Wunden, Amputationsverletzungen, Verbrennungen und Erfrierungen. Bei diesen Wunden musst du neben dem sterilen Verband zusätzliche Maßnahmen durchführen.

Fremdkörper in Wunden dürfen nicht entfernt werden

Einen in die Wunde eingedrungenen Fremdkörper (z. B. einen Ast) möchte man instinktiv sofort herausziehen. Doch das wäre falsch! Um das zu verstehen, muss man sich eigentlich nur die Situation ein bisschen klarmachen: Der eingedrungene Fremdkörper hat vielleicht größere Blutgefäße verletzt, jedoch verhindert er eine Blutung, indem er wie ein Korken die Wunde verschließt. Bei der Entfernung eines Fremdkörpers muss man also mit einer stärkeren Blutung rechnen.

Gefahr: stärkere Blutung

Bei größeren Fremdkörpern, die tief im Gewebe stecken, kann es zudem sinnvoll sein, wenn der aufgesuchte oder herbeigerufene Arzt durch das ursprüngliche Wundbild den Stichkanal beurteilen und so auf eventuelle innere Verletzungen schließen kann.

Wichtig für die Beurteilung durch den Arzt

Eine Entfernung von Fremdkörpern kommt nur in Betracht, wenn eine Evakuierung des Patienten sonst nicht möglich wäre oder wenn die Gefahr einer Blutung aufgrund von Art und Größe des eingedrungenen Fremdkörpers beherrschbar ist.

Ansonsten sollte ein Verband angelegt werden, der den Fremdkörper vor Berührung und damit Bewegung in der Wunde schützt. Dies kann beispielsweise durch einen Verband mit einem Ringpolster erreicht werden: Rolle dafür ein Dreiecktuch zu einer Wurst, forme daraus einen Ring und stelle die sterile Wundauflage in dem Ring wie ein Zelt auf. Stülpe dieses sterile Zelt über den Fremdkörper und fixiere das Ganze mit einer Binde.

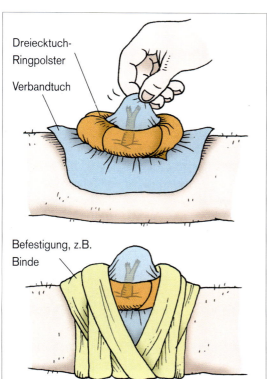

Bild 129:
Verband mit Ringpolster über einem Fremdkörper

Verbandmaterialien, Fremdkörper in Wunden

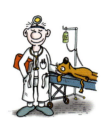

Info: Besondere »Fremdkörper« – Zecken

Zecken sind Spinnentiere, die auf Höhen unter ca. 1000 Meter bodennah in Gräsern und Sträuchern leben und sich von Tieren und Menschen »einsammeln« lassen. Ihre Aktivität ist im Frühsommer am höchsten. Auf einem Menschen wandern sie zunächst eine Weile herum und suchen sich ein geeignetes Plätzchen. Dort speicheln sie zur Betäubung die Haut ein und machen einen Schnitt, in den sie ihren Rachen stülpen. Nun beginnt ihre Blutmahlzeit, die viele Stunden dauern kann.

Eine Infektion mit dem Erreger der Früh-Sommer-Meningoenzephalitis (FSME) passiert gleich zu Beginn der Blutmahlzeit, da sich das Virus im Speichel der Zecken befindet. Folglich kann man sich gegen diese Erkrankung nicht durch eine Entfernung der Zecke schützen. Eine rechtzeitige Impfung ist daher für alle Outdoor-Aktiven empfehlenswert. Dies gilt besonders, wenn man in einem »Endemiegebiet« lebt, in dem besonders viele Zecken mit FSME infiziert sind. Impfungen gehören zu den sichersten Medikamenten überhaupt – vereinzelt vorhandene Ängste sind fehl am Platz.

Der Erreger der Borreliose, ein Bakterium, lebt im Darm der Zecke. Eine Infektion tritt am Ende der Blutmahlzeit auf, in der Regel erst nach ca. 24 Stunden. Gegen diese Infektion ist die Entfernung der Zecke durchaus wirkungsvoll. Wichtig ist dabei, die Zecke nicht unter Stress zu setzen, sonst entleert sie eventuell ihren Darminhalt aus diesem Grund.

Es kommt also darauf an, sich möglichst bald nach dem Waldbesuch abzusuchen und die Zecke mit der richtigen Technik zu entfernen: Packe die Zecke mit einer Pinzette, Zeckenzange, Zeckenkarte, o. Ä. nahe am Kopf und ziehe sie vorsichtig ab. Die Drehrichtung ist dabei nicht entscheidend – Zecken haben kein Schraubgewinde! Desinfiziere danach die kleine Wunde mit einem Alkoholtupfer.

Beobachte in den folgenden Wochen die Stichstelle. Wenn sich ein roter Hof darum bildet (→ Foto), der womöglich zu wandern beginnt, kann dies ein Anzeichen für eine Borreliose-Infektion sein. Gleiches gilt für eine fiebrige »Sommergrippe«. In diesen Fällen musst du unbedingt zum Arzt gehen und dir ein Antibiotikum verschreiben lassen.

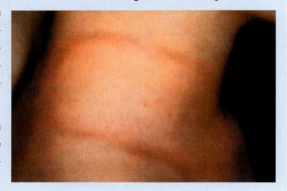

In späteren Stadien kann die Borreliose einen schweren Verlauf nehmen.

Amputierte Gliedmaßen und Zähne wie vorgefunden steril verpacken

Amputationsverletzungen kommen im Outdoorbereich glücklicherweise nur sehr selten vor. Ausnahmen sind Unfälle mit technischer Ausrüstung (z. B. Seilwinde), Tierbisse und Fingeramputationen beim Klettern.

Bei einer Fingeramputation ist die Blutung in der Regel nicht gravierend. Dennoch musst du zuerst die Wunde versorgen. Das Amputat darfst du nicht waschen, desinfizieren o. Ä. – denn dadurch minderst du die Chancen für eine Replantation. Stattdessen wird es steril verpackt und gekühlt (nicht einfrieren lassen!).

Zuerst die Wunde versorgen

Amputat steril verpacken und kühlen

Patient und Amputat müssen dann so schnell wie möglich in ärztliche Behandlung. Wenn du sie innerhalb weniger Stunden erreichst, ist es recht wahrscheinlich, dass das Körperteil wieder anwachsen und vollständig ausheilen kann.

Schnell zum Arzt!

Ausgeschlagene Zähne werden ähnlich behandelt: Der einzige Unterschied ist, dass sie auf keinen Fall austrocknen dürfen. Dafür gibt es kleine Behälter mit einer speziellen Lösung, die den ausgeschlagenen Zahn fit hält: »Dentosafe® Zahnrettungsbox«. Für größere Reisegruppen, speziell mit Kindern, lohnt sich die Anschaffung (ca. 20 Euro). Wenn diese Box nicht verfügbar ist, kannst du den Zahn in eine sterile Kompresse einwickeln und diese mit leicht gesalzenem Trinkwasser oder H-Milch feucht halten. Wenn du schnell genug bist, ist auch Kunststofffolie oder ein Erste-Hilfe-Handschuh geeignet. Nur wenn du gar nichts anderes hast, kann der Patient den Zahn wieder in den Mund nehmen. Aber Achtung: Er darf ihn nicht verschlucken!

Ausgeschlagene Zähne

Verbrennungen und Verbrühungen sofort mit Wasser kühlen und dann verbinden

Typische Ursachen für eine Verbrennung oder Verbrühung sind zum Beispiel:

- Sonnenbrand: Dies ist tatsächlich eine Verbrennung ersten Grades.
- Lagerfeuer
- Campingkocher: Oft kippt der Kocher mitsamt dem Kochtopf um und du verbrühst dir den Fuß oder das Bein!
- »Durchgerauschtes« Kletterseil bei Sicherungsfehlern
- Blitzschlag

Ursachen

Nach ihrer Schwere werden Verbrennungen in drei Grade eingeteilt: Bei einer oberflächlichen Hautschädigung, die man an heißer, geröteter Haut erkennen kann, spricht man vom ersten Grad. Eine zweitgradige Verbrennung zeigt zusätzlich Blasenbildung, das Gewebe ist tiefer gehend geschädigt. Bei vollständiger Zerstörung oder Verkohlung aller Schichten der Haut ist der dritte Grad erreicht.

Gradeinteilung:
1. Rötung
2. Blasenbildung
3. Gewebszerstörung

Neben der Gradeinteilung ist für die Beurteilung von Verbrennungen auch der Anteil der betroffenen Hautoberfläche von Bedeutung. Bei Erwachsenen besteht ab 10 bis 15 % verbrannter Körperoberfläche akute Lebensgefahr. Beim Abschätzen dieses Anteiles hilft die so genannte Neunerregel (→ Bild 130, nächste Seite).

Anteil der verbrannten Körperoberfläche ist wichtig, ab 10 bis 15 % Lebensgefahr!

Bei Verbrennungen drohen dem Patienten verschiedene Gefahren:

Zecken, Amputationsverletzungen

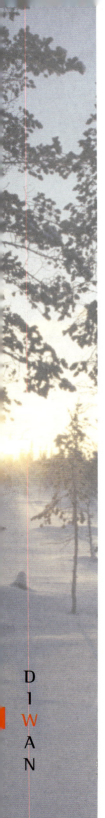

Gefahren

Hitzespeicher

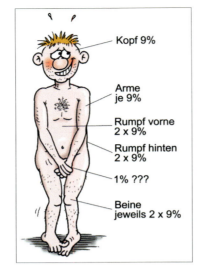

Zu intensives Kühlen kann dem Patienten schaden.

Bild 130:
Neunerregel zum Abschätzen der Hautoberfläche

In den ersten ein bis zwei Minuten können Kleidungsstücke, Schmuck oder auch das Unterhautfettgewebe die zuvor aufgenommene Hitze abgeben und damit die Verbrennung verschlimmern. Dies ist der Grund dafür, dass eine sehr schnelle Kühlung den Schaden begrenzen kann.

Die zweite Gefahr wird nicht von der Verbrennung selbst, sondern von (zu) gut gemeinter Erster Hilfe verursacht: Viele Ersthelfer kühlen die Verbrennung und damit den gesamten Körper des Patienten viel zu intensiv und viel zu lange! Besonders bei großflächigen Verbrennungen und am Körperstamm entzieht kaltes Wasser dem Körper viel Wärme. Es gibt viele Fallberichte von wahren »Kühl-Orgien«, die zu lebensbedrohlichen Unterkühlungen geführt haben. Eiswasser kann die Wunde sogar vergrößern!

»Für die verbreitete Ansicht, dass durch anhaltende Kühlung eine relevante Hitzeableitung aus dem Gewebe mit Verminderung des sog. Nachbrennens oder Nachtiefens erfolgt, gibt es keinen ausreichenden Nachweis.« (ADAMS 2013)

Flüssigkeitsverlust

Schock

»Verbrennungskrankheit«

Die dritte Gefahr besteht im Flüssigkeitsverlust. Durch eine Schädigung der Kapillargefäße im verbrannten Gebiet tritt Flüssigkeit in den Wundbereich aus (nässende Wunde, Brandblasen). Bei entsprechend großen Verbrennungen kann so viel Flüssigkeit austreten, dass es zu einem Schock kommt (↔ 56: Schockursachen).

Zuletzt ist die »Verbrennungskrankheit« zu nennen. Normalerweise hat sie in der Ersten Hilfe keine Bedeutung, da sie verzögert auftritt. Im Outdoorbereich ist sie dafür umso wichtiger. Es handelt sich um eine Schädigung des gesamten Körpers, u.a. durch Entzündungsreaktion, Wundinfektion und Flüssigkeitsverlust.

Handeln bei Verbrennungen

Flammen löschen oder ersticken

Bild 131:
Sicherheit herstellen: weg vom Feuer!

Zuerst einmal musst du die Risiken beseitigen (RUM!): Lösche die Flammen oder bringe den Patienten in Sicherheit, evtl. kannst du die Flammen durch Decken oder Jacken ersticken. Bei Verbrühungen solltest du nasse, heiße Kleidungsstücke entfernen, sofern sie nicht mit der Wunde verklebt sind.

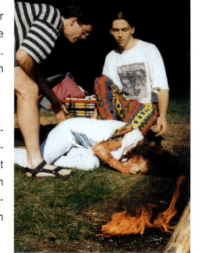

Beginne *sofort* mit der Kühlung mit Trinkwasser. Es sollte optimalerweise handwarm sein (ca. 20° C). Diese sofortige Kühlung sollte maximal 1-2 Minuten dauern und dient dem Abführen gespeicherter Hitze. Wenn du nicht innerhalb dieser Zeit mit der Kühlung beginnen kannst (z.B. kein Wasser verfügbar), dann entfällt dieser Schritt.

Sofort Hitzespeicher kühlen
Handwarmes Wasser
nur in den ersten 1-2 Minuten

Sobald die Temperatur des betroffenen Bereiches unter 50° C gesunken ist, sind die Hitzespeicher ausreichend abgekühlt. Du kannst diese Temperatur bestimmen, indem du deinen Handrücken direkt über die Verbrennung hältst: Wenn du keine Hitze spürst, ist der Bereich kälter als 50° C.

Danach gilt: »Lieber keine Kühlung als eine Unterkühlung!«, denn SA**U** (Unterkühlung) ist wichtiger als DI**W**AN (Wundversorgung).

»Lieber keine Kühlung als eine Unterkühlung!«

Kühlung nur bei Schmerzen

- Kühle nur dann, wenn der Patient über anhaltende Schmerzen klagt. Kühle nicht bei Bewusstlosen.
- *Anhaltende* Kühlung *nur* bei kleinflächigen Brandverletzungen (< 5% verbrannter Körperoberfläche, z.B. Unterarm). Großflächige Verbrennungen (> 5%) und am Körperstamm nicht anhaltend kühlen!
- Achte darauf, die Kälteeinwirkung auf den verbrannten Bereich zu begrenzen.
- Sorge so schnell wie möglich für Wasser mit der richtigen Temperatur (20° C).
- Bei Kindern besonders vorsichtig kühlen, evtl. einzelne Breiche abwechseln.

Anhaltende Kühlung nur bei Verbrennungen <5%, größere Verbrennungen und am Körperstamm nicht kühlen!

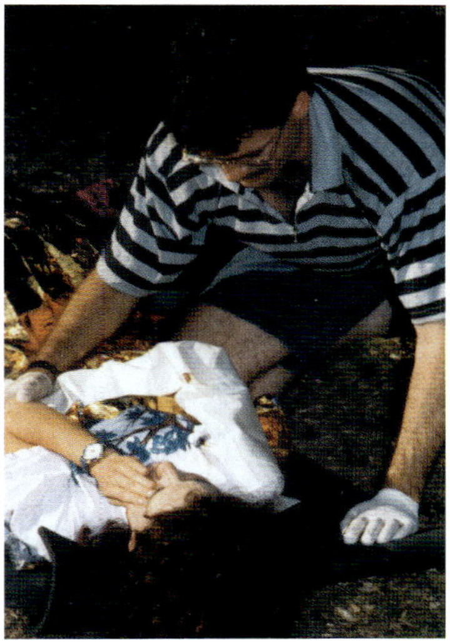

Bild 132:
evtl. Kühlen, Wundversorgung und Betreuung

Diese Punkte entsprechen den Empfehlungen der Deutschen Gesellschaft für Verbrennungsmedizin (ADAMS 2013). Die Leitfäden der Hilfsorganisationen sind beim Kühlen zurückhaltender. Sie gehen dabei von schnellem Eintreffen des Rettungsdienstes aus, mit dem wir outdoors meist nicht rechnen können.

Wenn du sehr wenig Wasser zur Verfügug hast, dann schütte dieses Wasser direkt in den Klarsichtbeutel eines noch verpackten Dreiecktuches. Benutze *nicht* das einzige vorhandene (sterile!) Verbandtuch zum Kühlen, du brauchst es später noch!

Kühlen mit feuchten Tüchern

Lagere den Patienten bei großflächigen Verbrennungen flach mit erhöhten Beinen. Mache bei zweit- oder drittgradigen Verbrennungen eine druckfreie, sterile Wundversorgung mit einem Verbandtuch.

Schocklagerung und druckfreie, sterile Wundversorgung

Denke bei Verbrennungen im Bereich des Oberkörpers oder Gesichtes an eine Schädigung der Atemwege ⊃ eventuell zur Atemunterstützung Oberkörper erhöht lagern.

Atemstörung?

Fordere ab 5 % verbrannter Hautoberfläche schnell eine dringende (Hubschrauber-) Evakuierung an. (Nur) bei längeren Evakuierungszeiten sollte der Patient etwas trinken, sowie für ihn verordnete Schmerzmittel (begrenzen die Notwendigkeit zu kühlen) und Antibiotika (hohe Infektionsgefahr) einnehmen.

Evakuierung
Flüssigkeitszufuhr
Schmerzmittel
Antibiotika

Verbrennungen

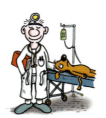

Info: Kohlenmonoxidvergiftung

Das Kochen im kleinen Zelt ist nicht nur wegen der Verbrennungsgefahr mehr als ungünstig; auch wenn der Kocher gut steht und du aufpasst, dass kein Topf mit heißem Wasser umkippt, droht eine weitere Gefahr: Bei unvollständiger Verbrennung (wie sie bei Campingkochern, aber auch bei schlecht ziehenden Öfen in Hütten vorkommen) entsteht das hochgiftige Kohlenmonoxid.

Es bindet sich 200-mal besser an die roten Blutkörperchen als Sauerstoff. Ferner ist das unsichtbare, geruchlose Gas leichter als Luft (sammelt sich also oben) und hochexplosiv – ein weiterer Grund, nicht im Zelt zu kochen. (Abgesehen davon, dass die Essensgerüche im Zeltstoff Tiere – z. B. Bären – anlocken können!)

Frühe Warnsymptome für eine Kohlenmonoxidvergiftung sind Kopfschmerz, Schwindel und Übelkeit. Kohlenmonoxidvergiftungen können tödlich sein.

Erfrierungen zügig auftauen und vor Wiedereinfrieren schützen

Unterschied Erfrierung – Unterkühlung

Eine Erfrierung ist eine durch Kälte verursachte Schädigung der Haut. Manche Leute verwechseln sie mit der Unterkühlung: Erfrierungen sind jedoch örtlich begrenzt und nicht lebensbedrohlich. Das bedeutet natürlich nicht, dass sie unproblematisch wären – denn sie betreffen vor allem besonders bedeutsame Körperstellen: Sie treten am ehesten an Zehen, Fingern und im Gesicht, hier insbesondere an Nasenspitze, Wangen und Ohren auf. Ähnlich den Verbrennungen werden die Erfrierungen in verschiedene Schweregrade unterteilt.

Exponierte Körperstellen

Zügig aufwärmen in 40 °C warmem Wasser

Vor der Wundversorgung musst du die Erfrierung zügig aufwärmen. Das machst du am besten mit ca. 40 °C warmem Wasser. Diese Temperatur kannst du gut mit dem Fieberthermometer bestimmen. Wenn du keines zur Hand hast: 40° C fühlt sich in etwa so warm an wie dein Badewasser.

Füße oder Hände kann man in einen Eimer mit dem warmen Wasser eintauchen, Erfrierungen im Gesicht behandelt man mit warmen Tüchern und Wärmepacks. Das Wiedereinfrieren aufgetauter Erfrierungen ist übrigens besonders problematisch. Es führt fast immer zum dauerhaften Absterben des erneut eingefrorenen Gewebes. Daher solltest du mit dem Auftauen erst beginnen, wenn der Patient in einem sicheren Lager oder einer Hütte angekommen ist.

Wiedereinfrieren unbedingt vermeiden!

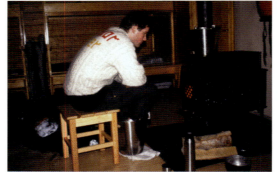

Bild 133: Auftauen erfrorener Zehen

Das Auftauen kann schmerzhaft sein. In der Literatur wird bei diesem Punkt meist erwähnt, dass bei Schmerzen die Prognose eher gut ist. Ob das deinen Patienten tröstet, ist natürlich fraglich. Wenn er ASS (Aspirin®) dabei hat, darf er maximal eine Tablette einmalig einnehmen. Dieses Schmerzmittel unterstützt gleichzeitig die Durchblutung der betroffenen Stellen.

ASS (Aspirin®) einnehmen

In der deutschen Erste-Hilfe-Literatur und in den Leitfäden der Hilfsorganisationen wird das rasche Auftauen für Erfrierungen nicht empfohlen. Die übrige Fachwelt ist sich jedoch einig, dass diese Methode die günstigste Prognose sichert. Daher wird sie hier als das Mittel der Wahl dargestellt.

Nach dem Auftauen sollte die Wunde druckfrei und steril verbunden und der Patient evakuiert werden. Je nach Schweregrad bilden sich Blasen und Bereiche mit abgestorbenem Gewebe, die von einem Arzt abgetragen werden müssen. Bei längeren Evakuierungszeiten ist auch hier die Einnahme von Antibiotika sinnvoll.

Druckfrei und steril verbinden, Evakuierung

Ein wichtiger Aspekt bei Erfrierungen ist die Prävention. Sobald du an kalten Stellen ein Taubheitsgefühl hast, musst du etwas unternehmen. Die folgenden konkreten Tipps ergänzen diesen Grundsatz:

Prävention

Prävention für das Gesicht
- Gefährdete Stellen dick mit Vaseline oder Melkfett einschmieren
- Sturmhaube und Kapuze aufsetzen
- In Gruppen sucht sich jeder einen Partner, dem er regelmäßig ins Gesicht schaut, ob sich helle, nicht durchblutete Stellen auf Nasenspitze oder Wangen bilden.

Vaseline

Gegenseitiger Check

Prävention für Hände und Füße
- Trockene Handschuhe und Socken zum Wechseln dabeihaben.
- In der Nacht alle Klamotten, wenigstens Socken und Handschuhe trocknen. Wenn du mit dem Zelt unterwegs bist, behalte sie im Schlafsack an.
- In kalte Gegenden immer Schuhe mit Platz für mehrere Socken mitnehmen.
- Schuhe mit herausnehmbarem Innenschuh sind besonders leicht zu trocknen.
- Bei Wanderungen durch sehr kalten Schnee kann man alte Socken außen über die Schuhe (Vorderfuß) ziehen. Das vermindert den Wärmeverlust durch Konvektion (↔ 80) ganz erheblich.

Trockene Handschuhe und Socken!

Vapor Barrier Liner
Bei Unternehmungen in großer Höhe oder extremer Kälte hat sich der Einsatz einer Dampfsperre (»vapor barrier liner«, VBL) bewährt: Dabei wird über einer dünnen Isolationsschicht (z. B. Polypropylen-Socke) eine zweite, luftdichte Schicht getragen (z. B. Gefrierbeutel, Erste-Hilfe-Handschuhe). Darüber zieht man einfach die normale Kälteschutzbekleidung. Dies verhindert einerseits die Bildung von Verdunstungskälte auf der Haut und andererseits das Gefrieren der Körperfeuchtigkeit in der Kleidung. Personen, deren Blutgefäße besonders empfindlich auf Kälte reagieren (weiße, schmerzhafte Finger und Zehen mit Taubheitsgefühl), halten die Kälte so geschützt deutlich besser aus.

Luftdichte Schicht

Kohlenmonoxidvergiftung, Erfrierungen

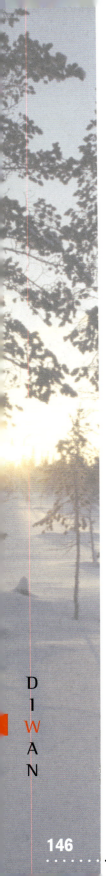

Bei Marschblasen helfen vorbeugen, schonen und penible Wundversorgung

Sie sind der Feind jeder Outdooraktivität: Blasen! Auch wenn sie alles andere als lebensbedrohlich sind, sie sind der Spaßkiller Nummer eins auf Wildnistouren.

Wie entsteht eine Blase?

Druck und Reibung Blasen entstehen durch Druck und Reibung. Dadurch kommt es zu feinsten Geweberissen in und zwischen den oberen Hautschichten. Aufgrund der Gewebeverletzung werden Stoffe freigesetzt, die zu einer Flüssigkeitsansammlung unter der obersten Hautschicht führen. Bei ausgedehnten Gewebeverletzungen kann die Blase auch Blut enthalten.

Die Entstehung von Blasen wird durch besonders heiße oder kalte Temperaturen und aufgeweichte Haut (nasse Füße, Schweiß!) begünstigt, weil die Haut dann empfindlicher ist.

Wie kann man Blasen vermeiden?

Die einzige vollkommen richtige Antwort auf diese Frage lautet: zu Hause bleiben. Blasen entstehen nur dann, wenn die Haut ungewöhnlich belastet wird. Klar, mit dieser Antwort gibst du dich nicht zufrieden! Aber denke daran zurück, wenn du eine Blase auskurieren möchtest: Das wirkungsvollste Mittel heißt »Pause machen«!

Klassische Tipps Die klassischen Tipps zur Blasenvermeidung kennst du sicher schon, oder?
- Schuhe gut einlaufen
- Nicht gleich am ersten Tag eine Gewalttour machen
- Keine rutschenden oder grob gestrickten Socken tragen
- Keinesfalls Socken mit Löchern anziehen
- Auf trockene Füße achten
- Rechtzeitiges Anbringen von Schutzpflastern oder Tape

Die folgenden Tipps sind nicht so bekannt:

Vorsicht beim Sockenwaschen! Schuhe trocknen
- Achte beim Sockenwaschen unterwegs darauf, dass kein Waschmittel im Stoff zurückbleibt, denn dieses weicht die Haut auf.
- Nass gewordene Schuhe kann man gut trocknen, indem man Steine hineinlegt, die man am Feuer angewärmt hat. Mach sie aber nicht zu heiß, insbesondere bei Schuhen mit GORE-TEX®- oder Sympatex®-Membran.
- Damit die Socken bei feuchter Witterung über Nacht nicht klamm werden, nimm sie einfach mit in den Schlafsack.
- Wer zu Schwielen oder dicker Hornhaut neigt, sollte die betreffenden Stellen häufig eincremen, um die Haut glatt und geschmeidig zu halten.

»Abtapen« Schutzpflaster Die größte Bedeutung für die Blasenprävention hat jedoch nach wie vor das »Abtapen«. Die Industrie hält eine kaum zu überschauende Menge an verschiedenen Schutzpflastern bereit. Leider helfen viele nur den Produzenten, nicht jedoch den blasengeplagten Outdoorfreunden.

Für welches Produkt auch immer du dich entscheidest, darunter pinselst du auf jeden Fall Benzoe-Tinktur (↔ 138) zur besseren Haftung! Denn nichts ist schlimmer, als dass ein Schutzpflaster verrutscht oder sich an den Rändern aufrollt. Zwei konkrete Empfehlungen für Blasenpflaster sollen hier ausgesprochen werden:

Benzoe-Tinktur

- Sehr gut, aber ziemlich teuer ist das elastische Compeed®, das gefährdete Stellen wie eine zweite Haut polstert und vor Reibung schützt. Das Material ist wasserabweisend, bedingt luftdurchlässig und kann sogar ein wenig Flüssigkeit von nässenden Blasen aufnehmen.

Compeed®

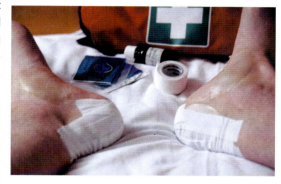

- Ebenfalls gut und nicht ganz so teuer ist Sporttape. Dabei musst du darauf achten, dass es keine Falten wirft oder sich die Ecken aufrollen: Das erreichst du durch v-förmige Einschnitte, Abrundung der Ecken und großflächiges Abtapen längs der Scheuerrichtung.

Sporttape

Bild 134:
Gut verpflastert ist halb gewonnen!

Wie kann man trotz Blase weiterlaufen?
Blasen sind Ausdruck einer Überbelastung der betreffenden Hautstelle und weitere Belastung verhindert bzw. erschwert eine Heilung. Wie oben erwähnt: Das beste Mittel ist »Pause machen«. Wenn das nicht möglich ist hilft eine spezielle Wundversorgung. Dabei musst du jedoch beachten, dass jede Blase infektionsgefährdet ist. Und wenn sich eine Blase erst einmal entzündet hat, hast du ein wirklich großes Problem. Also: So sauber wie möglich arbeiten, am besten auch unverletzte Bereiche vor dem Abkleben mit einem Alkoholtupfer desinfizieren. Wenn du Benzoe-Tinktur verwendest (↔ 138), kannst du dir das sparen.

Spezielle Wundversorgung

Gefahr der Entzündung

Desinfizieren oder Benzoe-Tinktur verwenden

Das richtige Vorgehen orientiert sich an der Schwere der Blase:

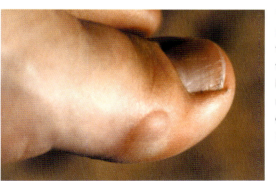

1. Bei kleinen, unproblematischen Blasen, die sich voraussichtlich schnell wieder zurückbilden und bei der Aktivität nicht stören, klebst du am besten ein Compeed®-Pflaster auf (↔ s. o.).

Kleine Blasen

Bild 135:
Solch kleine Blasen sind (noch) unproblematisch.

Marschblasen

Größere Blasen

2. Die nächste Kategorie sind größere Blasen, die so voll gefüllt sind, dass sie bei weiterer Belastung aufreißen werden, und Blasen, die bereits aufgerissen sind. Es ist kein Blut im Spiel, es gibt keine Kleinstverletzungen und die Blase ist nicht entzündet.

Aufstechen und entleeren

Steche die Blase mit einer desinfizierten bzw. über einem Feuerzeug abgeflammten Nadel auf und drücke sie leer. Am besten, du machst das am Abend und am folgenden Morgen nochmal. Bei geplatzten Blasen kannst du tote Haut wegschneiden, damit sich keine »Höhlen« für Krankheitserreger bilden können. Erst dann folgt die gewissenhafte Desinfektion bzw. das Auftragen von Benzoe-Tinktur.

Richtige Wunden

3. Die übelste Sorte stellen diejenigen Blasen dar, die richtige Wunden sind: Offene Hautstellen, die ein wenig bluten, offensichtlich infektionsgefährdet oder entzündet sind. Hier musst du das volle Programm der Wundversorgung anwenden: Wundreinigung und -desinfektion, Wundauflage und Verband, z. B. mit selbstklebendem Mullverband. Als Wundauflage eignen sich besonders Hydrogelverbände wie 2nd Skin® oder das sterile Hydrosorb®.

2nd Skin® Hydrosorb®

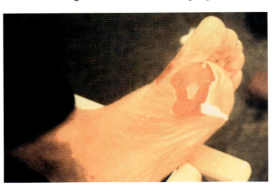

Bild 136: Besonders schlimme Blasen müssen besonders intensiv versorgt werden!

Sie bestehen zum größten Teil aus Wasser, haben dadurch eine besonders dämpfende Wirkung und schalten Reibungskräfte praktisch völlig aus. Um in solchen Fällen möglichst viel Druck von der Wunde zu nehmen, kannst du einen Ring aus Isomattenmaterial um die Blase herumlegen (so genannte »Donut-Technik«).

Polsterung mit Isomattenring

Schutzpflaster nicht abziehen!

In den Fällen 1 und 2 bleiben die Schutzpflaster drauf, bis sie sich ablösen oder die Blase verheilt ist. Wenn du das Pflaster vorzeitig abziehst, reißt du meist schützende Haut mit herunter. Pflasterabziehen ist nur erlaubt, wenn sich die Blase ent-

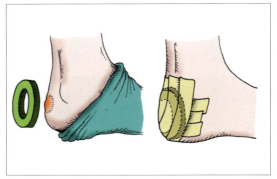

Bild 137: Abpolsterung einer schlimmen Blase mit einem Ringpolster

zündet. Dann musst du das Klebezeug mit Alkohol oder Benzin durchtränken, möglichst vorsichtig ablösen und dem Punkt 3 folgen. (Speziell Compeed® lässt sich am besten lösen, wenn man es dehnt.) Nimm in diesem Fall einen täglichen Verbandwechsel vor.

Checkliste: DIWAN – Wundversorgung

- Ziele der Wundversorgung sind Infektionsbekämpfung, beschleunigte Heilung und Wiederherstellung der Funktionalität.

- Zunächst musst du die Wunde und vor allem das Wundumfeld reinigen und desinfizieren.

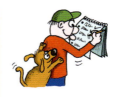

- Zum sterilen Bedecken einer Wunde stehen zahlreiche Verbandmaterialien zur Wahl, jedes mit spezifischen Vor- und Nachteilen. Besonders praktisch und universell sind Verbandpäckchen, Tape und selbstklebender Mullverband.

- Antibiotika sind unter Umständen bei Entzündungen sinnvoll. Sie müssen jedoch von einem Arzt verschrieben werden.

- Wundnahtstreifen können insbesondere unter Wildnisbedingungen das Nähen ersetzen. Dennoch sobald wie möglich: Arztbesuch!

- Größere Fremdkörper in Wunden dürfen nicht entfernt werden.

- Zecken mit Pinzette oder Zeckenzange entfernen, desinfizieren. Auf Rötung und »Sommergrippe« achten. Schutzimpfung gegen FSME ist wichtig.

- Bei Amputationsverletzungen Wunde und Amputat wie vorgefunden steril verpacken. Amputat kühlen.

- Verbrennungen sofort mit handwarmem Wasser kühlen. »Lieber keine Kühlung als eine Unterkühlung!«: Anhaltende Kühlung nur bei Schmerzen und kleinflächigen Brandverletzungen (<5% verbrannter Hautoberfläche). Großflächige Verbrennungen und am Körperstamm nicht kühlen. Druckfreier, steriler Verband. Schocklage. Bei langen Evakuierungszeiten Flüssigkeitszufuhr, Schmerzmittel und Antibiotika (vom Arzt verordnet).

- Erfrierungen zügig auftauen und vor Wiedereinfrieren schützen. Prävention ist wichtig!

- Blasen entstehen durch Druck und Reibung. Vorbeugung durch Abtapen und Compeed®. Aufstechen der Blasen, wenn sie sowieso aufreißen werden, sonst ist die Haut der beste Infektionsschutz. Sauber arbeiten! Bei schweren Blasen (blutig, entzündet) ist eine »richtige« Wundversorgung nötig.

Marschblasen

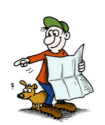

> **DIWAN: Abtransport organisieren**
>
> Wenn alle wichtigen Maßnahmen zur Versorgung des Patienten durchgeführt wurden, müssen Fragen zum Abtransport geklärt werden.
>
> Wenn durch die Nähe zur Zivilisation oder bei Handyempfang ein schneller Notruf möglich ist, hat an dieser Stelle der Koordinator bereits die Rettung angefordert. Nur, wenn das Herbeiholen der professionellen Rettung aufwändig und zeitraubend ist, sind die Überlegungen des folgenden Abschnittes relevant.
>
> Es geht zunächst um grundlegende Fragen, die zum Thema Abtransport beantwortet werden müssen. Danach erfährst du, welche Informationen ein Notruf enthalten muss und welche Kommunikationsmittel dir dafür zur Verfügung stehen. Zuletzt werden Transporttechniken beschrieben, mit denen du einen Patienten in ein Notfallcamp bringen kannst.

4.4 Nach der Erstversorgung müssen die Retter den Abtransport organisieren

4.4.1 Die Beantwortung weniger Fragen führt zu einer fundierten Evakuierungsentscheidung

Folgende Fragestellungen helfen dabei, die Organisation des Abtransports zu planen. Um sie zu beantworten, brauchst du gesunden Menschenverstand, gute diagnostische Fähigkeiten und Einfühlungsvermögen.

Gesunder Menschenverstand

Braucht dein Patient überhaupt eine Evakuierung?

Ein paar Tage Pause

Manchmal ist absehbar, dass der Patient lediglich ein paar Tage braucht, um wieder fit zu werden. Beispiele sind Durchfallerkrankungen, die nach wenigen Tagen vorüber sind, oder schlimme Marschblasen an den Füßen. Insbesondere wenn in solchen Fällen die Evakuierung länger dauert als die Ausheilung, pflegst du besser den Patienten und seine Verletzung vor Ort.

Zeit nehmen zur Entscheidungsfindung

Wenn du dir zunächst nicht sicher bist, dann nimm dir viel Zeit zur Entscheidungsfindung. Wenn du dir auch dann nicht sicher bist, dann sei lieber ein bisschen »übervorsichtig« als ein bisschen zu »cool«.

BAP + SAU Körperstamm

Im folgenden Praxistipp (↔ 151) findest du eine Liste mit Zuständen, die auf jeden Fall eine Evakuierung durch den Rettungsdienst erfordern. Sie zeigt, dass insbesondere Störungen der BAP-Funktionen und SAU-gefährliche Notfälle problematisch sein können. Probleme im Körperstamm (Kopf, Brust, Bauch, Rücken) erfordern häufiger eine Evakuierung als Probleme an den Extremitäten.

Selbsteinschätzung des Patienten

Von besonderer Bedeutung ist auch die Selbsteinschätzung des Patienten. Wenn er evakuiert werden möchte, solltest du diesen Wunsch unbedingt respektieren.

RUM   BAP ↔ SAU   DIWAN

Praxistipp: Gründe für eine Evakuierung

SAU-gefährliche Probleme, erkennbar an veränderten BAP-Funktionen:

Schock
- Blutverlust von über 0,5 Liter
- Allergische Reaktion
- Vermutete Vergiftung mit Auswirkung auf die Vitalfunktionen
- Brech-/Durchfallerkrankung mit Auswirkung auf die Vitalfunktionen

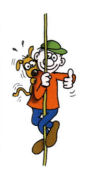

Atemstörungen
- Atemnot ohne Aussicht auf Besserung (z. B. Rippenverletzung)
- Jede Art von Bewusstseinsstörung, da sie zu Atemstörungen führen kann: Schädel-Hirn-Verletzungen, den ganzen Körper betreffende Krampfanfälle
- Beinahe-Ertrinken
- Jede Art von Brustschmerz mit Atemnot (z. B. Herzinfarkt, Lungenembolie)

Unterkühlung
- Leichte Unterkühlung ohne Aussicht auf Wiedererwärmung
- (Mittel-)schwere Unterkühlung

Bei folgenden Punkten ist ärztliche Behandlung dringend nötig, besonders wenn der Körperstamm betroffen ist:
- Offener Knochenbruch, Knochenbruch mit Fehlstellung, instabiler Bruch
- Nicht einrenkbare Verrenkung
- Wirbelsäulenverletzung
- Tiefe Wunde (auch ohne großen Blutverlust), insbesondere wenn innere Organe, Knochen, Sehnen o. Ä. sichtbar sind
- Wundinfektion, die sich über die Wunde hinaus ausbreitet (↔ 131)
- Wunde mit mittelgroßem oder großem Fremdkörper (größer als Angelhaken)
- Amputationsverletzung
- Verbrennung oder Erfrierung, es sei denn, sie ist sehr klein
- Tier-/Schlangenbiss, auch ohne Giftwirkung (Infektionsgefahr, z. B. Tollwut!)
- Höhenlungenödem, Höhenhirnödem
- Blitzschlagverletzung
- Hohes Fieber über mehrere Tage
- Blut in Stuhl, Urin oder Erbrochenem
- Dauerhafte starke Schmerzen
- Hart angespannte Bauchdecke (↔ 95/96)

Merke: Ein Abtransport ist notwendig, wenn ...
- ... Hinweise auf eine SAU-gefährliche Störung bestehen oder zu erwarten sind.
- ... gravierende Probleme am Körperstamm bestehen.
- ... der Patient eine Evakuierung wünscht.

Fragen zur Evakuierung

Kann er aus eigener Kraft bis in die Zivilisation kommen?
Dies ist abhängig von folgenden Faktoren:
- Entfernung, die zu überwinden ist; Beschaffenheit des Geländes
- Zustand und Zusammensetzung der Gruppe
- Erwartete Wetterbedingungen
- Stabilität der Verletzung, verschlimmert sie sich bei Aktivität?
- Bereitschaft des Patienten (Schmerzen, Anstrengung aushalten, usw.)

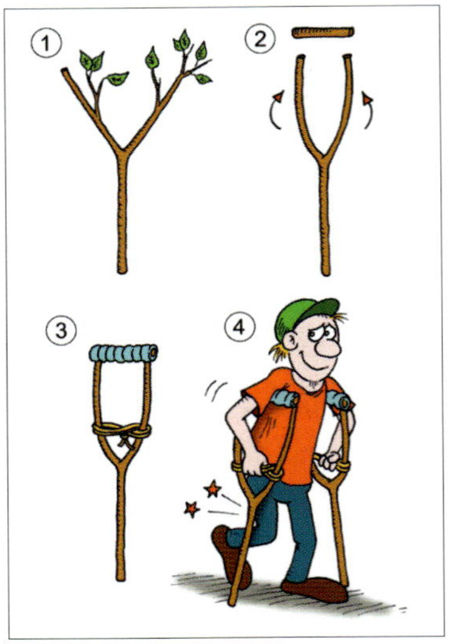

Die Evakuierung aus eigener Kraft ist oft die praktikabelste und billigste Lösung – eine Evakuierung von außen ist immer mit großem Aufwand und Kosten verbunden. Bei Fuß- und Beinverletzungen helfen neben einer Schienung manchmal Gehhilfen (↔ Bild 139).

Bild 138:
Krücken kann man einfach selbst herstellen.

Evakuierung aus eigener Kraft

Besteht die Chance, dass jemand ein Notsignal wahrnimmt?
Oft wird die Einsamkeit des Gebietes, in dem man sich aufhält, überschätzt. Schließlich hattest auch du die Idee, hierherzukommen – warum sollte niemand sonst in der Nähe sein? Der Versuch eines Notsignals lohnt sich auf jeden Fall (↔ 156)! Auch wenn du mit dem Notsignal nur andere Outdoorer und keine Rettungsmannschaften herbeirufst, verbessert sich deine Situation: Du hast jetzt zusätzliche Helfer, die z. B. einen Notruf absetzen können.

Andere Outdoorer

Achte während deiner Touren ständig auf Luftverkehr über dir – auch wenn nichts passiert ist. In Nationalparks sind Touristenflüge keine Seltenheit. Wenn beispielsweise über dem Nachbartal, in dem du am Vortag warst, ständig Flugverkehr war, reicht es wahrscheinlich, dorthin zu gehen und ein Notsignal zu geben. Beachte aber, dass hoch fliegende Linienmaschinen keine Notsignale wahrnehmen können.

Luftverkehr

Kann jemand aus deiner Gruppe Hilfe verständigen?
Wenn du mit mehr als einem Partner auf Tour gehst, kann einer beim Verletzten bleiben, während der zweite Hilfe holen geht. Wenn ihr vier oder mehr Personen seid, sollten zwei Personen Hilfe holen. Manchmal kann es sinnvoll sein, zwei Leute in verschiedene Richtungen zu schicken. Dazu folgendes Beispiel: Ein Helfer geht zu der auf der Karte in vier Stunden Entfernung eingezeichneten Rangerstation. Da ihr nicht wisst, ob diese besetzt ist, geht der andere in die acht Stunden entfernte Ortschaft, die in der entgegengesetzten Richtung liegt.

Auf Touren immer zu dritt oder zu viert sein

Eine wichtige Folgerung aus diesen Überlegungen ist die Einsicht, dass du auf Touren am sichersten in Gruppen mit mindestens drei, besser vier Personen unterwegs bist.

Kannst du den Patienten selbst evakuieren?
Auch wenn du mehrere Helfer zur Verfügung hast, ist die Evakuierung eines nicht gehfähigen Patienten sowohl für die Helfer als auch für den Patienten extrem anstrengend. (↔ 159: Evakuierungstechniken) Die Evakuierung auf einer Pulka, einem Schlitten im Schnee oder mit einem Boot auf dem Wasser verringert zwar die Anstrengung für die Helfer, ist aber dennoch nicht zu unterschätzen. Bedenke, dass es in den meisten Situationen schneller geht, die Retter zum Patienten zu bringen, als den Patienten in die Zivilisation.

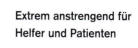

Extrem anstrengend für Helfer und Patienten

Meist ist die Rettung schneller beim Patienten als umgekehrt.

Bild 139:
Selbst evakuieren ist in der Realität nicht so lustig wie im Training.

Wann immer eine Alarmierung fremder Hilfe möglich ist, ohne den Patienten allein zu lassen, solltest du diese Möglichkeit nutzen. Insbesondere der Transport mit einer Trage ist bei Distanzen, die einige Kilometer übersteigen, fast unmöglich. Überlege einmal, wie du unter dem Gewicht deines Rucksackes leidest, obwohl dieser ein tolles Tragesystem hat und wesentlich leichter ist als der Patient!

Transport über große Distanzen unmöglich

Kann der Patient allein bleiben, während du selbst Hilfe holst?
Diese Möglichkeit ist zwar die schlechteste Lösung, aber manchmal der einzige Weg, insbesondere wenn du der einzige Helfer bist. Überlege noch einmal: Geht es wirklich nicht anders? Kannst du nicht beim Patienten bleiben, bis es ihm besser geht?

Vorausgesetzt, das Verlassen des Patienten ist wirklich der einzige Weg, beachte dabei die folgenden Punkte:

- Der Patient muss wach, ruhig und orientiert sein. Einen bewusstlosen oder panischen Partner darfst du auf keinen Fall allein lassen.
- Er muss über die Situation – mit allen Gefahren – aufgeklärt werden und einverstanden sein, dass du gehst.
- Erkläre ihm die Versorgung seiner Verletzungen, z. B. Verbandwechsel, Medikamenteneinnahme, und vergewissere dich, dass er sie verstanden hat.
- Sorge für ein Notfallcamp (↔ 166), das vom Patienten selbst »bedienbar« ist: Lagere ihn warm eingepackt im Zelt, mit Kocher, Verpflegung, Wasser, Nachttopf usw. in Griffweite.
- Wenn er nur liegen kann, dann erkläre ihm die Sache mit der Lungenemboliegefahr (↔ 76) und weise ihn an, v. a. die Beine möglichst viel zu bewegen.
- Lege vor dem Zelt ein Notsignal auf den Boden, z. B. ein mannshohes »SOS« aus Kleidungsstücken, und lasse dem Patienten möglichst ein Signalgerät (↔ 156) da.
- Schreibe ihm auf, wann du schätzt, wieder da zu sein, hinterlasse eine Uhr und stelle einen Kalender her.

Bewusstlose nie allein lassen

Gute Absprache mit dem Patienten

Fragen zur Evakuierung

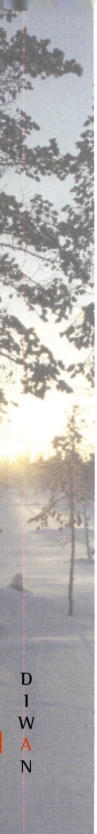

4.4.2 Das Absetzen des Notrufs muss man gut planen

»5 Ws«

Es kennt wohl jeder die »5 Ws« des normalen Notrufes:
- **Wo** ist es passiert?
- **Was** ist passiert?
- **Wie** viele Patienten?
- **Welche** Arten von Verletzungen bzw. Erkrankungen?
- **Warten** auf Rückfragen!

Also alles kein Problem? – Nicht ganz!

Orientierung

Schon die Frage nach dem »Wo?« ist manchmal nicht ganz eindeutig zu beantworten. Ohne eine genaue Ortsangabe muss man lange auf die Rettung warten. Wer glaubt, der Rettungsdienst könnte ein normales Mobiltelefon ausreichend genau anpeilen, hat leider unrecht. Spätestens jetzt sind detaillierte Kenntnisse von Karte und Kompass gefragt. Wer über ein GPS-Gerät verfügt und richtig damit umgehen kann (!), hat es natürlich einfacher.

Absprache und Planung

Derjenige, der zum Absetzen des Notrufs losgeht, sollte besonders fit und outdoorkundig sein. Außerdem sollte man genau absprechen, welchen Weg er nimmt. Falls er selbst verunglückt, kann ihm schneller geholfen werden. Ferner muss überlegt werden, welche Ausrüstungsgegenstände im Notfallcamp bleiben und welche der Hilfeholende mitnimmt. Nehmt euch also die Zeit und plant das Vorgehen ganz genau.

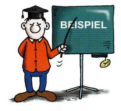

Beispiel: Du bist in Schottland beim Wandern. Dein Tourenpartner ist ins Lagerfeuer gestolpert und hat sich den linken Arm verbrannt. Durch richtiges Handeln konntest du die Folgen minimieren, aber dein Partner ist dennoch schwach und zeigt Schockanzeichen. Du entscheidest dich, ihn in dieser Lage nicht allein zu lassen, um weitere Störungen seiner Vitalfunktionen abfangen zu können. Nach zwei Stunden kommen zwei andere Wanderer vorbei. Diese haben ein Mobiltelefon dabei, aber keinen Empfang. Der nächste Ort ist etwa einen Tagesmarsch entfernt. Inzwischen ist es Abend geworden. Daher entscheidet ihr, erst am nächsten Morgen loszugehen, da sich der Hilfeholende in der Dunkelheit nicht orientieren kann.

Die Mobilfunknetzabdeckung müsste um den nächsten Ort herum gewährleistet sein. Ihr nutzt den Abend für eine genaue Planung: Du kalkulierst acht Stunden Nacht plus fünf Stunden Gehzeit – durch das Mobiltelefon kann vermutlich einiges an Wegstrecke gespart werden. Hinzu kommen 30 Minuten, bis euch der Rettungshubschrauber gefunden hat. Du musst deinen Patienten also noch gut 13 Stunden stabilisieren. Durch die weiteren Helfer kannst du ein ziemlich gutes Notfallcamp mit guter Versorgung einrichten, was den Zustand deines Partners außerdem verbessert. Der Hilfeholende nimmt neben dem Telefon nur das Nötigste an Ausrüstung mit, damit er möglichst schnell ist.

Praxistipp: Verhalten bei einer Hubschrauberrettung

In vielen Fällen wird die Rettung per Hubschrauber erfolgen. Das Wichtigste ist dabei, dass er dich schnell findet. Dafür ist eine wirklich genaue Ortsangabe nötig, am besten mit GPS-Koordinaten. Wenn du den Hubschrauber in großer Distanz hörst oder siehst, kannst du mit Rauch- oder Signalkörpern auf dich aufmerksam machen. Du sollst den Hubschrauber aber nicht abschießen – also hör auf, sobald die Retter in Reichweite sind. Ideal ist es, per Handy für den Piloten erreichbar zu sein. Dann kannst du ihm z.B. sagen, dass du dich von ihm aus gesehen »auf 3 Uhr in 150 m Entfernung« befindest. Wenn z.B. in den Alpen an mehreren Stellen Leute stehen, die dem Hubschrauber »nett zuwinken«, kannst du dem Piloten signalisieren, ob er an deinem Standort gebraucht wird oder nicht:

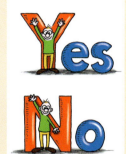

Y = Yes: Ja, wir brauchen Hilfe, Landung möglich.
N = No: Nein, keine Hilfe nötig/Gefahr, nicht landen!

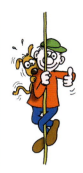

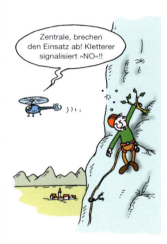

Hubschrauberrettungen können auf verschiedene Arten erfolgen: mittels Tau oder Winde, mit aufgestützten Kufen bei laufendem Rotor oder per »richtiger« Landung (ideal). Die Abbildung zeigt einen perfekten Landeplatz. Wenn es nötig und das Wetter gut ist, kann der Pilot jedoch auch auf einem 5 x 5 Meter großen, nicht über 10° geneigten Fläche landen. Um den Piloten auf den Landeplatz hinzuweisen, stellt sich ein einzelner Helfer mit dem Rücken zum Wind an ein Ende des Landeplatzes, formt das »Y« und hält ein Stoffstück als Fahne in den Wind. Ob der Pilot an dem von dir empfohlenen Platz landet, entscheidet er natürlich selbst!

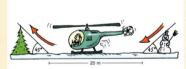

Bild 140:
Mindest-Landefläche für einen Rettungshubschrauber

Bei lockerem Schnee wirbelt der Rotor viel Schnee auf und der Pilot sieht um sich herum nur weiß (»downwash«). Bleibe in diesem Fall wie angewurzelt stehen (evtl. in die Knie gehen) und bilde für ihn einen Bezugspunkt, bis er den Hubschrauber gelandet hat – auch wenn er bis auf einen halben Meter an dich heran fliegt. Packe dich vorher gut ein – bei der Landung herrscht Schneesturm!

Nähere dich einem Hubschrauber grundsätzlich nur von vorn und mit Blickkontakt zum Piloten. Seitlich oder hinter einem Hubschrauber besteht bei laufendem Rotor Lebensgefahr! Falls du in einen Hubschrauber mit aufgesetzten Kufen zusteigen musst, vermeide unbedingt ruckartige Bewegungen. Bei einer Tau- oder Windenrettung solltest du möglichst übersichtlich gesichert sein (z.B. 1 Bandschlinge mit Schrauber) und die Anweisungen des Retters ganz exakt befolgen.

Eine super Übersicht über das richtige Verhalten bei Hubschrauberrettungen findest du unter www.bergundsteigen.at > Archiv > Ausgabe 03/2002 > »downwash«

Planen des Notrufes, Hubschrauberrettung

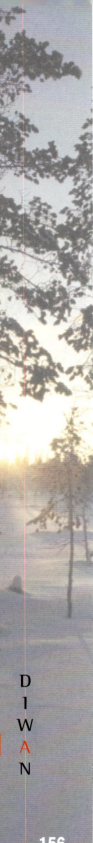

4.4.3 Einen Notruf kann man mithilfe verschiedener Notsignale und Kommunikationsmittel absetzen

Jeder Outdoorer sollte international einheitliche Notsignale kennen

Auf sich aufmerksam machen

Signalfeuer

Hirn einschalten!

Prinzipiell ist jede ungewöhnliche Veränderung der Umwelt dazu geeignet, auf sich aufmerksam zu machen – je ungewöhnlicher, desto besser. Ein einzelnes, rauchendes Signalfeuer kann beispielsweise leicht mit einem normalen Lagerfeuer verwechselt werden. Wenn du drei Feuer nebeneinander machst, wird ein Beobachter aufmerksam. Gleiches gilt für auffällig gefärbte Kleidungsstücke und Ausrüstungsgegenstände, die du über eine Freifläche verteilst. Eines hilft immer: Hirn einschalten! Die Wahrscheinlichkeit, gefunden zu werden, kannst du durch die Verwendung international einheitlicher Notsignale vergrößern.

SOS – »Save Our Souls« bzw. »Save Our Ships«

SOS:
»3 kurz – 3 lang – 3 kurz«
• • • – – – • • •

Dieses Zeichen kommt aus der Seefahrt, ist jedoch das weltweit gebräuchlichste Notsignal. Es besteht aus der Wiederholung der Zeichenfolge »3 kurz – 3 lang – 3 kurz«, dem Morsecode für die Buchstaben SOS.

Alpines Notsignal

Es ist im Alpenraum das gebräuchlichste Notsignal. Außerhalb nutzt du besser SOS. Beim alpinen Notsignal machst du sechs Zeichen pro Minute, dann eine Minute Pause, dann wieder sechs Zeichen pro Minute, usw. Die Antwort des Retters besteht aus jeweils drei Zeichen pro Minute.

Bei diesen beiden Signalen ist es egal, auf welche Art du sie gibst: Du kannst rufen, pfeifen, mit auffällig gefärbten Kleidungsstücken winken o. Ä. Besonders geeignet sind einfache Hilfsmittel wie Signalspiegel, Taschenlampe oder Signalpfeife. Bei diesen Hilfsmitteln musst du dir jedoch einige Einschränkungen bewusst machen:

Peilen mit einem Signalspiegel

- *Signalspiegel:* Es ist schwierig, einen bestimmten Punkt anzupeilen, denn die Projektion ist kaum größer als der Spiegel selbst. Ein Flugzeug anzupeilen ist praktisch unmöglich. Manche Spiegel bieten eine Peileinrichtung, man kann diese jedoch auch improvisieren: Stecke in Peilrichtung in einigen Metern Entfernung einen Stock in die Erde. Peile mit einem Auge über die Spitze des Stockes dein Ziel an. Halte nun den Spiegel direkt vor dein Auge und blinke die Stockspitze an. Nun weißt du, dass die Projektion des Spiegels bei deinem Ziel ankommt.

Taschenlampe

- *Taschenlampe:* Neben dem Problem des richtigen Zielens muss dir hierbei bewusst sein, dass eine normale Taschenlampe nicht besonders weit zu sehen ist.

Signalpfeife

- *Signalpfeife:* Hier ist die Reichweite noch geringer. Um beispielsweise bei einer Skitour im dichten Nebel Kontakt in der Gruppe zu halten, ist sie jedoch hilfreich. Manche Signalpfeifen funktionieren auch unter Wasser.

Trotz dieser Einschränkungen sind solche Hilfsmittel durchaus sinnvoll. Immerhin kann man einen Signalspiegel auch zum Rasieren benutzen und mit der Pfeife den verschlafenen Tourenpartner ärgern.

Technische Kommunikationsmittel

Mobiltelefon

Die Verbreitung des Mobiltelefons hat die Notrufsituation in vielen Teilen der Erde geradezu revolutioniert. Die Netzabdeckung ist z.B. in den Alpen oder Skandinavien teilweise beeindruckend gut. Wenn heutzutage jemand ohne Mobiltelefon in die Wildnis geht, handelt er geradezu leichtsinnig. Bei kommerziellen Veranstaltern kann das sogar rechtliche Konsequenzen haben.

> **Nie ohne Mobiltelefon in die Wildnis!**

Zumindest ein altes Gerät, aber unbedingt mit SIM-Karte, sollte jeder dabeihaben. Bei Code-gesperrten Geräten von fremden Personen muss man i.d.R. nur »112« statt der PIN eingeben. Dies ist die europaweite Notrufnummer. Im Ernstfall ist es von unschätzbarem Wert, schnell und direkt mit jemandem sprechen zu können. Selbst wenn es am Notfallort kein Netz gibt, wird meist der Weg zur nächsten Notrufmöglichkeit um mehrere Stunden verkürzt. Je nach Landschaft haben die Sendemasten eine Reichweite von bis zu 200 Kilometern, meistens jedoch deutlich weniger (ca. 30 Kilometer).

> **»112« gilt europaweit = »Euro-Notrufnummer«**
>
> **Verkürzung des Alarmierungsweges**
>
> Bild 141:
> Die Netzabdeckung z.B. in den Alpen ist oft beeindruckend gut

Bei der Planung einer Tour im Ausland solltest du auf den Webseiten der dortigen Mobilfunkanbieter eine Karte mit der Netzabdeckung ansehen. Allerdings gilt es zu beachten, dass weltweit mehrere Mobilfunkfrequenzen genutzt werden. Gerade einfachere Handys beherrschen manchmal nicht alle.

> **Netzabdeckung checken**

Ferner solltest du dich vor Reiseantritt über das Rettungsdienstsystem des betreffenden Reiselandes informieren: Welche Notrufnummer muss man wählen? In welchen Gebieten ist überhaupt ein Rettungsdienst verfügbar? Werden die Kosten von der öffentlichen Hand übernommen oder braucht man – wie meistens – eine Versicherung, welche die Rettungskosten übernimmt?

> **Rettungsdienstsystem checken**
>
> **Versicherung für Rettungskosten**

Praxis-Tipp: Smartphones outdoor

Moderne Smartphones verfügen i.d.R. über ein eingebautes GPS, welches dir bei der Ermittlung deines Standortes hilft. Außerdem gibt es für die meisten Betriebssysteme zahlreiche »Notruf-Apps«, die dich bei Ortsangabe und Notfallmeldung unterstützen.

Leider haben Smartphones im Outdooreinsatz auch einige Nachteile: Der Akku hält meist bei Weitem nicht so lange wie der eines klassischen Mobiltelefons, und extremen Nässe- und Temperaturbedingungen sind die Taschencomputer oft nur eingeschränkt gewachsen. Eine hochwertige, wasserdichte Hülle ist Pflicht!

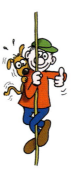

Notsignale, Mobiltelefon

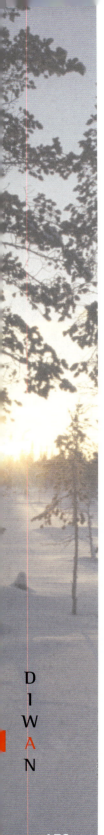

Funkgerät

Funk auf See und in der Schweiz

In den meisten Ländern und vor allem auf See gibt es Notrufkanäle, die abgehört werden. Die Schweiz ist beispielsweise äußerst gut abgedeckt (E-Kanal 161, 300 MHz, 2-Meter-Band), sodass man fast von jedem Ort der Schweiz einen Notruf mit dem Funkgerät absetzen kann. Dies ist allerdings eine Besonderheit der Schweiz!

Interne Kommunikation

Ansonsten sind Funkgeräte eher zur Kommunikation innerhalb der Gruppe geeignet.

Satellitengestützte Systeme

EPIRB-Notrufsender

Satelliten-Telefone

»Satellite Tracker«

Die Entwicklung dieser Systeme schreitet rasch voran. Die klassischen »EPIRB«-Notrufsender übermitteln inzwischen auch GPS-Koordinaten an den Satelliten und ermöglichen somit noch genauere Ortung. Mehrere Satellitentelefon-Gesellschaften umwerben Expeditionen und Reisegruppen mit immer kleineren und immer günstigeren Geräten und Tarifen. Neue »Spielzeuge« überschreiten die Schwelle des reinen Notrufgerätes und ermöglichen das »Tracking« von Personen über Google Maps.

Eine sinnvolle Übersicht über einen sich derart schnell verändernden Markt kann und will dieses Buch nicht geben. Doch die folgende Liste hilft dir bei der Auswahl des Gerätes, das deine Anforderungen am besten erfüllt:

Netzabdeckung?
- Gibt es am Zielort eine verlässliche Netzabdeckung? Mobilfunknetze scheiden hier generell am schlechtesten ab. Doch auch die verschiedenen Satellitensysteme unterscheiden sich v. a. in Polnähe oder in Afrika erheblich in ihrer Abdeckung.

Zukunftssicherheit?
- Wie wird sich das jeweilige Netz in Zukunft verändern? Satellitensysteme altern schnell und je nach Anbieter muss man eine Netzabschaltung befürchten.

Kein GPS-Empfang?
- Wie verhalten sich GPS-gestützte Systeme, wenn kein GPS-Empfang besteht? Ist in diesem Fall eine alternative Positionsangabe möglich (wie z. B. bei EPIRBs)?

Kosten?
- Wie hoch sind die Gesamtkosten? Neben dem Anschaffungspreis entstehen zum Teil sehr unterschiedliche laufende Kosten, die im Laufe der Lebensdauer des Gerätes ein Vielfaches der Gerätekosten betragen können.

Alarmzentrale?
- Wer wird im Alarmierungsfall verständigt? Bei Telefonen musst du natürlich die »richtigen« Nummern wissen, bei reinen Notrufgeräten können unterschiedliche Alarmzentralen eingestellt sein.

Rettungsdienste?
- Welche Rettungskräfte sind am Zielort überhaupt verfügbar? Ein tolles Notrufsystem nützt nichts, wenn es für den Unfallort keinen Rettungsdienst gibt.

Zusatzfunktionen?
- Welche weiteren Funktionen hat das Gerät? Der Zusatznutzen von Telefonen ist eindeutig, das o. g. »Tracking« ist für verschiedene Leute von sehr unterschiedlichem Nutzen.

Gewicht, Packmaß, Akku? Robustheit?
- Weitere Fragen: Wie hoch sind Gewicht und Packmaß? Genügt die Akkulaufzeit für den geplanten Einsatz? Wie gut ist die Ausfallsicherheit bzw. Robustheit des Gerätes? Das beste Satellitentelefon ist im Ernstfall wertlos, wenn es bei Nässe den Geist aufgibt oder der Akku nach kurzer Zeit leer ist.

4.4.4 Die geeignete Transporttechnik wird durch Helferzahl, Verletzung und verfügbare Hilfsmittel bestimmt

Je nach vorhandenem Material, Helfern, Gelände und Verletzungen wirst du eine der Techniken von Seite 24/25 oder eine der folgenden Möglichkeiten wählen.

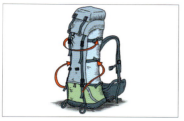

Techniken für einen Helfer

Perfektionierte Rucksacktrage

Diese Technik nutzt das Tragesystem deines Trekkingrucksacks optimal und ist für Helfer und Patient sehr angenehm. Sie funktioniert allerdings nur mit fast leerem Rucksack.

Tragesystem des Rucksacks nutzen

Bild 142:
Trekkingrucksack umbauen

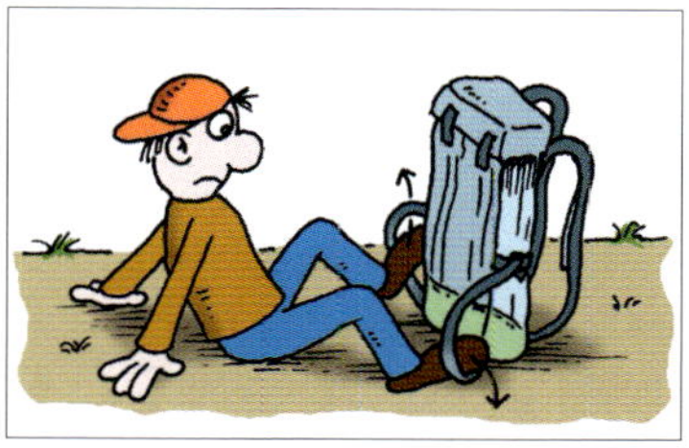

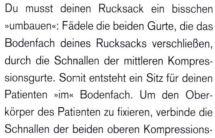

Du musst deinen Rucksack ein bisschen »umbauen«: Fädele die beiden Gurte, die das Bodenfach deines Rucksacks verschließen, durch die Schnallen der mittleren Kompressionsgurte. Somit entsteht ein Sitz für deinen Patienten »im« Bodenfach. Um den Oberkörper des Patienten zu fixieren, verbinde die Schnallen der beiden oberen Kompressionsgurte mit einem weiteren Spannriemen.

Bild 143:
Sitz »im« Bodenfach

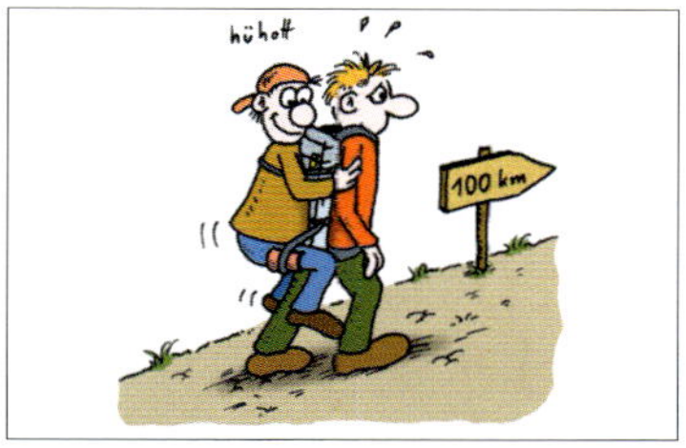

Lege zuerst den Rucksack deinem Patienten an, sorge für eine gute Polsterung der Gurte und ziehe sie fest, jedoch ohne die Durchblutung zu beeinträchtigen. Sofern der Patient fit genug ist, sollte er auf einem großen Stein, Baumstamm, o. Ä. sitzen. Mit einiger Anstrengung kannst du jedoch auch mitsamt einem völlig hilflosen Patienten vom Boden aufstehen:

Zuerst am Patienten anlegen

Bild 144:
Gut in unwegsamem Gelände

- Setze dich zwischen die Beine des Patienten und ziehe die Rucksackträger über.
- Lege dich nun nach hinten ab, auf den Bauch des Patienten.
- Rolle dich auf den Bauch, sodass der Patient auf deinem Rücken liegt.
- Bringe deine Beine in Schrittstellung unter deinen Körper.
- Nun kannst du vorsichtig aufstehen.

Wenn du keinen richtigen Trekkingrucksack zur Verfügung hast, kannst du auf die folgende Technik zurückgreifen.

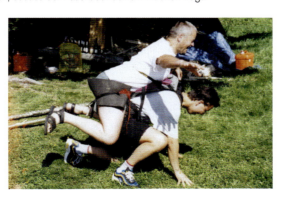

Bild 145:
Das Aufstehen ist der schwierigste Part – sorge für eine große Standfläche!

Abtransport: Ein Helfer

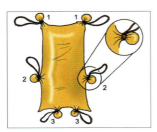

Bild 146:
Auf die Hälfte gefaltete Rettungsdecke mit »Knödeln« versehen

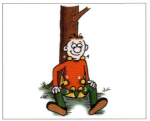

Bild 147:
Die Knödel kommen beidseitig auf Schulter- und Gürtelhöhe und in den Schritt.

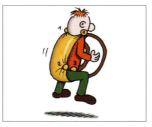

Bild 148:
Zum Schluss die »Knödel« mit einem Tagesrucksack verknoten

Rettungsfolie und Tagesrucksack

Mit ein wenig Bastelarbeit kannst du aus einer Rettungsdecke, einer Schnur und einem einfachen Rucksack einen tollen Tragesitz bauen:
- Breite die Rettungsfolie aus und falte sie einmal quer.
- Rolle den Patienten auf die Folie.
- Schaffe mit gerundeten (!) Kieselsteinen, Tempo-«Bällchen» o. Ä. und Schnur sechs Befestigungspunkte (Zeichnung!): Drücke den Gegenstand von hinten in die Decke und binde ihn mit einem Mastwurf (↔ 114) ab:
  - Die beiden oberen »Knödel« (1) kommen direkt hinter die Schultern,
  - die beiden mittleren etwa auf Gürtelhöhe (2),
  - die beiden unteren sitzen im Schritt (3).
- Arbeite möglichst knapp, denn bei Belastung zieht sich das ganze System noch in die Länge.
- Verbinde die beiden oberen »Knödel« mit den oberen Enden deiner Rucksackträger und jeweils zwei untere Knödel mit deren unteren Enden.

Auch wenn die Herstellung ein wenig kompliziert ist, für einen einzelnen Helfer ist der Tragesitz eine geniale Möglichkeit. Probier's einfach mal aus!

beachtliche Transportstrecken

Du kannst auf diese Art einen wachen oder leicht bewusstseinsgetrübten Patienten je nach Gewicht mehrere Kilometer bis hin zu einem halben Tagesmarsch weit transportieren.

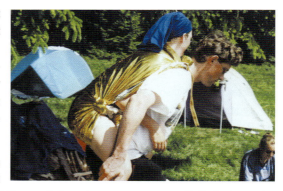

Bild 149:
Im Extemfall funktioniert die Technik auch ohne Rucksack und mit Bandmaterial.

Für unwegsames Gelände

Auch wenn mehrere Helfer verfügbar sind, ist die Rucksacktragen empfehlenswert: In extrem unwegsamem Gelände kann der Patient abwechselnd getragen werden.

Ausprobieren!

Die oben gezeigten Techniken sind für Patienten und Helfer besonders vorteilhaft. Du solltest sie aber unbedingt einmal ausprobiert haben, damit du dich im Ernstfall auf jeden Fall daran erinnern kannst.

Seilschlaufentrage

Wenn du nur ein Seil dabeihast, dann kannst du sehr einfach einen Tragesitz bauen. Dafür musst du das Seil zunächst in Ringform aufnehmen (Schlaufenlänge etwa 60 Zentimeter) und wie auf dem Bild gezeigt zusammenbinden.

Der Patient muss sich an dir festhalten. Die Durchblutung der Beine kann bei dieser Technik unangenehm eingeschränkt werden, regelmäßige Pausen sind also wichtig.

**Schlaufenlänge:
ca. 60 Zentimeter**

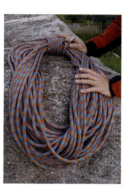
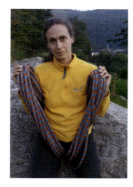
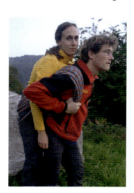

Bild 150–152:
Wenn nur ein Helfer und ein Seil verfügbar sind: Seilschlaufentrage.

Techniken für mehrere Helfer

Leitertrage

Sie ist recht aufwändig herzustellen, kommt jedoch einer »professionellen« Trage am nächsten. Bei der Auswahl der Stöcke musst du den richtigen Mittelweg zwischen Stabilität und Gewicht suchen. Außerdem sollten die Seitenstangen möglichst gerade und deutlich länger als der Patient sein. Dann kannst du sie in die Träger deines Rucksacks einhängen.

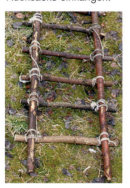
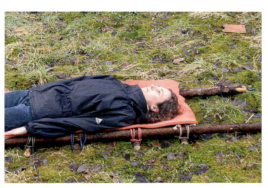

Bild 153/154:
Kommt einer richtigen Trage am nächsten: Leitertrage.

Die Trage muss mit mindestens zwei Isomatten gepolstert werden. Der Patient sollte in unwegsamem Gelände festgebunden werden.

**Gut polstern und
Patienten festbinden**

Abtransport: Ein oder mehrere Helfer

Decken-/Jackentrage

Für diese Trage braucht man nur zwei Stöcke und eine Decke, Plane oder drei Jacken. Sie kann sehr schnell zusammengebaut werden. Achte darauf, dass der Patient nicht von Astenden gepikt wird. Ein ähnliches Ergebnis bekommt man mit einem Schlafsack, in dessen Fußteil man zwei Löcher für die Seitenstangen schneidet.

Hängemattentrage

Von Urvölkern haben wir uns diese Tragetechnik abgeschaut.

Seiltrage

Im hochalpinen Bereich sind Bäume oft Mangelware, die Seiltrage ist hier eine gute Alternative. Lege zur Polsterung eine Isomatte hinein. Von Vorteil ist das geringe Eigengewicht. Die Seiltrage ist auch zum Abseilen eines Patienten gut geeignet.

Tragesitz mit zwei Rucksäcken und einem Ast

Für einen wachen Patienten eine sehr bequeme Methode, die das Tragesystem des Rucksacks nutzt. Den in Rucksackschlaufen eingehängten Ast musst du natürlich polstern.

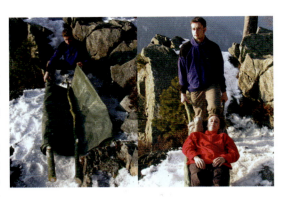

Bild 155:
Nur zwei Stöcke und eine Plane nötig: Deckentrage

Alternative: Schlafsack

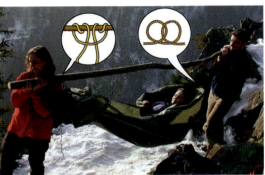

Bild 156:
Urig, aber unbequem für die Träger: Hängemattentrage

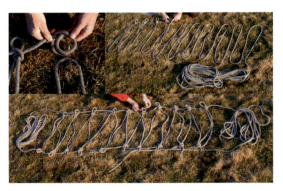

Bild 157:
Gut polstern: Seiltrage

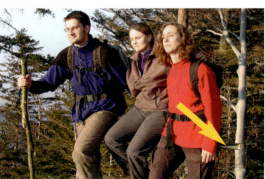

Bild 158:
Breiter Weg nötig: Tragesitz mit zwei Helfern

Alle hier vorgestellten Transporttechniken eignen sich nur zum Transport über relativ kurze Strecken bis zum nächstgelegenen Lagerplatz für ein Notfallcamp. Von dort aus sollte der organisierte Rettungsdienst den Patienten weitertransportieren.

Manchmal kann der Patient recht komfortabel bis in die Zivilisation gebracht werden. Beispiele sind Motor-, Hunde- oder Rentierschlitten, Eselskarren oder Kanus. Wenn du dich dafür entscheidest, dann achte darauf, dass der Patient möglichst bequem liegt und warm eingepackt ist (↔ 30: Bild 17). Teste das Transportmittel immer vorher mit einem gesunden Helfer.

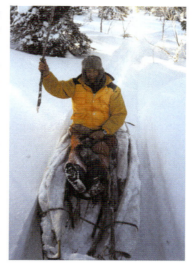

Nur kurze Strecken

Schlitten, Karren, Kanus

Warm einpacken
Bild 159:
Fahren auf einem Rentierschlitten ist auch für nicht Verletzte eine feine Sache.

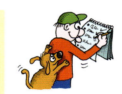

Checkliste: DIWAN – Abtransport organisieren

- In »Handyreichweite« sollte der Abtransport vom Koordinator schon früher organisiert werden.
- Kläre zunächst in aller Ruhe, ob und wie schnell eine Evakuierung notwendig ist. Hierbei spielen Verletzungsart, Umgebung, Wetter, Helferzahl und vor allem die Einschätzung des Patienten eine Rolle.
- Eine Evakuierung insbesondere nötig bei SAU-gefährlichen Notfällen mit Veränderungen der BAP-Funktionen, bei gravierenden Problemen am Körperstamm und wenn der Patient es wünscht.

Wenn Hilfe von außen nötig ist, muss das Absetzen des Notrufes genau geplant werden. Folgende Punkte sind von besonderer Bedeutung:
- Orientierung: Nutze Karte, Kompass, Höhenmesser oder GPS, um deinen Standort in jeder Situation zu kennen. Hierfür ist gute Ausbildung und ständige Übung wichtig.
- Notsignale: Um Rettung über relativ kurze Distanzen herbeizurufen, solltest du z. B. das SOS-Zeichen oder das alpine Notsignal kennen.
- Je nach Tourenziel musst du im Rahmen der Tourenplanung das richtige technische Kommunikationsmittel aussuchen.

Wenn bis zum Eintreffen der professionellen Rettung mehrere Stunden vergehen, muss der Patient meistens in ein improvisiertes Notfallcamp transportiert werden. Auch hierbei ist gute Planung wichtig:
- Wie viele Helfer und welches Material stehen zur Verfügung?
- Welche Transporttechnik ist in der betreffenden Situation angemessen?

Abtransport: Mehrere Helfer

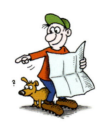

> **DIWAN: Notfallcamp einrichten**
>
> Bis der Patient von professionellen Rettungskräften übernommen wird, vergehen fernab der Zivilisation unter Umständen Stunden oder Tage. Damit es deinem Patienten während dieser Zeit möglichst gut geht, musst du ein behelfsmäßiges Lager, ein Notfallcamp, einrichten.
>
> In diesem Abschnitt erfährst du zunächst, welche Anforderungen an die Lage eines Notfallcamps zu stellen sind. Im zweiten Teil geht es um die Bedürfnisse des Notfallpatienten.

4.5 Beim Notfallcamp sind dessen Lage und die Bedürfnisse des Patienten wichtig

4.5.1 Ein Notfallcamp sollte Sicherheit, Wind- und Wetterschutz sowie Wasser und Holz bieten

Am besten: Notfallcamp direkt am Notfallort

Je näher das Notfallcamp am Notfallort liegt, umso eher ersparst du dem Patienten und den Helfern einen anstrengenden und unangenehmen Transport. Häufig kann man an Ort und Stelle die Umgebung so modifizieren, dass man direkt am Notfallort ein Camp einrichten kann. Ob ein Platz als Notfallcamp geeignet ist, kannst du durch die Beantwortung einiger einfacher Fragen feststellen.

Outdoor-Gefahren

Ist der Platz sicher vor »Outdoorgefahren« wie Blitz- oder Steinschlag?
Zur Antwort auf diese Frage musst du die Umgebung genauer betrachten und ein paar Vorkenntnisse zum Thema Outdoorgefahren mitbringen (↔ 165: Praxistipp: Blitzschlag). Die meisten Gefahren kann man aus der Umgebung herauslesen, da sie ihre Spuren hinterlassen. So zeugen z. B. Steine und Felsbrocken mit frischen Bruchkanten von kürzlichem Steinschlag, eine baumfreie Rinne von Lawinengefahr, Treibholzansammlungen von Hochwassergefahr usw.

Weiter gehende Informationen über Outdoorgefahren würden den Rahmen eines Erste-Hilfe-Buches sprengen. Solche Dinge lernst du aus geeigneten Büchern, auf Seminaren und durch viel, viel Erfahrung.

Schutz vor Wind und Wetter

Liegt der Platz wetter-/windgeschützt und ist er für die Retter gut auffindbar?
Je besser der Platz vor Wind und Wetter geschützt ist, desto ruhiger ist die Umgebung für deinen Patienten, desto sicherer fühlt er sich, desto besser kannst du Feuer machen usw. Andererseits ist es oft sinnvoll, am Rand einer Freifläche zu campieren, da dort z. B. das Zelt vom Hubschauber aus besser gesehen werden kann. Manchmal

SOS-Markierung auslegen

Botschaft auf dem Hauptwanderweg hinterlassen

kannst du beides durch das Auslegen einer SOS-Markierung in der Nähe eines gut geschützten Lagerplatzes verbinden. Wenn du im Bereich von markierten Wanderwegen unterwegs bist, solltest du auf jeden Fall eine Botschaft auf dem Hauptweg hinterlassen, um zusätzliche Helfer herbeizuholen.

Praxistipp: Blitzschlag

Blitze suchen sich den Weg des geringsten Widerstandes von der Wolke zum Boden. Erhöhte Geländepunkte, einzelne Bäume oder Baumgruppen sind eine besondere »Einladung« für den Blitz. Halte dich von diesen Punkten also fern. Besonders sicher bist du im Wald und in der so genannten 90°-Schutzzone nahe einer Felswand.

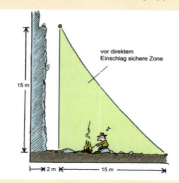

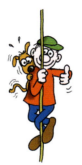

Wenn du Schutz im Wald suchst, dann achte auf herabfallende Äste und betrachte die Bäume in deiner näheren Umgebung: Wenn sie die anderen Bäume deutlich überragen, hat sicher schon einmal ein Blitz in sie eingeschlagen. Das verursacht eine charakteristische Längsnarbe im Stamm. Hier ist ein ungünstiger Platz – denn entgegen der Legende schlägt ein Blitz durchaus mehrfach an der gleichen Stelle ein!

Höhlen sind nur dann sicher, wenn du zum Ausgang, zur Decke und zur Rückwand mindestens ein bis zwei Meter Abstand halten kannst.

Für den Fall, dass du auf einer Freifläche von einem Gewitter überrascht wirst, entledige dich aller Metallgegenstände und kauere dich auf deiner Isomatte zusammen.

Übrigens: Dein Zelt ist kein Faraday-Käfig – im Gegenteil: Vor allem Hauszelte mit Metallstangen wirken wie ein Blitzableiter.

Beachte folgende Warnsignale: Stehende Haare, Surren oder Glimmen von Metallgegenständen (z.B. »Elmsfeuer« am Gipfelkreuz). In diesem Fall besteht akute Einschlaggefahr und du musst ungeachtet des Zustandes deines Patienten sofort Schutz suchen!

Sicher ist dir bekannt, dass du die Entfernung eines Blitzes sehr einfach bestimmen kannst: Zähle die Sekunden zwischen Blitz und Donner, teile sie durch drei, und schon hast du die Entfernung in Kilometern bestimmt.

Im Gebirge gilt die 30-30-Regel: Wenn die Zeit zwischen Blitz und Donner kürzer als 30 Sekunden ist, ist die Gefahr eines Blitzeinschlages besonders hoch. Spätestens jetzt solltest du einen geschützten Platz aufsuchen. Diesen darfst du erst 30 Minuten nach dem letzten sichtbaren Blitz oder hörbaren Donner wieder verlassen.

Notfallcamp

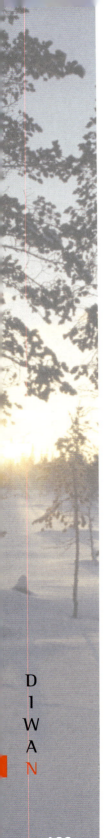

Gibt es gute Versorgungsmöglichkeiten mit Wasser und Brennholz?

Versorgung mit Wasser und Brennholz planen

Wasser und Brennholz sind die beiden wichtigsten Rohstoffe eines Lagers. Im Falle eines Notfallcamps sind sie manchmal nicht in unmittelbarer Reichweite. Dann musst du frühzeitig die Versorgung planen. Vielleicht ist es sinnvoller, die Mithelfer zuerst zum Wasser- und Holzholen zu schicken, bevor jemand Hilfe holen geht.

Beachte bei der Wasserversorgung unbedingt den Praxistipp auf der rechten Seite.

Wenn du die auf den letzten Seiten genannten Fragen mit »Ja« beantworten kannst, hast du einen super Platz für euer Notfallcamp gefunden. Jetzt ist es wichtig, sich um die Bedürfnisse des Patienten zu kümmern.

4.5.2 Der Patient benötigt eine angenehme Umgebung, Sauberkeit und vernünftige Ernährung

Bedürfnisse des Patienten

Dem Patienten soll es bis zum Eintreffen der professionellen Retter möglichst gut gehen. Daher musst du auf seine Bedürfnisse eingehen. Du hast bereits gelernt, dass Patienten im Prinzip die gleichen Wünsche haben wie gesunde Menschen (↔ 32). Die wichtigsten sind eine angenehme Umgebung, Sauberkeit und eine vernünftige Ernährung.

Angenehme Umgebung

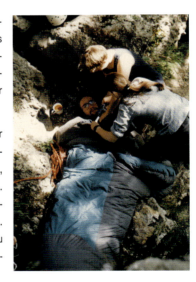

Ruhe, Information, Ansprechpartner sein

Zu diesem Punkt gehört zunächst eine einfühlsame psychische Betreuung. Näheres hast du bereits kennen gelernt (↔ 31ff.): Sorge für Ruhe, sei dem Patienten ein einfühlsamer Ansprechpartner und informiere ihn über alles, was in seiner Umgebung vorgeht.

Warm halten

Wirklich angenehm ist natürlich immer nur eine warme Umgebung. Minimiere den Wärmeverlust des Patienten durch Konduktion, Konvektion, Verdunstung und Strahlung. Liefere seinem Körper Energie durch kohlenhydratreiche Nahrung und warme Getränke. Zur Wiederholung dieser Punkte kannst du dir noch einmal den Abschnitt zur Unterkühlung (↔ 79) anschauen.

Bild 160:
So mag es der Patient: angenehm verpackt und gut umsorgt!

Angenehme Lagerung

Als Nächstes ist eine bequeme, der Verletzung angepasste Lagerung notwendig. Eine Übersicht über alle Lagerungsarten findest du am Ende von Abschnitt 4.2 (↔ 125). Der Patient sollte immer den Sinn der Lagerung verstehen und sie als angenehm empfinden.

Praxistipp: Wasserdesinfektion

Sauberes Wasser ist das wichtigste Lebensmittel. Es gibt verschiedene Methoden, Wasser zu entkeimen. Die klassische Methode des Abkochens für mindestens zehn Minuten verbraucht Unmengen an Brennstoff und Zeit. Das trifft auch zu, wenn man bedenkt, dass Wasser bereits bei Erreichen von 75 °C adäquat desinfiziert ist (MEYER 1994: 86). Bei den modernen Techniken lassen sich zwei Möglichkeiten unterscheiden: Chemische und mechanische Wasserdesinfektion.

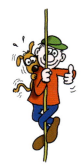

Zur chemischen Wasserdesinfektion eignen sich Chlorpräparate wie Micropur® forte am besten. Sie schädigen jedoch nur Bakterien und Viren, hingegen bleiben Protisten (Einzeller mit echtem Zellkern) weit gehend unbeeinträchtigt. Die Kontaktzeit beträgt ca. 30 Minuten. Um den Chlorgeruch und -geschmack zu entfernen, kann man nach (!) der Kontaktzeit mit Natriumthiosulfat (Micropur® Antichlor) das verbliebene Chlor in harmloses Kochsalz und Natriumsulfat umwandeln, einen Aktivkohlefilter verwenden oder eine leckere Brausetablette auflösen.

Wenn du das desinfizierte Wasser nicht sofort trinkst, solltest du es mit Silberionen haltbar machen. In Micropur forte sind diese bereits enthalten, du kannst aber auch zwei getrennte Präparate verwenden. Übrigens: Reine Silberionen-Präparate (z. B. Micropur® Classic) desinfizieren das Wasser nicht, sie verlängern nur dessen Haltbarkeit durch Inaktivierung der Mikroorganisamen. Bei hoher Keimbelastung schützen sie alleine nicht ausreichend vor einer Infektion!

Der mechanische Weg zur Wasserdesinfektion wird durch verschiedene Filtertechniken realisiert. Man kommt schneller zu seinem Trinkwasser (keine Kontaktzeit) und man kann auch schmutziges Wasser verwenden. Das ist ein bedeutsamer Punkt: Trübes Wasser kann man auch mit viel Chlor nicht desinfizieren!

Der Nachteil der Filter ist einerseits ihr Preis und andererseits ihr Gewicht. Zudem muss man einige von ihnen öfter einmal reinigen, da sie verstopfen können.

Dennoch sind sie für die meisten Outdoorer besser geeignet als Micropur® & Co.

Ein weiteres wichtiges Argument für mechanische Filter ist, dass sie auch gegen Protisten wirken. Zu dieser Gruppe gehört der häufigste Darmflagellat des Menschen, ein Einzeller namens *Giardia (= Lamblia)*. Leider sind die meisten Oberflächengewässer mit *Giardia* belastet. Wer nicht gegen diese Biester immun ist, kann eine Giardiasis (= Lamblienruhr) bekommen: Das ist ein Durchfall, der zwar selten lebensbedrohlich, jedoch extrem unangenehm ist. Schon Zähneputzen mit belastetem Wasser kann zu einer Infektion führen!

Wer also öfter draußen unterwegs ist, sollte sich besser für einen Wasserfilter entscheiden.

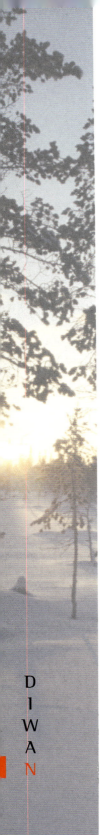

Sauberkeit

Innerlich ist der Patient sicher ganz schön »unaufgeräumt«. Umso wichtiger ist es, dass seine Umgebung sauber und ordentlich ist. Dazu gehört die Sauberkeit seiner Wunden und Verbände. Mache einen täglichen Verbandwechsel und pflege die Wunde und das Wundumfeld.

Täglicher Verbandwechsel, Wundpflege

Auch beim Thema Ausscheidungen ist es wichtig, auf Sauberkeit zu achten. Je nach Verletzungsmuster sind Wasserlassen und Stuhlgang problematisch. Überlege ohne Scheu und mit viel Einfühlungsvermögen gemeinsam mit dem Patienten, wie er sein »Geschäft« verrichten möchte. Oft ist eine Tüte oder ein improvisierter Nachttopf eine sinnvolle Lösung. Der Nachttopf muss nach jeder Benutzung gereinigt werden. Verschmutze dabei aber nicht eure Trinkwasserquelle: Hole sauberes Wasser aus dem Bach oder See und putze den Nachttopf in mindestens 50 Meter Entfernung. Detaillierte Informationen über dieses Thema findest du in dem sehr amüsanten Buch von Kathleen Meyer »How to shit in the woods« (↔ 187: Literaturverzeichnis).

Gemeinsam eine Lösung überlegen

»Nachttopf«

Vernünftige Ernährung

Ernährung

»Der Mensch ist, was er isst.« Diese alte Weisheit gilt auch für die Ernährung im Outdoornotfallcamp. Bereite dem Patienten regelmäßige, warme Mahlzeiten zu und unterstütze ihn bei der Nahrungsaufnahme.

Ausnahmen

Dies gilt nicht für akute Verletzungen im Bauchraum. Hier sollte der Patient so wenig wie möglich zu sich nehmen.

Viel Wasser trinken!

Noch wichtiger als das Essen ist das Trinken. Es gibt praktisch keine Situation, in der das Trinken üppiger Mengen von Wasser oder Tee falsch wäre. Besonders bei Infektionskrankheiten, Durchfall und Erbrechen ist das Trinken ungemein wichtig.

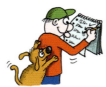

> ### Checkliste: DIWAN – Notfallcamp einrichten
> - Wähle für dein Notfallcamp nicht den nächstbesten Ort aus. Er muss sicher und geschützt, aber auch gut auffindbar sowie mit Wasser und Brennholz versorgt sein.
> - Markiere einen versteckt liegenden Lagerplatz deutlich für Retter und zufällig vorbeikommende Wanderer.
> - Dein Patient braucht im Notfallcamp eine angenehme Umgebung mit einer guten psychischen Betreuung durch den Kontakter.
> - Halte das Camp sauber, hygienisch und ordentlich. Wechsle Verbände mindestens täglich und pflege Wunden und Wundumfeld. Unterstütze den Patienten einfühlsam bei seinen Ausscheidungen.
> - Sorge nach Möglichkeit für regelmäßige, warme Mahlzeiten und viele Getränke, z. B. Wasser oder Tees.

RUM   BAP ↔ SAU   DIWAN

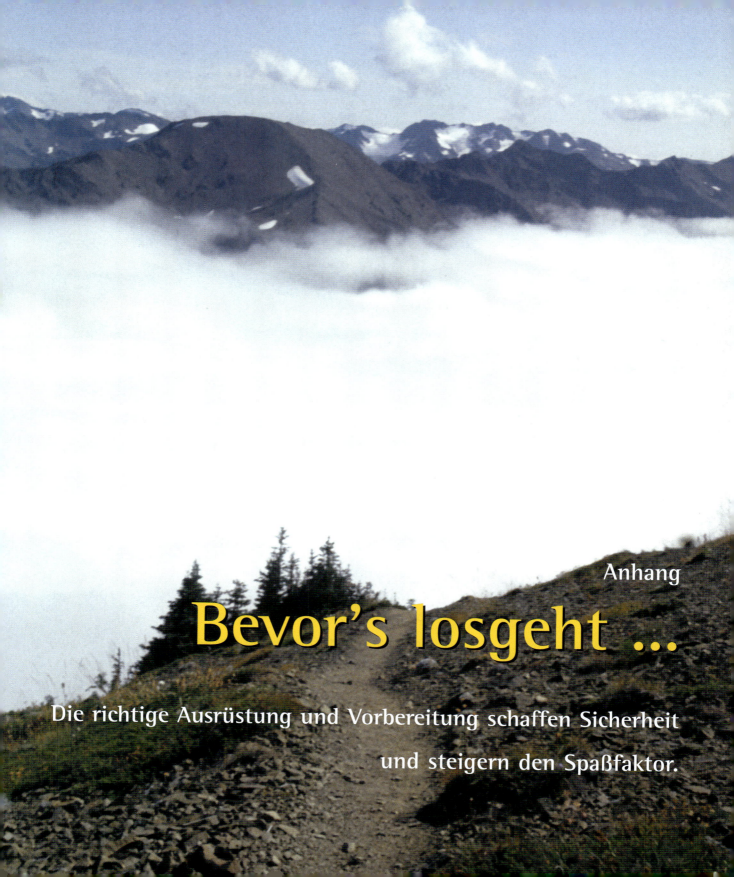

Anhang

Bevor's losgeht ...

Die richtige Ausrüstung und Vorbereitung schaffen Sicherheit und steigern den Spaßfaktor.

Die zehn »Immer-dabeis«

Die persönliche Ausrüstung ist immer von der jeweiligen Tour und den individuellen Vorlieben abhängig. Deshalb wird hier nur der kleinste gemeinsame Nenner vorgestellt. Im amerikanischen Raum werden diese Gegenstände »The Ten Essentials« genannt.

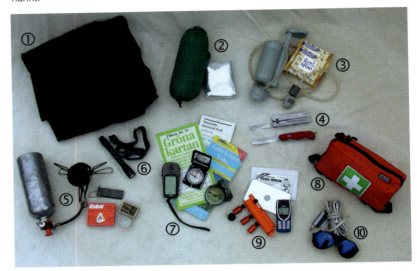

Bild 161:
Die zehn »Immer-dabeis«
(The Ten Essentials)

1. Schlechtwetterkleidung: Auch im Sommer kann es zu empfindlich niedrigen Temperaturen kommen. Ferner ist Regenkleidung immer auch winddicht.
2. Unterschlupf: Biwaksack, Plane, improvisierter Rettungssack (↔ 81)
3. Zusätzliche Nahrung für Notfälle und Utensilien zur Wasserdesinfektion (↔ 167)
4. Messer mit fest stehender bzw. arretierbarer, ausreichend langer Klinge
5. Wärmequelle: Kocher bzw. Utensilien zum Feuermachen (Kerze, Streichhölzer)
6. Lichtquelle: z. B. Taschenlampe oder Stirnlampe mit Ersatzbatterien
7. Karte und Kompass, gegebenenfalls Höhenmesser, gegebenenfalls GPS – und vor allem die Fähigkeit, sich damit zu orientieren!
8. Erste-Hilfe-Set und die Fähigkeit, damit umzugehen (↔ 171)
9. Kommunikationsmittel (insbesondere Mobiltelefon), Notsignalmittel (↔ 156)
10. Der zehnte Gegenstand wird unterschiedlich definiert: Schnur, Bleistift (↔ 61, 176, 182), Klebeband (↔ 135: Duct Tape), Sonnenschutz bzw. Sonnenbrille u. a. m.

RUM   BAP ↔ SAU   DIWAN

Checkliste: Was gehört in ein Erste-Hilfe-Outdoor-Set?

Vor der Tour denken die meisten nur daran »eine Erste-Hilfe-Tasche« mitzunehmen. Wenn der Unfall dann passiert ist, kommt es plötzlich auf den Inhalt an. Im Abschnitt 4.3 hast du ja schon zahlreiche Verbandmittel kennen gelernt. Die folgenden Tipps der helfen bei der Zusammenstellung eines Erste-Hilfe-Sets, das mehr als nur eine Gewissensberuhigung ist. Auf der übernächsten Seite wird ein entsprechendes Beispiel vorgestellt. Fertig gepackte Verbandtaschen erfüllen die folgenden Kriterien nur selten – du musst also in jedem Fall persönliche Ergänzungen vornehmen.

Nicht nur Gewissensberuhigung

1. Wähle den richtigen Umfang für deine Tour und deine Gruppe

Wer sich auf einer mehrtägigen Tour verletzt, braucht mehr als nur einen einzigen Verband. Nimm also genügend »Nachschub« für den täglichen Verbandwechsel mit. Wenn du mit mehreren Leuten unterwegs bist, brauchst mehr Material für die Versorgung von Blasen oder anderen kleinen Verletzungen. Und es ist eher sinnvoll, ein umfangreicheres Päckchen zu packen, da die Wahrscheinlichkeit einer Verletzung mit der Personenzahl steigt. Wenn du als Guide für eine Gruppe verantwortlich bist, brauchst du ein wirklich professionelles Paket, denn deine Gäste erwarten in jedem Fall eine perfekte Versorgung von dir.

Dauer der Tour

Gruppengröße

Guides

Eine Differenzierung nach Oudooraktivität ist nicht notwendig oder sinnvoll: Beim Wandern benötigt man keine anderen Verbandpäckchen als beim Klettern oder Radfahren! Tappe nicht in diese »Marketing-Falle«! Wenn ein Erste-Hilfe-Set »Hike« oder »Bike« heißt, weißt du eigentlich schon, dass es mehr nach wirtschaftlichen als nach medizinischen Aspekten zusammengestellt wurde.

2. Achte auf Qualitäts- und Markenprodukte, besonders bei Pflaster & Co.

Ein Billig-Pflaster, das nach kürzester Zeit nicht mehr richtig klebt, schadet z. B. auf Scheuerstellen mehr, als es nützt. Nimm original Leukoplast® oder – noch besser – richtiges Sporttape. Gleiches gilt für Wundschnellverband, hier ist Hansaplast® die beste Wahl. Wenn du anfällig für Blasen oder mit einer Gruppe unterwegs bist, kaufe viel Compeed® (↔ 147). Trotz des hohen Preises gibt es keine Alternative dazu!

Originalprodukte

3. Nimm Verbandpäckchen statt Mullbinden

Mullbinden sind nicht steril, sind ohne Wundauflage und haben in einem Erste-Hilfe-Set nichts zu suchen! Verbandpäckchen leisten alles, was Mullbinden können und noch mehr: Sie sind komplett steril und haben eine angenähte Wundauflage – du kannst sie also sehr einfach anwenden. Achte darauf, dass es sich bei der Auflage nicht um Mullkompressen handelt, diese können mit der Wunde verkleben. Besser sind antihaftbeschichtete Wundauflagen, die flächig mit dem Zellstoff verbunden sind. Zuletzt sollte das Verbandpäckchen teilweise ist Klarsichtfolie verpackt sein, damit du im Notfall sofort siehst, was enthalten ist!

Keine Mullbinden, sondern Verbandpäckchen

4. Keine »Alibi-«Scheren und -Pinzetten

Eine Schere sollte wirklich schneiden und nicht nur nach Schere aussehen! Eine Schneide sollte spitz sein für feine Schnitte, die andere abgerundet – damit man beim

Schere spitz/stumpf

The Ten Essentials, Erste-Hilfe-Set

Aufschneiden von Kleidung oder Verbänden den Patienten nicht verletzt. Als Pinzette empfiehlt die Outdoorschule Süd eine Splitterpinzette. Sie eignet sich sowohl zum Entfernen von Holzspreißeln als auch von Zecken.

5. Gepackt für den Notfall-Einsatz?

Übersichtlich sortiert

Wenn du dein Erste-Hilfe-Material brauchst, ist keine Zeit zum aufwändigen Suchen. Beim Öffnen der Tasche sollte das Material übersichtlich und leicht erkennbar eingeräumt sein. Die schönste Tasche hilft nichts, wenn das Material in einem Plastikbeutel steckt, den man zuerst einmal ausleeren muss, um das Verbandpäckchen zu finden!

6. Spezielle Inhalte für besondere Anforderungen ...

Wer wirklich gut auf alle denkbaren Notfälle vorbereitet sein möchte, braucht ein bisschen mehr. Speziell bei längeren Touren oder größeren Gruppen kommen diese Materialien infrage. Auch hier ist es wichtig, auf Qualität zu achten:

Desinfektion
- Zur Desinfektion des Wundumfeldes solltest du Alkoholtupfer mitnehmen.
- Zusätzlich solltest du ein Wunddesinfektionsmittel einpacken (↔ 130).

Breitfixierpflaster
- Eine geniale Ergänzung zum Verbandpäckchen ist Breitfixierpflaster, das man – genau wie die Wundauflage – passgenau zuschneiden kann (↔ 136).

Dreiecktücher
- Dreiecktücher sind das »Schweizer Messer« unter den Verbandmitteln: Sie eignen sich als Armtragetuch, zum Tragen von Verletzten, als Kopftuch gegen Sonnenstich und zum Verbinden von allerlei Wunden. Sie sollten aus »richtigem Stoff« (Viskose) sein und nicht aus Vlies.

Verbandtuch
- Großflächige Wunden (z. B. Verbrennungen) kannst du nur mit einem ausreichend großen Verbandtuch abdecken.

SAM Splint®
- Zum Schienen der häufigsten Knochenbrüche und Verstauchungen an Händen und Füßen ist ein SAM Splint® sehr empfehlenswert. In weniger schlimmen Fällen ist eine elastische Mittelzugbinde hilfreich.

Fieberthermometer
- Ein Fieberthermometer hat zwar jeder zu Hause, aber wer bewahrt es schon in seiner Erste-Hilfe-Tasche auf? Um auf jeden Fall eines dabeizuhaben, empfiehlt sich ein bruchsicheres Einweg-Thermometer.

Steriles Material
- Auf Reisen in so genannte Entwicklungsländer solltest du sterile Spritzen, Infusionsbestecke und -nadeln, Skalpell und Handschuhe mitnehmen.

7. Erste-Hilfe-Material ist nur der Anfang!

Praktische Kleinigkeiten

Medikamente

Ergänze deine Notfallausrüstung um praktische Kleinigkeiten wie Schnur, Klebeband, Bleistift zur Dokumentation, usw. (↔ 170) Außerdem solltest du dich vor längeren Touren vom Hausarzt beraten lassen, welche Medikamente du mitnehmen solltest.

8. Vor jeder Tour: Checken!

Checkliste

Schreibe für »deine« Erste-Hilfe-Tasche eine Checkliste, anhand der du überprüfen kannst, ob der Inhalt noch vollständig und einsatzklar ist. Die Verfallsdaten sind dabei nicht so wichtig wie die Unversehrtheit der Verpackungen und die Klebefähigkeit von Tape, Pflaster & Co.

RUM   BAP ↔ SAU   DIWAN

9. Anleitung für den Notfall

Auch wenn du gerade einen Erste-Hilfe-Kurs absolviert hast: Eine kleine, notfalltaugliche Merkhilfe für die wichtigsten Maßnahmen gehört in jedes Erste-Hilfe-Set. Du kannst natürlich den »Spickzettel« aus diesem Buch gut dafür verwenden!

Spickzettel einpacken

10. Auch die beste Erste-Hilfe-Tasche hilft nicht von selbst!

Eine aktuelle Erste-Hilfe-Ausbildung ist unerlässlich. Achtung: Frage bei Buchung des Kurses, ob die Ausbilder auf Outdoorsituationen eingehen und ob du die Möglichkeit hast, in realistischen Szenarien zu üben. Erste Hilfe Outdoor lernt man nämlich nur durch aktives Tun und schon gar nicht im stickigen Lehrsaal.

Erste-Hilfe-Ausbildung

Ferner sollten möglichst mehrere Leute in der Gruppe helfen können: Denn falls der einzige ausgebildete Helfer verletzt wird, stehen die anderen dumm da. Ebenso sollten mehrere Erste-Hilfe-Sets vorhanden sein – denn es könnte ja sein, dass ein Rucksack abstürzt oder von einem Bären geklaut wird.

Mehrere Retter

Mehrere EH-Sets

Beispiel für ein empfehlenswertes Erste-Hilfe-Outdoor-Set

Empfehlungen wie die folgende können eine individuelle Anpassung an persönliche Vorerkrankungen und das jeweilige Tourenziel nicht ersetzen. Insbesondere die Mengenangaben müssen je nach Gruppengröße, Gefahrenpotenzial der Tour, Entfernung von der Zivilisation und Sicherheitsbedürfnis variiert werden.

50 cm	Wundschnellverband 6 cm (z. B. Hansaplast®)	
1 Rolle	Sporttape 2,5 cm x 5 m	
1-2	Dreiecktücher (Viskose, nicht Vlies!)	
2	Verbandpäckchen (Größe »mittel« oder »groß«), *keine Mullbinden!*	
5	nicht haftende Wundkompressen 10 x 10 cm	
	Hier muss die oberste Schicht flächig mit dem Zellstoff verbunden sein. Wenn sie nur angenäht ist, fällt sie unter Umständen beim Zuschneiden der Kompresse auseinander!	
1	Verbandtuch 60 x 80 cm	
30 x 15 cm	Breitfixierpflaster (z. B. Fixomull®)	
1	Set Wundnahtstreifen	
5	Compeed®-Pflaster medium	
einige	Alkoholtupfer zur Reinigung des Wundumfeldes	
1	Wunddesinfektionsmittel, z.B. Octenisept®, Merfen®	
1	Verbandschere gerade spitz/stumpf, ca. 9–10 cm	
1	(Splitter-)Pinzette (Form: »Feilchenfeld«)	
2 Paar	Vinylhandschuhe in deiner Größe	
1	SAM Splint®	
1	Rettungsfolie	
1	Fieberthermometer, z. B. NexTemp®	
evtl.	Beatmungshilfe, elastische Binde, ein Fläschchen Benzoe-Tinktur, Bleistift, einige »ZipLock«-Beutel, Spickzettel »Erste Hilfe Outdoor« sowie Medikamente (↔ 179) gemäß hausärztlicher Verschreibung	

Das Beispielset wiegt ca. 500 bis 600 Gramm.

Erste-Hilfe-Set

Medikamente und Outdoorreiseapotheke

Wenn wir über das Thema Medikamente sprechen, dann verlassen wir das Terrain der Ersten Hilfe. Daher ist dieser Abschnitt im Anhang platziert. Erste Hilfe kann, darf und muss jeder leisten, das Gebiet der ärztlichen Heilkunde ist studierten Medizinern vorbehalten. Die Verordnung aller – auch rezeptfreier – Medikamente ist grundsätzlich die Sache von Ärzten.

Medikamente sind Sache des Arztes!

»Wo es keinen Arzt gibt.«

Auf der anderen Seite sind wir im Outdoorbereich oft in Gebieten unterwegs, wo ärztliche Hilfe Stunden oder gar Tage entfernt ist. Die Bedeutung von Medikamenten für die Behandlung von Notfallsituationen ist jedoch beträchtlich. Daher wurden hier grundlegende Informationen über Medikamente zusammengestellt. Zunächst einige grundsätzliche Hinweise zum Gebrauch und zu den Gefahren von Medikamenten.

Nebenwirkungen

Das sind unerwünschte Effekte einer Arzneimitteltherapie. Häufig bringt die Hauptwirkung des Medikamentes direkt eine Nebenwirkung mit sich. Beispielsweise wirken manche Antibiotika gegen eine Infektionskrankheit, schädigen jedoch auch die Bakterien, die im Körper wichtige Dienste leisten, etwa die Darmbakterien. Die Nebenwirkungen sind also Darmbeschwerden.

Vorsicht vor Nebenwirkungen

Oft hat ein Medikament auch mehrere verschiedene Wirkungen, einerseits erwünschte, andererseits unerwünschte. So wirkt ASS (Aspirin®) einerseits gegen Schmerzen und Fieber, vermindert andererseits aber die Fähigkeit zur Blutgerinnung, was bei Blutungen problematisch sein kann. Deswegen darf man bei Verletzungen kein Aspirin® einnehmen, weil dadurch eine Blutung verstärkt werden kann. Dies gilt besonders für innere Verletzungen und Kopfverletzungen.

Überdosierung

Viele Medikamente entfalten bei Überdosierung eine besonders schädliche Wirkung. Bei manchen Medikamenten ist der Abstand zwischen wirksamer Dosis und Giftwirkung recht klein; man spricht von »geringer therapeutischer Breite«.

Allergien

Prinzipiell kann jeder Patient auf praktisch alle Medikamente allergisch reagieren. Selbst auf die einfachsten Medikamente sind allergische Reaktionen bekannt. Eine allergische Reaktion kann einen Schock auslösen und somit das Leben des Patienten bedrohen. Solche Reaktionen treten selten beim ersten Kontakt mit einem Stoff auf. Wenn dieser jedoch erfolgt ist, kann schon der nächste, aber auch erst der hundertste erneute Kontakt eine schwere allergische Reaktion auslösen, die ohne ärztliche Unterstützung nicht beherrschbar ist.

Allergischer Schock

Also: Allein die hier dargestellten Gefahren sollten dich davon überzeugen, Medikamente ohne konkreten ärztlichen Rat nur einzusetzen, wenn es gar nicht anders geht. Natürlich ist auch nach einer ärztlichen Verordnung leichtfertiger Umgang mit Medikamenten nicht angebracht.

Medikamente nur einsetzen, wenn's gar nicht anders geht.

Rechtliche Aspekte

Da der in diesem Buch häufig zitierte »Outdoorbereich« meist im Ausland liegt, müssten hier eigentlich die Gesetze der verschiedensten Länder diskutiert werden. Das geht natürlich nicht. Da die deutsche Situation relativ restriktiv ist, ist es sicherlich sinnvoll, diese hier anhand von Beispielen und Empfehlungen aufzuzeigen.

Deutsche Situation

Verschreibungspflichtig – apothekenpflichtig

Die meisten Medikamente sind verschreibungspflichtig, das heißt, du brauchst ein ärztliches Rezept dafür. Manche Medikamente kannst du rezeptfrei in der Apotheke kaufen (»apothekenpflichtig«). Für beide Medikamentenarten gilt: Du darfst sie legal NUR bei dir selbst anwenden, du darfst sie keinem Patienten »verordnen«, das ist Sache des Arztes. Auch die Weitergabe von rezeptfreien Medikamenten ist nicht legal – schließlich bist du keine Apotheke. Dies ist insbesondere für Pädagogen und Gruppen- bzw. Reiseleiter wichtig: Kein Aspirin® & Co. für Veranstaltungsteilnehmer ohne Zustimmung von deren Hausarzt!

Verordnen darf nur der Arzt.

Reiseapotheke für Gruppen

Natürlich ist es Blödsinn, wenn auf einer Tour mit mehreren Leuten jeder Einzelne alle Medikamente mitnimmt, die er brauchen könnte: Die Überschneidungen sind teuer und nehmen Platz im Tourengepäck weg. Insbesondere wenn einer zum »Medizinmann« auserkoren wird, wird er normalerweise die allgemeinen Medikamente für die ganze Gruppe mitnehmen.

Völlig legal ist dieses Vorgehen nur, wenn alle Teilnehmer (wichtig bei organisierten Reisegruppen) die Liste mit den Medikamenten von ihrem Hausarzt absegnen lassen, eventuell ergänzt um persönliche Hinweise, etwa »Darf kein Penicillin V einnehmen – Allergie!« oder »Überempfindlichkeit gegen ASS bekannt!«.

Hausarzt befragen

Der Gang zum Hausarzt ist sowieso für jeden erforderlich, um zu klären, ob alle Impfungen aktuell sind. Denke auch daran, den Impfpass auf die Reise mitzunehmen.

Impfungen

Einfuhrbestimmungen

Es gibt Medikamente, die in anderen Ländern z. B. unter dortige Betäubungsmittelgesetze fallen und deren Einfuhr unter Umständen strafbar ist. Informiere dich vorher mithilfe eines guten Reiseführers oder beim Konsulat.

Und wenn ich doch ein Medikament verabreiche?

Gesunder Menschenverstand, gute Freundschaft und der Zugzwang im Notfall verleiten dich eventuell dazu, einem Tourenkollegen im Ernstfall trotz obiger Warnungen ein Medikament zu geben. Du sollst wissen, dass dieses Vorgehen eine Körperverletzung darstellt – selbst dann, wenn du deinem Freund das Leben rettest.

»Lebensrettende Körperverletzung«

Du musst selbst entscheiden, ob du dieses Risiko in Kauf nimmst, um deinem Freund zu helfen. Denn auch das muss man sagen – die richtige Medikamentengabe im richtigen Moment kann Schaden vom Patienten abwenden.

Nebenwirkungen, rechtliche Aspekte

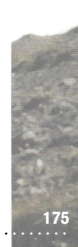

Um im Falle juristischer Probleme möglichst gute Karten zu haben, halte dich an folgende Regeln:

- Kläre, ob nicht doch ein Arzt verfügbar ist. Eventuelle Notrufversuche mit Uhrzeit dokumentieren.

Alternativen?
- Alternativen überdenken (↔ unten).
- Beipackzettel genau lesen! Vielleicht kannst du einen Videorekorder ohne Bedienungsanleitung anschließen, aber ein Medikament ohne Anleitung einzunehmen oder zu verabreichen, ist gefährlicher Blödsinn!

Anamnese
- Genaue Anamnese erheben! Insbesondere medizinische Vorgeschichte und Erfahrungen mit Medikamenten (↔ 97) sind in diesem Zusammenhang wichtig.

Dokumentation
- Alles genau dokumentieren! Fieberkurve, Pulswerte und andere Anzeichen; Maßnahmen mit Uhrzeit, Medikamenteneinnahme und Dosierung, Reaktion des Patienten auf das Medikament.

Muss es wirklich ein Medikament sein? – Alternativen

Abwehrsystem

Sauberkeit, Ruhe, vernünftige Ernährung

Oft hat man Alternativen zu Medikamenten. Viele Menschen vergessen bei Krankheiten, dass ihr Körper ein Abwehrsystem hat, das zigtausende von Jahren Infektionen bekämpft hat, bevor die Antibiotika entdeckt wurden. Natürlich reichen die natürlichen Abwehrkräfte nicht immer aus, aber man kann seinen Körper unterstützen. Drei Dinge, die immer wichtig sind, sind Sauberkeit, Ruhe und vernünftige Ernährung. Das erscheint wie eine Binsenweisheit, und ehe wir jetzt in allgemeines Gesundheitsgefasel und Tipps zu gesunder Ernährung abgleiten, hier einige konkrete Beschwerden, bei denen man es erst einmal ohne Chemie versuchen kann.

Ganz wichtig: Frage dich und deinen Patienten immer, ob es vielleicht etwas richtig Ernstes ist und der Patient einen Arzt aufsuchen sollte.

Bei Kopfschmerzen: Ursache klären

Kopfschmerzen, der Patient wünscht sich z. B. Aspirin®
Forsche nach dem Grund und handle dementsprechend!
- Bei Erkrankung oder Infektion: Bettruhe; viel trinken (z. B. Tee); Fieber messen: wenn über 39 °C ● Wadenwickel; eventuell Arzt aufsuchen
- Bei Kopfverletzung (↔ 50): wenn zusätzlich Schwindel, Übelkeit oder Erbrechen ● dringende Evakuierung
- Zu viel Alkohol getrunken: Bettruhe, viel Trinken
- Zu lange in der Sonne gewesen ● Sonnenstich! Bettruhe, kaltes Tuch auf Stirn und Nacken, beobachten

Achtung!
Hinweise: Hinter Kopfschmerzen können sich »Lappalien«, aber auch ernsthafte Erkrankungen oder Verletzungen verbergen. Wenn du keinen Grund finden kannst oder die obigen Maßnahmen keine Wirkung zeigen, ist ein Arztbesuch erforderlich. Die üblichen Medikamente gegen Kopfschmerzen können lebensbedrohliche Nebenwirkungen zeigen (z. B. Allergien)! Wenn du dich trotzdem zur Weitergabe eines Medikamentes entschließt, dann wähle eines aus, mit dem der Patient Erfahrung hat!

Verstopfte Nase, der Patient wünscht sich »Nasentropfen«
- Für fünf Minuten an der kalten Luft joggen
- Salzwasser die Nase hochziehen. Das fühlt sich zwar furchtbar an, wirkt aber ganz gut. Nach dieser Prozedur ist bei empfindlichen Nasen Vaseline nötig, da Salzwasser die Schleimhäute austrocknet.

Hinweis: Man kann sich an Nasentropfen dauerhaft gewöhnen. Ferner verursachen sie häufig Nasenbluten.

**Bei verstopfter Nase:
Joggen, Salzwasser**

Halsschmerzen, der Patient wünscht sich »Halsschmerztabletten«
- Bonbon lutschen, das die Schleimsekretion anregt.
- Mit Salzwasser gurgeln; das desinfiziert und regt die Schleimsekretion an.
- Heißen Tee trinken
- Heißen Dampf inhalieren, ggf. mit Nadelbaumzweigen, (ungiftigen!) Kräutern

Hinweise: In vielen »Halstabletten« sind Antibiotika in schwacher Dosierung enthalten. Auf diese Art werden widerstandsfähige Bakterienstämme »gezüchtet«. Ebenfalls sind häufig örtlich wirksame Betäubungsmittel (Wirkstoffe mit der Endung »-cain«) enthalten: Der Schmerz wird also einfach betäubt, es ändert sich jedoch nichts an der Ursache. Bei geröteten Rachenmandeln, Schluckbeschwerden etc. ist ein Arztbesuch notwendig, manchmal müssen Antibiotika verordnet werden.

**Bei Halsschmerzen:
Bonbon lutschen**

Husten, der Patient wünscht sich einen »Schleimlöser«
- Inhalieren von Kräuterteedämpfen, mehrmals täglich
- Warm in den Schlafsack einpacken
- Lutschbonbon, viel trinken

**Bei Husten:
Inhalieren, Wärme**

Bauchweh, der Patient wünscht sich ein Schmerzmittel
- Bettruhe
- Bei Regelschmerzen: auf Wunsch Wärmflasche o. Ä.

Hinweis: Hinter Bauchschmerzen können ernsthafte bis lebensbedrohliche Störungen stecken. Im Zweifelsfall (dringende) Evakuierung!

**Bei Bauchweh:
Bettruhe**

Übelkeit oder Erbrechen, der Patient wünscht sich z. B. Paspertin®
- Eventuell schwarzer Tee, Kamillentee
- Hausmittel, die der Patient anwenden will, weil er damit in der Vergangenheit gute Erfahrungen gemacht hat, sind meist okay.

Hinweis: Bei Schockzeichen dringende Evakuierung!

**Bei Erbrechen:
Hausmittel**

Durchfall, der Patient wünscht sich z. B. Imodium®
- Bettruhe
- Viel Trinken, ggf. »vereinfachte WHO-Lösung« (1l Trinkwasser plus 6 Teelöffel Zucker und 1 Teelöffel Salz) – »Was unten rauskommt, muss oben wieder rein!«
- Erkläre dem Patienten, dass der Durchfall sinnvoll ist, da mit der »Soße« auch Krankheitserreger ausgeschwemmt werden. Imodium® verhindert das.
- Wenn Essen, dann z. B. eine zerdrückte Banane, Gemüsebrühe

Hinweis: bei Schockzeichen oder länger andauerndem Durchfall: Evakuierung!

**Bei Durchfall:
Bettruhe, viel trinken
»WHO-Lösung«**

Alternativen zu Medikamenten

Allgemeine Tipps zur Anwendung von Hausmitteln, Heilpflanzen und Co.

»Selbstheilungskräfte« Viele dieser Mittel werden schon seit Generationen angewandt. Oft sind sie sinnvoll und hilfreich, denn sie unterstützen die »Selbstheilungskräfte« des Körpers, wobei meist nicht klar ist, ob die psychische Wirkung oder die des »Wirkstoffes« überwiegt.

Hauptsache, es hilft! Diese Frage zu beantworten, ist in der Praxis irrelevant – Hauptsache, es hilft!

Manche Behandlungsarten sind allerdings wirklich schädlich für den Patienten. Dazu gehören solche, die einen Patienten mit einer sehr ernsthaften Verletzung oder Erkrankung daran hindern, rechtzeitig zum Arzt zu gehen (z. B. Tabakblätter auf einen Schlangenbiss legen), und solche, die eine Infektion nach sich ziehen können (z. B. Joghurt auf eine Brandwunde schmieren).

Gemeinsam mit dem Patienten abwägen Abwägen musst du diese Alternativen im Einzelfall gemeinsam mit deinem Patienten. Insbesondere dann, wenn die ärztliche Behandlung nicht dringend ist und ein »Probier'n wir's mal!« keine negativen Folgen haben kann, sind sie einen Versuch wert.

Homöopathische Mittel

Grundprinzip Die Homöopathie arbeitet nach dem Prinzip »Ähnliches werde durch Ähnliches geheilt« (Similia similibus curentur). Sie setzt Stoffe ein, die beim Gesunden ähnliche Symptome hervorrufen können wie die zu heilende Krankheit. Das homöopathische Arzneimittel wird bei seiner Zubereitung »potenziert«, also mit Wasser oder Alkohol

Potenzieren verschüttelt oder mit Milchzucker verrieben. Dabei wird es – oft bis unter die Nachweisgrenze – verdünnt, um Nebenwirkungen auszuschließen. Bei der Anwendung erwartet man zu Beginn der Behandlung eine »Erstverschlimmerung« der Symptome. (Einen guten Überblick über die Homöopathie gibt es bei Wikipedia.)

Diskussion Die Homöopathie steht in der Diskussion, da es trotz zahlreicher Berichte von Erfolgen bisher keinen wissenschaftlichen Nachweis für eine über den Placeboeffekt hinausgehende Wirksamkeit oder eine Erklärung für den Wirkungsmechanismus gibt.

Diese Diskussion soll an dieser Stelle nicht geführt werden. Wenn du zu den Menschen gehörst, denen homöopathische Mittel helfen, dann berate dich vor einer

In schweren Fällen trotzdem zum Arzt Reise außer mit deinem Hausarzt auch mit deinem Homöopathen. Bei schweren oder lebensbedrohlichen Erkrankungen solltest du allerdings die Zweifel an der Homöopathie ernst nehmen und zum Arzt gehen.

Deine persönliche Reiseapotheke

Absprache mit dem Arzt Die Zusammenstellung deiner Reiseapotheke solltest du in Absprache mit einem Arzt deines Vertrauens vornehmen. Er kann dich zu deinem Vorhaben aus medizinischer Sicht beraten, dir Impfempfehlungen geben und die notwendigen Medikamente verschreiben. Für Reisende in wenig entwickelte, tropische Gebiete ist ein Besuch bei

Tropenmediziner einem Tropenmediziner vor *und* nach der Reise absolute Pflicht. Der folgende Praxistipp stellt eine subjektive Auswahl in teils stark vereinfachender Weise dar und erhebt keine Anspruch auf Vollständigkeit. Er kann ärztliche Beratung nicht ersetzen.

RUM   BAP ↔ SAU   DIWAN

Praxistipp: Notfallmedizinisch relevante Medikamente

Mittel gegen leichtere bis mäßige Schmerzen

Paracetamol = Acetaminophen (z. B. ben-u-ron®)
Schmerzlindernd, fiebersenkend, nicht entzündungshemmend.

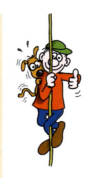

Nebenwirkung: Leberschäden. In zu hoher Dosierung und mit Alkohol gefährlich!

Ibuprofen (z. B. Dolormin®, Advil®), Diclofenac (z.B. Voltaren®)
Schmerzlindernd, entzündungshemmend, (weniger) fiebersenkend. Besonders bei Schmerzen im Bewegungsapparat, Erfrierungen, u. a. m.

Nebenwirkung: Magen-/Darm-Beschwerden, Nierenschäden.

Mittel gegen mittelstarke und starke Schmerzen, nur für Extremsituationen!

Metazimol (Novalgin®)
Stärkstes Nicht-Morphin-Abkömmling-Schmerzmittel, außerdem fiebersenkend, schwach entzündungshemmend und krampflösend. Tropfen wirken etwas schneller, auch bei Bauchschmerzen geeignet.

Nebenwirkung: Allergische Reaktionen.

Tilidin/Naloxon (Valoron®), Tramadol (Tramal®)
Gegen starke Schmerzen, stammen chemisch vom Opium ab. Machen müde.

Nebenwirkungen: Übelkeit, Benommenheit, Atemstörung, »legen den Darm lahm«, Abhängigkeitspotenzial.

Mittel gegen Flüssigkeitsverlust (starkes Erbrechen, Durchfall)

Metoclopramid (Paspertin®): gegen Übelkeit und Erbrechen
Dimenhydrinat (Vomex®): gegen Übelkeit und Reisekrankheit
Loperamid (Imodium®): stoppt den Durchfall, aber nicht dessen Ursache (↦ 177)

Mittel zur Wundversorgung

Wunddesinfektionsmittel, antibiotische Wundsalbe, Alkoholtupfer
Siehe Abschnitt 4.3 (↦ 127ff.).

Antibiotika

Siehe Infokasten »Antibiotika« (↦ 131). Eine ausführliche Diskussion der verschiedenen Antibiotika mit ihren Vor- und Nachteilen sprengt den Rahmen dieses Buches. Du musst dich ohnehin von deinem Arzt beraten lassen.

Persönliche (Notfall-)Medikamente – bei entsprechender Vorerkrankung

z. B. Asthmaspray (z. B. Fenoterol = Berotec®)
z. B. Allergieset bei bekannter Insektengiftallergie
z. B. Migränemedikamente
z. B. Medikament gegen Regelschmerzen (z. B. Buscopan®)

Reiseapotheke

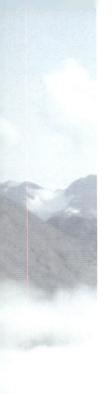

Anbieter und Mitarbeiter von Outdoorprogrammen müssen sich auf Notfälle und Krisen vorbereiten

Viele Leser dieses Buches arbeiten für Veranstalter von Outdoorprogrammen. Sie sind als (Erlebnis-)Pädagogen, Bergführer, Reiseleiter o. Ä. für Institutionen und Unternehmen tätig und gehen mit Gruppen hinaus in den Wald, aufs Wasser, in die Felsen oder an ähnlich »wilde« Orte. In dieser Eigenschaft tragen sie eine besondere Verantwortung für ihre Teilnehmer, sie haben eine so genannte »Garantenstellung«. Auch der beteiligte Veranstalter steht in einer besonderen »Organisationsverantwortung«, denn man kann von ihm erwarten, dass er solche Touren professionell vorbereitet und von kompetenten Mitarbeitern durchführen lässt. Der folgende Abschnitt richtet sich gleichermaßen an Veranstalter und Mitarbeiter solcher Outdoorprogramme.

Garantenstellung Organisationsverantwortung

Auf den vorstehenden 180 Seiten hat sich dieses Buch in erster Linie mit den medizinischen Aspekten von Notfällen auseinandergesetzt. In diesen Situationen ist aber noch mehr wichtig als nur die »reine« Erste Hilfe. Insbesondere bei »richtigen Krisen«, z. B. schweren Verletzungen oder gar Todesfällen sind zahlreiche andere Dinge zu erledigen, beispielsweise die Betreuung der übrigen Gruppe, Zusammenarbeit mit der Polizei, Information der Angehörigen und ggf. der Medien, Organisation der restlichen Veranstaltung, usw. Wer unvorbereitet mit einer solchen Situation konfroniert wird, ist in der Regel von ihr überfordert.

Mehr als nur Erste Hilfe Krisen: schwere Verletzungen oder Todesfälle

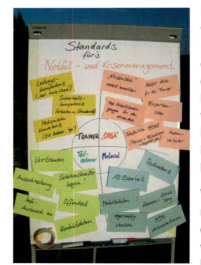

In den Seminaren der Outdoorschule haben wir die auf Bild 162 dargestellte Struktur (Trainer – Teilnehmer – Material – »Orga«) entwickelt, die bei der Vorbereitung auf solche Krisenfälle helfen soll. In jedem der vier Bereiche muss man sich Gedanken machen, welche Voraussetzungen zum erfolgreichen Notfall- und Krisenmanagement in diesem Bereich geschaffen oder verbessert werden könnten.

Notfall- und Krisenmanagement

Wer ein ausführliches Konzept zum Krisenmanagement ausarbeiten möchte, sollte sich dafür professionelle Unterstützung holen und weitergehende Literatur zurate ziehen. Besonders wichtig ist – genau wie bei der Ersten Hilfe – eine praxisorientierte Ausbildung der Mitarbeiter, mit Fallbeispielen und Übungen. Somit können die folgenden Ausführungen nur ein erster Denkanstoß sein.

Bild 162: Bausteine für erfolgreiches Notfall- und Krisenmanagement

Praxisorientierte Ausbildung

Die bei den jeweiligen Bausteinen unserer Struktur genannten Punkte stellen Beispiele dar, die für viele Veranstalter sinnvoll sind. Sie sind weder erschöpfend noch für alle Veranstalter gültig und ausreichend. Sie sollen dich auf Ideen bringen und Lust darauf machen, dieses Thema »endlich einmal« anzupacken!

Baustein 1 – die Mitarbeiter: Notfall- und Krisenkompetenz

Im Ernstfall müssen die Mitarbeiter insbesondere folgende Fähigkeiten mitbringen:

1. Leitungskompetenz

Die Rolle des Koordinators ist für eine erfolgreiche Rettung entscheidend. Daher müssen die Mitarbeiter nicht nur zur Leitung von Gruppen fähig sein, sondern auch in Stress- und Belastungssituationen einen klaren Kopf bewahren können, kommunikationsfähig bleiben und die Teilnehmer zur richtigen Mithilfe anleiten können.

Gruppenleitung unter Stress

Insbesondere die Kommunikation ist im Krisenfall von entscheidender Bedeutung. Im schlimmsten Fall ist der Mitarbeiter vor Ort gleichzeitig Ansprechpartner für die Teilnehmergruppe, den Rettungsdienst, die Polizei, die Staatsanwaltschaft, die Medien und die Angehörigen. Da dies alles nicht von einer einzigen Person geleistet werden kann, kommt das Thema Kommunikation weiter unten noch einmal zur Sprache.

Kommunikation

2. Sicherheitskompetenz

Der notwendige Umfang einer Ausbildung in diesem Kompetenzbereich orientiert sich stark am Risikopotenzial der durchgeführten Aktivität. Die Mitarbeiter müssen die Aktivitäten nicht nur nach aktuellen Standards anleiten, sondern auch Handlungsreserven haben, um in unvorhergesehenen Situationen handlungsfähig zu sein. Beispiele: Bergrettungskompetenzen bei Kletteraktionen oder Interventionstechniken im Seilgarten (z. B. Abseilen mit Patient).

Standards
Handlungsreserven für unvorhergesehene Situationen

3. Medizinische Kompetenz

Als Autor dieses Buches bin ich natürlich der Meinung, dass jeder Mitarbeiter die hier enthaltenen Informationen und Maßnahmen beherrschen muss. Dafür ist – wie schon an anderen Stellen erwähnt – ein spezieller Erste-Hilfe-Kurs erforderlich.

Spezieller Erste-Hilfe-Kurs

Ideal sind Ausbildungsprogramme, die zwei oder gar drei dieser Kompetenzbereiche gleichzeitig berücksichtigen, z. B. ein Sicherheitstraining im Seilgarten mit medizinischen Notfallszenarien oder ein Bergrettungstraining, in dem ein Schwergewicht auf die Leitungskompetenz und Stresstoleranz der Trainer gelegt wird. Optimal ist die Durchführung auf dem für die (erlebnispädagogischen) Veranstaltungen genutzten Gelände. Nur durch diese Voraussetzungen kann gewährleistet werden, dass das in der Übung erlebte Notfallgeschehen auf den Ernstfall übertragen werden kann. Außerdem ist es immer sinnvoll, Schulungen im Notfallmanagement mit dem gesamten Trainerteam durchzuführen, dann klappt z. B. die Aufgabenteilung zwischen Koordinator und Kontakter ohne große Absprachen.

Baustein 2 – die Teilnehmer: Vertrauensvoller Informationsaustausch

Für die sichere Durchführung der meisten Aktivitäten müssen die Teilnehmer umfassend und realistisch darüber informiert sein, was sie erwartet. Dies schafft Vertrauen und reduziert Ängste oder z. B. das Risiko einer Überforderung bei einer alpinen Wanderung. Ferner können sich die Teilnehmer auf die zu erwartenden Belastungen richtig einstellen. Nicht zuletzt ist die Wahl von Kleidung und Schuhwerk bei vielen Unternehmungen sicherheitsrelevant (vgl. Beispiel Gebirgswanderung).

Information schafft Vertrauen.

Vorbereitung auf Notfälle und Krisen

Es sollte regelmäßig überprüft werden, ob die Informationen aus der Ausschreibung auch tatsächlich von den Teilnehmern umgesetzt werden: Wenn z. B. der Informationsstand oder die Ausrüstung der Teilnehmer unzureichend sind, liegt das vielleicht daran, dass die Ausschreibung missverständlich oder unübersichtlich ist.

Medizinischer Selbstauskunftsbogen

Wer seine Teilnehmer offen und vertrauensvoll informiert, kann dies auch im Gegenzug erwarten. Ein »medizinischer Selbstauskunftsbogen« ist vielerorts Standard. Leider erreichen die verbreiteten »Ja-Nein-Bögen« oft nicht ihr Ziel. Die Outdoorschule löst das Problem so (Muster gibt's hier: www.erste-hilfe-outdoor.de/ressourcen.html):

1. Für jede Veranstaltung gibt es einen speziellen Bogen, auf dem die fraglichen Aktivitäten aufgelistet werden. Das verleiht dem Bogen einen höheren Wert.
2. Bei den einzelnen Beschwerden wird nicht nur nach »Ja« und »Nein« unterschieden, sondern die Intensität der Beschwerden kann angegeben werden.
3. Und nun das entscheidende »Kreuzchen«: Der Ausfüllende soll mitbeurteilen, ob die unter 2. beschriebenen Beschwerden bei den unter 1. beschriebenen Aktivitäten zu einer Beeinträchtigung führen und wenn ja, wie gravierend diese ist.

Kontaktdaten der Angehörigen

Medikamente

Neben den Gesundheitsinformationen können über diese Bögen Kontaktdaten der Angehörigen oder spezielle Informationen abgefragt werden, z. B. bei minderjährigen Teilnehmern das Einverständnis zum Schwimmen oder zur Entfernung von Zecken durch die Trainer. Bei Touren in die Wildnis sollten die vom Veranstalter vorgehaltenen Medikamente aufgelistet und vom Hausarzt unterschrieben werden.

Eine gute Ausschreibung und wohl überlegte Selbstauskunftsbögen schaffen eine wichtige Grundlage für erfolgreiches Krisenmanagement. Die Mitarbeiter kennen von vornherein die medizinischen Probleme ihrer Teilnehmer und sind weniger überrascht, wenn sie auftreten. Teilnehmer und ihre Angehörigen wissen von Anfang an, dass der Veranstalter auch bei »schwierigen Themen« ein guter Ansprechpartner ist.

Baustein 3: das Material – dokumentierte Sicherheit

Dokumentierte Materialchecks

Zum einen gilt es, dass das eingesetzte Material Notfälle möglichst von vornherein verhindert (z. B. durch redundante Sicherungssysteme). Regelmäßige Checks und deren Dokumentation sind besonders bei juristischen Auseinandersetzungen nach Unfällen unverzichtbar. Eine standardkonforme Verwendung muss ebenfalls vorausgesetzt werden.

Ten Essentials

Zum anderen ist es notwendig, im Ernstfall das nötige Material vor Ort zu haben. Dazu gehört sowohl das, was für die jeweilige Aktivität notfallrelevant ist (z. B. der Rettungssack im Seilgarten), als auch allgemeine Materialien für Krisensituationen. Hier sind insbesondere die »Ten Essentials« (↔ 170) zu nennen. In Zivilisationsnähe muss man nicht unbedingt alle diese Gegenstände immer mit sich tragen (z. B. Kocher), doch sie sind ein guter Leitfaden, was man bei schlimmen Problemen brauchen kann.

Kamera

Zusätzlich dazu sollte Material zur zeitnahen Dokumentation der Situation verfügbar sein, also zumindest eine Kamera und Schreibutensilien.

RUM   BAP ↔ SAU   DIWAN

Baustein 4: die »Orga« – Strukturen für den Krisenfall

Alle vorgenannten Punkte müssen durch Organisationsstrukturen des Veranstalters zusammengehalten werden. Hinzu kommen weitere organisatorische Vorbereitungen, welche die Abwicklung eines Krisenfalles erleichtern:

- »Krisenstab«: Entsprechend ausgebildete Führungskräfte sollten allen Mitarbeitern bekannt und im Ernstfall 100%ig erreichbar sein, optimal mit »Parallelruf«. (Bei Anruf auf einer internen »Krisennummer« klingeln gleich mehrere Handys.) *— Krisenstab mit »Krisennummer«*
- Notfallinfos für die Mitarbeiter: Telefonliste (Rettungsdienst, Krisennummer, usw.), ggf. UTM-Koordinaten des Veranstaltungsortes, Handlungstipps für den Umgang mit der Gruppe, der Polizei und den Medien (↔ 184). *— Notfallinfos*
- Optimale Arbeitsbedingungen für den Krisenstab: ausreichende Personalausstattung, Erreichbarkeit und Internetzugang sicherstellen, Zugriff auf relevante Daten (z. B. Kontaktinfos von Teilnehmern und deren Angehörigen, Webseite des Veranstalters, Medienverteiler) *— Optimale Arbeitsbedingungen*
- Expertenliste: Juristen, Sicherheitsfachleute, Mediziner, Medienberater, usw., die einverstanden sind, im Krisenfall mit ihrem Expertenwissen Unterstützung zu leisten. Wichtig ist natürlich deren ständige Erreichbarkeit!) *— Experten*

Nachdem für die vier genannten Bausteine vollständige Konzeptionen geschaffen wurden, bietet sich ein Belastungstest an. Für verschiedene denkbare Krisen sollten Abläufe in Gedanken und real »durchgespielt« werden. Durch die Verwendung spezieller Methoden können unvorhergesehene Elemente eingebracht werden. Am besten, man holt sich auch hier professionelle Beratung. Regelmäßige Belastungstests dienen der Evaluation des Krisenplans und dem Training der Mitarbeiter. *— Belastungstest / Evaluation*

Tipps für die Kommunikation im Krisenfall

Spätestens der erste Krisenfall stellt die oben beschriebene Struktur auf die Probe: Wenn die Vorbereitungen ausreichend waren, wird das Unternehmen von der Krise nicht grundsätzlich aus der Bahn geworfen. Doch plötzlich müssen die Mitarbeiter vor Ort und der Krisenstab mit zahlreichen neuen Gesprächspartnern kommunizieren. Für die vier wichtigsten Gruppen werden hier einige Hintergründe dargestellt:

Polizei und Staatsanwaltschaft

Bei schweren Unfällen tauchen die Vertreter des Staates oft sehr schnell am Unglücksort auf. Eine frühe Aufklärung der Wahrheit ist ja auch in jedermanns Interesse. Für Mitarbeiter und Teilnehmergruppe bedeuten Befragungen jedoch zusätzlichen Stress. Daher gilt es, eine Gratwanderung zwischen Kooperation und Distanzierung zu erreichen. Folgende Hintergrundinformationen helfen dabei:

- Mögliche Beschuldigte (z. B. Trainer) haben das Recht auf Aussageverweigerung. Sie sollten Aussagen erst nach Absprache mit ihrem Rechtsbeistand machen. *— Aussageverweigerungsrecht*
- Zeugen haben dieses Recht nicht. Doch sie können sich darauf berufen, unter großem Stress zu stehen, und darum bitten, erst tags darauf befragt zu werden. *— Kein Zeugnisverweigerungsrecht*

Vorbereitung auf Notfälle und Krisen

Medien

Je größer das Unglück, desto größer das Medieninteresse. Das gilt vor allem dann, wenn jemand tödlich verunglückt oder wenn Kinder beteiligt sind. Grundsätzlich ist eine aktive Zusammenarbeit mit den Medien sinnvoll. Viele von ihnen haben das Interesse, über das Unglück sachlich zu berichten. Dies sollte man ermöglichen – eine gute Krisen-PR stärkt das Image eines Unternehmens. Idealerweise sollten alle Kontakte über ein Mitglied des Krisenstabes laufen, am besten die Geschäftsleitung. Dann ist eine »one voice policy« sichergestellt. Die für diese Aufgabe vorgesehenen Mitarbeiter sollten unbedingt eine entsprechende Medienschulung mitmachen, zumindest jedoch entsprechende Literatur studieren (↔ 187: Literaturverzeichnis).

Aktive Zusammenarbeit

»One voice policy«
Medienschulung

Neben der sachlichen Information sind für einige Medienvertreter auch sehr emotionale, teilweise »zu persönliche« Bilder interessant. Solche Journalisten bewegen sich oft am Rand der Legalität und verletzen Persönlichkeitsrechte. Daher sollte man alle Betroffenen grundsätzlich vor den Medien abschirmen und die Polizei darum bitten, beim Schutz der Gruppe mitzuhelfen.

Persönlichkeitsrechte!
Abschirmen

Vorsicht: Gegenüber Medienvertretern gemachte Aussagen in ein Mikrofon oder eine Kamera hinein gelten juristisch als »konkludentes Handeln« und darf von den Medien als Einverständnis zur Veröffentlichung gewertet werden.

Konkludentes Handeln

Angehörige

Die Angehörigen der Betroffenen sollten möglichst nicht erst aus den Medien von dem Unglück erfahren. Ein Mitglied des Krisenstabes sollte die Angehörigen frühzeitig über den aktuellen Sachstand informieren, die eigene Betroffenheit ausdrücken und auf Wunsch eine Anreise zu den Betroffenen ermöglichen. Todesnachrichten sollten möglichst nicht telefonisch überbracht werden, hier lohnt sich die Zusammenarbeit mit Polizei und Kriseninterventionsdiensten. Letztere sind über die zuständige Rettungsleitstelle erreichbar. Die Angehörigen sollten eine spezielle Telefonnummer erhalten, unter der sie den Krisenstab erreichen können. Man sollte sie auch darauf hinweisen, dass Anrufe der Medien denkbar sind.

Aktiv informieren

Kriseninterventionsdienste

Teilnehmergruppe

Um negative Folgen für die Psyche der Betroffenen zu minimieren, gelten folgende Empfehlungen: Die Gruppe sollte frühzeitig vom Notfallgeschehen abgeschirmt werden, am besten in einem abgeschlossenen, geschützten Rahmen (z. B. Hütte). Evtl. ist dieser auch für ein Treffen mit den Angehörigen geeignet. Eine Nachbesprechung (»Debriefing«) sollte in schweren Fällen nur mit Unterstützung durch psychologisch geschultes Personal stattfinden. Bei kleineren »Krisen« (z. B. ein Teilnehmer hat das Bein gebrochen) ist eine Nachbesprechung im kleinen Rahmen möglich. Dabei muss man auch gemeinsam überlegen, ob und wie die Veranstaltung fortgesetzt wird.

Geschützter Rahmen

Nachbesprechung

Hoffentlich konnte dieser Teil des Anhangs einen kleinen »Vorgeschmack« geben, welchen Herausforderungen sich Outdoorveranstalter und deren Mitarbeiter – zusätzlich zur Vorbereitung auf den medizinischen Ernstfall – stellen müssen.

RUM   BAP ↔ SAU   DIWAN

Zu guter Letzt

»Gut, dass ich so viel gelernt habe. Hoffentlich muss ich es nie anwenden!« Diesen Satz höre ich oft am Ende der Erste-Hilfe-Seminare für Outdoorer. Er scheint auch an das Ende dieses Buches zu passen.

Doch halt! Die Unfälle passieren ohnehin – egal, ob du dabei bist oder nicht! Aus diesem Grund wünsche ich dir, *dass* du dein neues Wissen anwenden musst! Dann ist bei diesen Unfällen jemand vor Ort, der planvoll, kompetent und erfolgreich helfen kann. Nach der Lektüre dieses Buches weißt du mehr über »Erste Hilfe Outdoor« als die meisten anderen Menschen. Darüber hinaus hat dein Wissen noch einen weiteren Aspekt: Es hilft dir, kritische Situationen frühzeitig zu erkennen und zu verhindern, dass daraus Notfälle werden.

Mit dem neuen Wissen im Hinterkopf gelingt es dir hoffentlich, noch tiefer in die Einsamkeit und Schönheit der Wildnis einzutauchen; denn jetzt weißt du, wie man gesund und munter wieder nach Hause kommt.

An das Ende des Buches möchte ich den Bericht einer Frau stellen, die ein viertägiges Seminar zum Thema »Erste Hilfe Outdoor« mitgemacht hat. Sie musste – zusammen mit ihrem Freund – das erworbene Wissen praktisch anwenden. Der Bericht über den schrecklichen Unfall soll dich nicht verunsichern. Vielmehr möchte ich dich davon überzeugen, dass du deine Kenntnisse über »Erste Hilfe Outdoor« tatsächlich anwenden kannst, wenn du einen kühlen Kopf behältst.

»Wir beide waren zum Klettern am Wielandstein auf der Schwäbischen Alb. Wir warteten darauf, in eine Tour einzusteigen, wo gerade eine Frau das Seil abzog. Dazu stand sie auf einem nur fußbreiten Felsvorsprung; dahinter ging es 30 Meter fast senkrecht abwärts in den Wald. Plötzlich ein Schrei – wir sahen, wie die Frau rückwärts hinunterstürzte. Nach mehrmaligem Aufschlagen herrschte Totenstille.

Nach der ersten Schrecksekunde versuchten wir, Rufkontakt zu der Person aufzunehmen, worauf wir leise Hilferufe vernahmen. Wir machten uns sofort auf den Weg, unsere Erste-Hilfe-Ausrüstung zu holen, wobei wir klärten, wie wir uns am besten zur Verletzten abseilen konnten, da das Gelände steinschlaggefährdet war. Wir entschieden uns für zwei parallele Varianten: Mein Freund seilte den direkten und schnellen Weg zur Verletzten ab, der aber der risikoreichere war, da wir nicht einsehen konnten, wo die Verletzte lag. Gleichzeitig baute ich eine etwas abseits gelegene zweite Abseilstelle.

Während ich mich beim Abseilen in der anderen Variante befand, kam die Anweisung von meinem Freund, die Bergwacht zu rufen, da die Verletzungen so schwer wiegend waren, dass eine professionelle Bergung dringend notwendig war. Außerdem befand sich die Verletzte in steilem und absturzgefährdetem Gelände. Daraufhin riefen ihre Kletterpartner die Bergwacht. Ich seilte mich weiter ab und kämpfte mich zu den beiden durch. Mein Freund hatte schon mit der Erstversorgung begonnen.

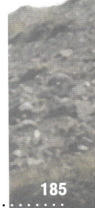

Ohne seine Erläuterungen sah ich sofort die schweren Verletzungen: Ein offener Bruch des linken Unterschenkels – der Fuß hing nur noch an einem ca. drei Zentimeter breiten Hautlappen, eine ausgekugelte Schulter, schwere Gesichtsverletzungen und Platzwunden am Kopf. Glücklicherweise war unter den Kletterpartnern der Verletzten eine Ärztin, die jetzt auch zu uns stieß. Primär versorgten wir ihren Fuß, indem wir mit unseren beiden SAM Splints und vielen, vielen Verbandspäckchen eine Schiene anlegten. Die Verletzte war währenddessen bei Bewusstsein, sie stand allerdings unter »Schock« und konnte sich an den Unfallhergang nicht erinnern.

Wenig später schon war die Bergwacht zur Stelle – sie waren am Nachbarfelsen bei einer Übung. Nach Absprache mit der Ärztin forderten sie Notarzt, Hubschrauber für Windenbergung und jede Menge medizinische Ausrüstung und Personal an.

Als Erstes war die heikle Umlagerung der Verletzten in die Luftrettungstrage zu bewältigen, was sehr schwierig war, da wir selbst ständig Gefahr liefen, abzustürzen. Nach der problemlosen Bergung der Verletzten durch den Heli war die Rettung für uns beendet. Später erfuhren wir das wirkliche Ausmaß der Verletzungen durch den Sturz: Unterschenkelbruch vierten Grades, beide Oberschenkel gebrochen, Milzriss, ausgekugelte Schulter, beide Jochbeine und Nase gebrochen, Verletzungen im Mund- und Kieferbereich, mehrere Platzwunden und Verdacht auf Verletzung der Halswirbelsäule. [...] Nach Aussage der Ärzte wird aber alles wieder okay werden.

Die Verletzte hatte unverschämtes Glück, dass der Sturz nicht tödlich ausging, dass schnelle und gute Erstversorgung zur Stelle war, dass die Bergwacht aufgrund der Übung sofort zur Stelle war, dass ein Heli mit Winde zur Verfügung stand und dass der Pilot den schwierigen Einsatz geflogen ist.

Was hätten wir ohne euren Kurs bloß getan? Wir können jedem, der im Gelände unterwegs ist, nur dringend empfehlen, euren Erste-Hilfe-Outdoor-Kurs zu machen. Aber wir wünschen keinem, in eine solche Situation zu kommen!

Die Ärztin fragte uns später, ob wir medizinisch tätig seien, und war sehr überrascht, dass wir diese Frage verneinten. Unabhängig davon bedankten sich die Bergwachtler für die gelungene, harmonische, wenn auch sehr schwierige Rettung. Dieses Lob für uns ist ein Lob für euch, denn ohne euren kompetenten Kurs mit den vielen Fallbeispielen wären wir zu dieser Hilfe sicher nicht in der Lage gewesen! [...]

Wir denken beide noch oft daran: Tagsüber oder auch vor dem Einschlafen gehen uns die Bilder immer wieder durch den Kopf. Die Bilder sind allerdings keine Bilder des Schreckens. Die eigentliche Wirkung dieser Eindrücke auf uns ist aber nur sehr schwer zu beschreiben.

Die wichtigste Erkenntnis aus dem schrecklichen Unfall ist für uns unsere eigene Reaktion – wie wir reagiert haben und wie wir somit in Zukunft reagieren werden.«

Literaturverzeichnis und -tipps

ADAMS, Hans Anton: Erste Hilfe bei Brandverletzungen. Eine Empfehlung der Deutschen Gesellschaft für Verbrennungsmedizin (DGV). In: Anästhesiologie & Intensivmedizin 54: 314-315. Aktiv Druck&Verlag GmbH Juni 2013.

AUERBACH, Paul S. (Editor): Wilderness Medicine. St. Louis, Missouri 1995[3] und 2001[4].

BERGHOLD/SCHAFFERT: Medizin der großen und extremen Höhen. In: FÖRSTER/BERGHOLD (Hrsg.): Lehrskriptum Alpin- und Höhenmedizin. Unveröffentlichtes Skriptum der Österreichischen Gesellschaft für Alpin- und Höhenmedizin und der Deutschen Gesellschaft für Berg- und Expeditionsmedizin. o. O., 2008[12].

BERGWACHT ZENTRUM FÜR SICHERHEIT UND AUSBILDUNG: Bergwacht Grundausbildung Notfallmedizin Ausgabe 1/2012. BAD TÖLZ 2012.

BRUGGER, Hermann: Schlangenbisse. In: bergundsteigen 2/2008, 20-24. Innsbruck 2008.

CHRISTENSEN, Anne (Hrsg.): Wilderness First Aid. Wilderness First Aid and Safety Association of British Columbia, North Vancouver, BC 1986.

COFFEE, Hugh L.: Ditch Medicine. Paladin Press, Boulder, CO 1993.

DEUTSCHE HERZSTIFTUNG e.V. (Hrsg.): Herzinfarkt: unvermeidbares Schicksal? Frankfurt 2005.

FACHAUSSCHUSS »ERSTE HILFE« der Deutschen Gesetzlichen Unfallversicherung: Erste Hilfe. Notfallsituation »Hängetrauma«. Würzburg 2008.

FORGEY, William W.: Beyond First Aid. ICS Books, Merrillville, IN 1994[4].

FORGEY, William W.: Wilderness Medical Society Practice Guidelines. 1995 und 2001[2].

FREUDIG, Toni und MARTIN, Adalbert: Bergrettung. 1995.

FUCHS/HASENKOPF: Alpin-Lehrplan 10: Orientierung / Alpine Gefahren. BLV München 1988[2].

GLAESSER, Dirk: Handbuch Krisenmanagement im Tourismus. Erich Schmidt Verlag, Berlin 2005.

HAUSCHILD, S. W.: Blutstillung mittels Tourniquet in der präklinischen Notfallmedizin. In: Notfall- und Rettungsmedizin 16: 291-304. Juni 2013.

IKAR MEDCOM: Consensus Guidelines on Mountain Emergency Medicine and Risk Reduction. First edition 2001.

KOPP, Karl-Heinz: Pathophysiologie der schweren Hypothermie. Vortrag bei der Landesärztetagung 2010 der Bergwacht Schwarzwald e.V. Unveröffentlichtes Manuskript. (Zusätzlich Gespräch mit dem Autor.)

KOSTER et al.: Basismaßnahmen zur Wiederbelebung Erwachsener und Verwendung automatisierter externer Defibrillatoren. Sektion 2 der Leitlinien zur Reanimation 2010 des European Resuscitation Council. In: Notfall- und Rettungsmedizin 13/2010, 523-542. ERC 2010.

LEE/PORTER: Suspension trauma. In: Emergency Medicine Journal 24, 237–238. April 2007.

LINKE, Wolfgang: Orientierung mit Karte, Kompaß, GPS. Busse Seewald, Herford 2000.

MEYER, Kathleen: How to Shit In The Woods. Wie man im Wald sch... (= Outdoor Handbuch 88) Conrad Stein Verlag, Garbsen 1994.

PETERSON, Lars und RENSTRÖM, Per: Verletzungen im Sport. Deutscher Ärzte-Verlag GmbH, Köln.

PATON, Bruce: Wilderness First Aid. Emergency Care for Remote Locations. Wilderness Medical Society. Jones and Bartlett, London 1998.

POLLARD, Andrew und MURDOCH, David: Praktische Berg- und Trekkingmedizin. Ullstein Medical, Wiesbaden 1998.

REINEKE, Wolfgang: Krisenmanagement. Richtiger Umgang mit den Medien in Krisensituationen. Essen 1997.

RKI Robert-Koch-Institut: Tollwut (Rabies, Lyssa). Ratgeber für Ärzte. Stand: 25.02.2013.

ROHWEDDER, Pit: Outdoor Leadership. Ziel Verlag, Augsburg 2008.

SEDDON, Paul: Harness suspension: Review and Evaluation of Existing Information. Health&Safety Executive. (= Contract Research Report 451/2002) Norwich 2002.

THOMASSEN et al.: Does the horizontal position increase risk of rescue death following suspension trauma? In: Emergency Medicine Journal 26, 896-898. December 2009.

TRÜBENBACH, Tamino u. a. (Hrsg.): LPN – Lehrbuch für präklinische Notfallmedizin. Edewecht 1994.

WEISS, Eric: A Comprehensive Guide to Wilderness and Travel Medicine. Oakland, CA 1997.

WERNER, David: Wo es keinen Arzt gibt. REISE-KNOW-HOW Verlag Rump, Bielefeld 1994[5].

WILKERSON, James A. (Hrsg.) et al.: Hypothermia, Frostbite and other Cold Injuries. Seattle 1986.

WILKERSON, James A.: Medicine for Mountaineering. The Mountaineers, Seattle 1992[4].

WIRTH, Armin: Erste Hilfe unterwegs. REISE KNOW-HOW Verlag Peter Rump, Bielefeld 2007[3].

2nd Skin® 148
30-30-Regel 165
5 Bs 93
5 Ws 154
90°-Schutzzone 165

A

Abbindung 64
Abdrücken 62
Abtransp. organisieren 150–163
    Checkliste 163
Abwehrspannung 65, **96**
Acetaminophen 179
Acetylsalicylsäure 179
achsengerechter Längszug 102
Acute Mountain Sickness 27
Adrenalin 58
Advil® 179
AED-Geräte 50
Afterdrop-Effekt 86
Aids 23
Akklimatisation 27
akute Bauchschmerzen 96
alkohol. Desinfektionsmittel 130
Alkoholtupfer 130, 173
Allergie 41, 56, **58**, 60, **66**, 72,
    75, 97, 131, 151, 174
Alpines Notsignal 156
Alveolen 38
Amputationsverletzung **141**,151
Anamnese 97
Antibiotika 96, **131**, 177, 179
antibiotische Salbe **131**, 179
Appendizitis 98
Armtragetuch 114
Arterie 40
Aspiration 37, 45
Aspirin® 179
Asthma 55, 70, **75**
Asthmaspray 75, 179
Atemanweisungen 71
Atemgeräusche 43, 70, 75
Atemhilfsmuskulatur 39, 71
Atemkontrolle **43**, 44

Atemnot 27, 54, **70**
Atemschutzreflexe 37
Atemstillstand 48
Atemstörungen 70–78
    Ursachen 70
    Erkennungszeichen 70
    Maßnahmen 71
    Ursachenbekämpfung 72
    Checkliste 78
Atemwege 37
Atemwege frei machen **43**, 45
Atemzentrum **39**, **51**, 70
Atmung 37
Atmungssystem 37, 38
aufpressen 63
auftauen 145
ausgeschlagene Zähne 141
Auskühlungsraten 83
Ausrüstung
    Ten Essentials 170
    Erste-Hilfe-Tasche 171
    Reiseapotheke 174
    Material fürs
        Krisenmanagement 182
Aussageverweigerung 183
Ausscheidungen 97

B

back board 115
Band 99
Bänderriss 104
Bandscheibenvorfall 124
BAP
    Einführung 16–17
    Einordnung Schema 36, 42
    Checkliste 55
BAP-Check 42
    wache Patienten 43
    bewusstlose Patienten 43
    Entscheidungswege 46
Bärenbiss 68
Bauchschmerzen 95, **96**, 177
Bauchspeicheldrüse 96
Beinahe-Ertrinken 70, **76**, 151

Beinschiene 118–121
ben-u-ron® 179
Benzoe-Tinktur **138**, 147, 173
Bergungstod 86
Berotec® 179
Betaisodona® 130
Betreuung, psychische 31
Beule 51
Bewusstlosigkeit 37
Bewusstsein 36
Bewusstseinslage überpr. 42
Bewusstseinsstörung
    Ursachen 36
    Gefahren 37
    Seitenlage 45
    als Evakuierungsgrund 151
biologische Wärmflasche **79**, 85
Bisswunde 128, 151
Biwaksack 81, 84, 170
Blase 96
Blase (Marschblase) 146
Blinddarm 96, 98
Blitzschlag 23, 36, 141, 151,
    165
Blockierung der Atemwege 37
Blutdruck **41**, 44, 57, 59
Bluterguss 111
Blutkreislauf 40
Blutstillung 62–64
Blutung 56, 62
»Blutvergiftung« 131
Blutverlust 60, **65**, 151
Blutzucker 53
Bodycheck 91–95
Borreliose 140
Brandblasen 142
Braunol® 130
Breitfixierpflaster 136, 173
Brillenhämatom 51
Bronchien 38, 41
Brustbein 38
Brustkorb 38
»Brustkorb-Drücken« 73

Brustkorbkompression 48
Brustkorbverletzung 70, 74
Brustschmerz **54**, 151
Buscopan® 179

C

Checklisten: Übersicht 12
Chlor 167
chronisch Kranke 55
Compeed® **147**, 173

D

Dampfsperre 145
Darmverschluss 98
Debriefing 33, 184
Deckentrage 162
Defibrillation 50
Dehydratation 67
Dentosafe® 141
Desinfektion 129, 130
Detailuntersuchung 90–97
    Checkliste 98
Diabetes 36, **53**
Diagnostik 90
Dickdarm 96
Diclofenac 179
Diffusion 27, **38**, 40
Dimenhydrinat 179
DIWAN
    Einführung 17–20
    Einordnung ins Schema 90,
        99, 127, 150, 164
    Checkliste
        (Detailuntersuchung) 98
    Checkliste (Knochenbrüche
        etc.) 112
    Checkliste (Wundversorgung)
        149
    Checkliste (Abtransport
        organisieren) 163
    Checkliste (Notfallcamp
        einrichten) 168
Dokumentation 28, 176
Dolormin® 179
Donut-Technik 148

Dreiecktuch 134, 173
Druckimmobilisierungsmethode 68
Druckverband 63
Duct Tape® 135
Dünndarm 96
Durchblutung, Gefühl, Bewegungsfähigkeit 92, 102, 113
Durchfall 56, 60, 97, 151, 167, 177
Durst 67

E

Eigenschutz **22**, 33, 62, 76
Einatmung 39
Einmalhandschuhe 23
Einrenken 106, 107
Einrichten fehlgest. Brüche 103
Eisbeutel 111
elastische Binde 110
Elmsfeuer 165
Embryohaltung 96
Energydrinks 67
entzündete Wunde 131
Entzündung 58
Epilepsie 36, **54**
EPIRB-Notrufsender 158
Erbrechen 51, 52, 54, **56**, 60, 68, **96**, 168, 177
Erfrierung 144–145, 151
Ernährung 168
Erste-Hilfe-Outdoor-Set 171
Ertrinken 25; siehe Beirahe-Ertrinken
Euro-Notrufnummer 157
Evakuierung 150–164
  Gründe 151

F

Faraday-Käfig 165
Faszikel 109
federnde Beweglichkeit 104
Fenoterol 179

Fettembolie 101
Fieber 96, 131, 151
Fieberthermometer 173
Fixierpflaster 136
Fixomull® 136, 173
Flaschenzug 121
Flugreisen 76
Flüssigkeitsverlust 56
Fremdkörper 58, 73, 151
Fremdkörper in Wunden 139
Früh-Sommer-Meningo-enzephalitis (FSME) 140
Frühdefibrillation 50
Funkgerät 158
Funktionsstellung 113
Fußgelenk 105

G

Gallenblase 96
Gamstragegriff 25
Ganzkörperimmobilisierung 122, 126
Garantenstellung 180
Gasaustausch 38, 40
Gebet 33
Geborgenheit 31, 33
Gedächtnislücke 42, 51
gefühlte Temperatur 81
Gehhilfen 152
Gehirn 27, **36**, **50**, 59
Gehirnerschütterung 26, **50**
Gelenk 99, 103
Gelenkkapsel 103
Gelenkverletzung 92, 103–106
Geschlechtsorgane 96
Giardiasis 167
Gift 68
Glukagon 53
Glucose 53
H.E.L.P (Heat Escape Lessening Posture) 80

H

Halsschmerzen 177
Hämatothorax 74
Hämoglobin 40
Handy 16, 157
Hängemattentrage 162
Hängetrauma 36, 57, 60, **66**
Hansaplast® 173
Hausmittel 178
Heilpflanzen 178
Heimlich-Handgriff 73
Heparin 112
Hepatitis 23
Herz **40**, 59
Herz-Lungen-Wiederbelebung 48
herzbedingter Schock 57
Herzfrequenz 41, 59
Herzinfarkt **54**, 151
Herzschwäche 61, 70
Hibler-Packung 87
High Altitude Cerebral / Pulmonary Edema 27
Hinterhauptsloch 51
Hirnblutung 50
  bei Kleinkindern 65
Hirnhaut 52
Hirnödem 27
Hirnstamm 39
Hitzeschock 67
Hitzschlag 36, **67**
Hochhalten 62
hochlagern 111
Höhenhirnödem **27**, 36, 151
Höhenkrankheit 26, **27**, 36
Höhenlungenödem 27, 151
Homöopathie 178
Hubschrauberrettung 155
huddle 80
Hydrosorb® comfort 148
Hyperventilation **75**, 77

I

Ibuprofen 179
Immer-dabeis 170
Immobilisierung 99–123
  Checkliste 124
Imodium® 177, 179
Impfschutz 128
Impfung (FSME) 140
improvisierter Rettungssack 170
Infektion 23, **58**, 96
Infektionskrankheiten 168
Infokästen: Übersicht 12
Informationszentrale für Vergiftungen 69
innere Blutung 65
Insektenstich **66**, 70, **72**
Insulin 53
Isomatte 80

J

Jackentrage 162
Juckreiz 58, 66

K

Kältepack 111
kalter Schweiß 60
Kältezittern 83
Kapillaren 38, 40, **41**, 56, **58**
Karpfenmund 75
Kehldeckel 37
Kehlkopf 37
Klebeband 135
Kniescheibe 108
Knieverletzungen 108
Knochen 99
Knochenbruch 92, 99, **100–103**, 151
  Blutverlust 65
Knochenhaut 100
Knorpel 99
Koffein 67
Kohlenhydrate 85
Kohlenmonoxid 36
Kohlenmonoxid-Vergiftung 144

Kohlenstoffdioxid 38, 40
Kommunikationsmittel 157
Kompressen 136
Kompressionsverband 111
Konduktion 79
konkludentes Handeln 184
Kontakter 28, 31
Konvektion 81
Koordinator 28, 29
Kopf überstrecken 45
Kopfschmerzen 27, **51**, 52, 176
Körperflüssigkeiten 23
Körperkreislauf 40
Körpertemperatur 82
Krampfanfall **54**, 151
Krämpfe 51
Kreislauf 40, 41
Kreislaufkollaps 59
Kreislaufstillstand 48
Kreislaufstörung 56
Kreuzbänder 108
Kreuzknoten 118
Kriseninterventionsdienste 184
Krisenmanagement 180–184
Krücken 152
Kugelschreiberhülse 72

L

Lagerung 125
Lamblienruhr 167
Latexhandschuhe 23
Leber 96
Leistenbruch 96
Leitertrage 161
Lippenbremse 75
Loperamid 179
Luftdruck 27
Luftröhre 38
Luftröhrenschnitt 72
Lunge **38**, 59
Lungenbläschen 38
Lungenembolie **76**, 101

Lungenentzündung 70
Lungenkreislauf 40
Lungenödem 27
Lungenverletzung 70

M

Magen 96
Magen-Darm-Infektion 98
Marschblasen 146–148
Mastwurf 114
Medikamente 36, 55, 70, 97, **173–179**
medizinische Vorgeschichte 97
medizinischer Selbstauskunftsbogen 55, 182
Meniskus 108
Merfen® **130**, 173
Metazimol 179
Metoclopramid 179
Micropur® 167
Milz 96
Milzriss 65
Mobilfunk 154, **157**
Mobiltelefon 16, **157**
Monokelhämatom 51
Mullbinde 133, 173
Mund-zu-Nase-Beatmung 48
Muskel 99, **109**
Muskelaufbau 109
Muskelfaserriss 109
Muskelkater 109
Muskelpumpe 66, 68, **76**
Muskelriss 109
Muskelzerrung 109

N

Nachbesprechung 33, 184
Nachbrennen 142
Nachttopf 168
Nagelbettprobe 60, **92**, 113
Narben 137
Nasenbluten 51, **93**
Nasentropfen 177
Netzabdeckung 157
Neunerregel 142

Niere 96
Notfall- und Krisenmanagement 180–184
Notfallcamp 28
  einrichten 164–168
  Checkliste 168
Notfallmanagement 28
Notfallprotokoll 61
Notruf 49, **154–158**
Notrufnummern 157
Notsignal 152, 156
Novalgin® 179

O

Octenisept® **130**, 173
offener Knochenbruch **100**, 102, 135
o-i-Regel 67
one voice policy 184
Organisation 28
Organisationsverantwortung 180

P

P.E.C.H. 111
Paracetamol 179
paradoxe Atmung 71
Parallelruf 183
Parasympathikus 41
Paspertin® 177, 179
Pflaster 132
Pinzette 129, 173
Plane 24, 170
Pleuraspalt **38**, 74
Pneumothorax 38, **74**
Polyvidon-Jod-Präparate 130
Prävention 23
Praxistipps: Übersicht 12
Prellung 58, **100**
Prioritätenschema 13–20
  Checkliste 20
Prusikknoten 118

psychische Belastung 59
psychische Betreuung **31**, 61, 166
  bei Bewusstlosen 43
  bei Querschnittslähmung 32
psychische Erste Hilfe 32
Pulsfrequenz 41
Pulskontrolle 44
  am Fuß 92
Pupillen 41, 51, **93**

Q

Querschnittslähmung 122

R

Rachenraum 37
Rationalisierung 31
Rautek-Rettungsgriff 24
Regression 31
Reiseapotheke 178
Reposition 103
retten 24
Rettungsaktion 29
Rettungsfolie **80ff.**, 160, 173
Rettungsschwimmen 25
Ringpolster 139
Rippen 38
Rippenverletzung **74**, 151
Risiko 22, 26
Rollenpflaster 135
Rollenverteilung 28
»Rückenklopfen« 73
Rückenlage 126
Rückenmark 36
Rückenprobleme 124
Rucksacktrage 159
Ruhigstellung 113
RUM
  Einführung 15
  Einordnung ins Schema 22
  Checkliste 34

S

Safety first 22
S.A.M.M.E.L.N. 97
SAM Splint® 116–117, 173
Satellite Tracker 158
Satelliten-Telefon 158
SAU
    Einführung 16–17
    Einordnung ins Schema 56, 70, 79
    Checkliste (Schock) 69
    Checkliste (Atemstörung) 78
    Checkliste (Unterkühlung) 88
Sauerstoff 40
Schädel-Hirn-Verletzungen **50**, 151
Schädelbasisbruch **51**, 93
Schädelinnendruck **51**, 52
Schienung 113
Schlaganfall 36
Schlangenbiss **68**, 151
Schleudertrauma 122
Schlüsselbein 38
Schmerzen **59**, 151
Schock 41, **56–69**, 151
    Ursachen 56
    Erkennungszeichen 60
    Maßnahmen 60
    Ursachenbekämpfung 60, 62
    Checkliste 69
Schocklage 61, 125
Schulterverrenkung 77, **107**
Schutzhandschuhe **23**, 62, 128
Schwangerschaft 96
Schwellung 111
Schwindel 51, 52
Schwitzen 41, 56, **60**, 81, 82
Sehne 99
Sehnenverletzung 109
Seilschlaufentrage 161
Seiltrage 162
Seitenlage 37, 44, **45**, 125
sekundäres Ertrinken 78

Sepsis 56, **58**, 61, 131
Signalpfeife 156
Signalspiegel 156
Skorpion 68
Smartphone 157
Sommergrippe 140
Sonnenbrand 141
Sonnenbrille 135, 170
Sonnenstich 36, **52**
Speiseröhre 37
Sportsalben 112
Sporttape **110**, **135**, 147, 173
Sprunggelenk 105
Stauchungsschmerz 101
Steri-Strip 137
Stimmbänder 37
Strahlung 82
Streckschiene 65
Stuhlgang 168
Stütz- und Bewegungsapp. 99
Stützverband 110
Sympathikus 41
Symptome 97
symptomfreies Intervall 51

T

Tape 110, 135
Ten Essentials 170, 182
Termperaturregulation 82
Tetanus 128
Thermoskannenprinzip 84
Tilidin 179
Tollwut **128**, 151
Trage 161
Tragesitz 160, 161, 162
Tramal® 179
Transporttechniken 24, **159–163**
Traubenzucker 53
Trinkwasser 167

U

Übelkeit 51, 54, **177**
Übersäuerung 59
Überzuckerung 53
Unfallmechanismus 26
Unterkühlung 36, 77, 79–88
    Ursachen 79
    Erkennungszeichen 83
    Maßnahmen 84
    Checkliste 88
Unterzuckerung 53
Urin 67

V

Valoron® 179
Vapor Barrier Liner 145
Vene 40
Verband mit Ringpolster 139
Verbandmaterialien 132–138
Verbandpäckchen 133, 173
Verbandschere 173
Verbandtuch 135, 143, 173
Verbandwechsel 128, 132
Verbrennung 15, 56, 60, **141–143**, 151
Verbrennungskrankheit 142
Verbrühung **141–143**
Verdunstung 81
Vergiftung 36, 56, 61, **68**, 70
verknackster Fuß 105
Verletzungsmechanismus 92
Verleugnung 31
Verrenkung 92, **104–108**, 151
Verrenkungsbruch 105
Verschlucken 70, **73**
Verstauchung 58, 92, **104**
Vinylhandschuhe 23, 173
Vitalfunktionen 36, 151
    Ursachen für Störungen 36, 50, 56, 70
    überprüfen 42
    Ausfall 45
Vitamintabletten 67
Voltaren® 179

Vomex® 179
Vorgeschichte 97

W

Walzentechnik 86, 123
Wärmeerhaltung 61
Wasserdesinfektion 167, 170
Wasserfilter 167
Wasserlassen 168
WHO-Lösung 177
Wiederbelebung **48**, 88
Wildwasser 77
Windchill 81
Wirbelsäulenverletzung 26, **122**, 151
Wunddesinfektionsmittel **130**, 173, 179
Wundentzündung 131
Wundinfektion 127, 129, 131, 151
Wundkompresse **136**, 173
Wundnahtstreifen 64, **137**, 173
Wundreinigung 129
Wundschnellverband **132**, 173
Wundumfeld 129
Wundversorgung 127–148
    Checkliste 149
Wurmfortsatz 96, 98

Z

Zahn, ausgeschlagen 141
Zecken 140
Zellstoff-Mull-Kompressen 136
zentrales Nervensystem 36, 39
Zentralisation 57, **58**, 60, 61, 86
Zeugnisverweigerung 183
Zittern 60, **82**, 88
Zungengrund 37
Zutzeltechnik 123
Zuwendung 31
Zwischenrippenmuskeln 39
Zyanose **43**, 70

QR-Code scannen und mehr über die First-Aid-Sets von TATONKA erfahren!
www.tatonka.com/FirstAid

Auf jeder Tour gilt der Grundsatz:
SAFETY FIRST.

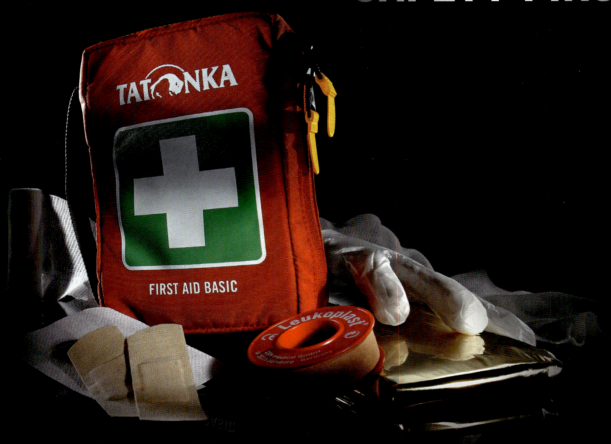

www.tatonka.com
Fordern Sie unseren Produktkatalog an!
Tatonka GmbH · Robert-Bosch-Straße 3 · D-86453 Dasing · Fax +49 8205 9602-30

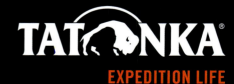